国家卫生健康委员会"十四五"规划教材

全国中等卫生职业教育教材

供护理专业用

妇产科护理

第4版

主 编 闫瑞霞 林 珊

副主编 韦秀宜 徐国华 牛会巧

编 者（以姓氏笔画为序）

王莉莉（山东省莱阳卫生学校）　　　　张建红（首都医科大学）

王铁超（黑龙江省鹤岗卫生学校）　　　张静静（山东省济宁卫生学校）

韦秀宜（南宁市卫生学校）　　　　　　林 珊（东莞职业技术学院）

牛会巧（焦作卫生医药学校）　　　　　袁红霞（珠海市卫生学校）

吕 霞（吕梁市卫生学校）　　　　　　徐国华（新疆昌吉职业技术学院）

闫瑞霞（潍坊护理职业学院）　　　　　郭晓辉（深圳市人民医院）

杨 兰（潍坊护理职业学院）（兼秘书）　符 莹（成都铁路卫生学校）

吴 迪（菏泽家政职业学院）　　　　　程 畅（本溪市卫生学校）

余 欣（安徽省淮南卫生学校）

人民卫生出版社

·北 京·

图书在版编目（CIP）数据

妇产科护理 / 闫瑞霞，林珊主编. —4 版. —北京：
人民卫生出版社，2022.11（2025.4 重印）
ISBN 978-7-117-33747-2

Ⅰ. ①妇… Ⅱ. ①闫… ②林… Ⅲ. ①妇产科学—护
理学—医学院校—教材 Ⅳ. ①R473.71

中国版本图书馆 CIP 数据核字（2022）第 188127 号

| 人卫智网 | www.ipmph.com | 医学教育、学术、考试、健康，购书智慧智能综合服务平台 |
| 人卫官网 | www.pmph.com | 人卫官方资讯发布平台 |

妇产科护理
Fuchanke Huli
第 4 版

主　　编：闫瑞霞　林　珊
出版发行：人民卫生出版社（中继线 010-59780011）
地　　址：北京市朝阳区潘家园南里 19 号
邮　　编：100021
E - mail: pmph @ pmph.com
购书热线：010-59787592　010-59787584　010-65264830
印　　刷：保定市中画美凯印刷有限公司
经　　销：新华书店
开　　本：850×1168　1/16　　印张：21.5
字　　数：458 千字
版　　次：1999 年 11 月第 1 版　　2022 年 11 月第 4 版
印　　次：2025 年 4 月第 7 次印刷
标准书号：ISBN 978-7-117-33747-2
定　　价：59.00 元

打击盗版举报电话：010-59787491　E-mail: WQ @ pmph.com
质量问题联系电话：010-59787234　E-mail: zhiliang @ pmph.com
数字融合服务电话：4001118166　　E-mail: zengzhi @ pmph.com

修订说明

为服务卫生健康事业高质量发展，满足高素质技术技能人才的培养需求，人民卫生出版社在教育部、国家卫生健康委员会的领导和支持下，按照新修订的《中华人民共和国职业教育法》实施要求，紧紧围绕落实立德树人根本任务，依据最新版《职业教育专业目录》和《中等职业学校专业教学标准》，由全国卫生健康职业教育教学指导委员会指导，经过广泛的调研论证，启动了全国中等卫生职业教育护理、医学检验技术、医学影像技术、康复技术等专业第四轮规划教材修订工作。

第四轮修订坚持以习近平新时代中国特色社会主义思想为指导，全面落实党的二十大精神进教材和《习近平新时代中国特色社会主义思想进课程教材指南》《"党的领导"相关内容进大中小学课程教材指南》等要求，突出育人宗旨、就业导向，强调德技并修、知行合一，注重中高衔接、立体建设。坚持一体化设计，提升信息化水平，精选教材内容，反映课程思政实践成果，落实岗课赛证融通综合育人，体现新知识、新技术、新工艺和新方法。

第四轮教材按照《儿童青少年学习用品近视防控卫生要求》（GB 40070—2021）进行整体设计，纸张、印刷质量以及正文用字、行空等均达到要求，更有利于学生用眼卫生和健康学习。

前　言

全国中等卫生职业教育规划教材《妇产科护理》(第4版)依据教育部颁布的《职业教育专业简介》《中等职业学校专业教学标准》,由来自全国不同院校的双师型护理教师与临床护理专家,在《妇产科护理》(第3版)的基础上修订完成。

教材修订坚持立德树人,全面落实党的二十大精神进教材要求,针对中等职业教育护理专业职业面向的岗位(群)需求,紧扣专业培养目标与教学标准,在体现教材编写"三基""五性"基本原则的基础上,优化知识结构和内容,基本理论和基本知识以"必需、够用"为度,突出职业岗位能力的培养。

全书共22章,主要内容包括女性生殖系统解剖与生理,妇产科护理评估,正常妊娠期、分娩期及产褥期妇女的护理,高危妊娠管理,异常妊娠、妊娠合并症、异常分娩、分娩期并发症、产褥期并发症及产科手术妇女的护理,妇产科常用护理技术,女性生殖系统炎症、肿瘤、生殖内分泌疾病、滋养细胞疾病、妇科手术及其他疾病病人的护理,计划生育妇女的护理及妇女保健。

教材编写体例力求全书统一。传承第3版教材学习目标、情景导入、知识拓展、边学边练及思考题模块,增加章末小结及自测题等特色栏目。以护理程序为框架,按病因病理、护理评估、常见护理诊断/问题、护理目标、护理措施与护理评价组织编写内容,突出"以病人为中心"的整体护理观。根据典型工作任务,对接职业岗位场景设置实训项目,满足实训环节的教学需求,突出职业素养与主要专业能力的培养。章首设置二维码,融合课件、自测题、动画、视频等数字内容,充分利用章末小结、思考题、自测题及实训指导模块,扩展书证融通内容,构建"以学生为中心"的教材体系,推进职业教育岗课赛证综合育人,帮助学生获取护士执业资格证书以及母婴护理、产后恢复等职业技能等级证书,注重终身学习和可持续发展能力的培养,满足岗位需要、教学需要和社会需要。

本书在第3版教材的基础上,对部分章节及内容进行整合、更新及优化。新增产科手术妇女的护理及妇女保健,更新产程分期与产程异常的概念、妊娠期高血压疾病与前置胎盘的分类、胎盘早剥的分级标准、阴道炎的治疗原则以及功能失调性子宫出血命名等内容,使教材贴合临床,更具时代性和实用性。

教材编写得到全体编者、参编院校的大力支持,在此特致谢意。感谢前三版教材的编者为本次教材修订提供了良好的基础。因时间和能力所限,教材内容与编排难免有疏漏之处,诚恳希望使用教材的教师、学生、妇产科同仁及广大读者提出宝贵意见。本教材供全国中等卫生职业教育护理专业学生、在职护士及相关人员学习和参考使用。由于编者的水平有限,书中存在不妥或错漏之处,敬请广大师生和读者不吝赐教、批评指正!

闫瑞霞　林　珊

2023 年 9 月

目　录

第一章 | 绪论

01章 数字内容

1. 具有高尚的道德情操、高度责任感和良好的心理素养,热爱妇产科护理事业。
2. 掌握妇产科护理的范畴及妇产科护士的素质要求。
3. 熟悉妇产科护理的学习目的与方法。
4. 了解妇产科护理的发展。
5. 学会"以家庭为中心"的产科护理内涵。

一、妇产科护理的范畴

妇产科护理是诊断并处理女性现存和潜在的健康问题、为妇女健康提供服务的一门临床护理学科,也是现代护理学的重要组成部分。妇产科护理的服务对象包括处于生命各阶段不同健康状况的女性及其相关的家庭和社会成员。妇产科护理的内容包括妇产科护理基础知识、孕产妇护理、围生儿护理、妇科疾病及手术病人的护理、计划生育与妇女保健,确保女性在整个生命周期不同阶段的健康、安全和幸福,保证胎儿、新生儿的生命安全及健康成长。

二、妇产科护理的学习目的与方法

通过妇产科护理课程的学习,掌握妇产科护理的基本理论、基本知识和基本技能,能够针对服务对象提供个体化整体护理,帮助护理对象缓解痛苦、促进康复并尽快获得生活自理能力,为女性提供疾病预防和自我保健知识并维持健康状态。

学习妇产科护理首先要热爱护理事业,树立全心全意为人类健康服务的职业理想,具备医学基础学科和社会人文学科知识,还需具有基础护理、内科护理、外科护理及儿科护理等临床护理学科的专业知识。

妇产科护理是一门实践性很强的学科,强调理论与实践相结合,知识结构与岗位需求相适应,注重综合素质、实践能力、创新能力和职业行为规范的培养。通过在校学习,掌握妇产科护理的基本理论、基本知识与基本技能;通过临床实习,进一步强化护理岗位技能,学会运用护理程序科学管理孕产妇及病人,并提供全方位的护理服务。

由于妇产科护理部位及疾病的特殊性,妇产科护理实践可能涉及护理对象的隐私,应注重加强人文关怀并保护其隐私。随着妇产科护理工作内容和范畴不断有新的内涵和扩展,对专科护士的文化基础知识、专业实践能力、责任心及职业道德等方面提出了更高的要求,只有具备崇高的职业道德水准和熟练的实践技能才能成为合格的护理人才。

 知识拓展

最美奋斗者林巧稚

林巧稚(1901—1983 年),我国著名的临床医学家和医学教育家。她献身医学事业,为新中国妇产科学的创建和发展倾注了大量心血。她筹建北京妇产医院,亲手接生 5 万多个孩子,被尊称为"万婴之母"。她带头主编科普读物,为我国妇产科学界培养一代又一代优秀接班人,造福亿万妇女儿童。她医术高明,医德、医风、奉献精神有口皆碑。她用自己的行动和成就完美地阐释了她一生的理想信念,做人民的好医生,用一生践行医者仁心。

三、妇产科护理的发展

妇产科护理学最早起源于产科护理。自有人类以来,对妇女生育过程的照护,就是早期的产科及产科护理雏形。公元前 1300—公元前 1200 年间,在以甲骨文撰写的卜辞中就有王妃分娩时染疾的记载,是我国关于妇产科疾病的最早记录。2 000 多年前中医巨著《黄帝内经·素问》中就有关于女子生长发育、月经疾患、妊娠诊断及相关疾病治疗的认识和解释。汉代杰出医学家华佗曾以针刺成功地为死胎孕妇实施引产。公元 3 世纪,张仲景著《金匮要略》一书,专门讨论妊娠、呕吐、腹痛、带下及产后虚脱等。至唐代,孙思邈(公元 581—682 年)著有《千金要方》及《千金翼方》,对妊娠、养胎、临产注意事项、产后护理及崩漏诸症有较详尽的分析和论述。唐朝大中初年(公元 8 世纪中叶)昝殷所著《经效产宝》是我国现存最早的一部中医妇产科专著,产科与内科从此分立。至宋朝嘉祐五年(公元 1060 年),产科正式确立为独立学科。从宋朝到清朝大约 1 000 年间,中医妇产科有较快发展,其中宋代陈子明的《妇人大全良方》及清代乾隆御纂的《医宗金鉴·妇科心法要诀》,系统、详尽地描述反映了当时妇产科学的水平。随着妇产科学的发展,妇产科护理也逐渐发展成有其独立性和特异性的体系。

中华人民共和国成立后,党和政府一贯重视妇女健康,颁布了《中华人民共和国母婴保健法》,建立和健全了各级妇幼保健机构,妇产科护理的发展更为迅速。产科学由以母亲为中心的母体医学转向以母胎同等重要的母胎医学,并由此衍生出围生医学和胎儿医学。产前筛查与产前诊断的开展,为预防出生缺陷及降低出生缺陷儿发生率发挥了重大作用。1988年,我国首例"试管婴儿"诞生,标志着我国辅助生殖技术进入了世界先进行列。计划生育方面,各种新型国产避孕药和宫内节育器的研发及应用,使我国在这一领域长期居世界先进水平。腹腔镜和宫腔镜等微创技术在妇产科诊疗中的应用带来了突破性的进步。结合我国国情,妇产科护理进行着多种形式的改革和尝试,开展了"爱婴医院""温馨待产""母婴同室"等爱母爱婴行动,并逐渐与国际妇产科护理接轨。

随着医学发展和社会进步,人们对生育、健康、疾病及保健需求的也发生着变化,我国妇产科护理的发展有以下趋势:①注重"以人为核心"的整体护理,重视孕产妇和病人的生理、心理、社会、文化、精神等多方面的需求,特别是在高龄孕产妇的孕产期保健、产后护理等方面,应注意其心理变化及家庭调适,给予悉心指导和帮助。②以循证护理和价值医学为指导,为孕产妇和病人制订有效的护理计划。以孕产妇和病人的利益为导向,体现价值医学的内涵。③开展"以家庭为中心"的产科护理。通过确定并针对个案、家庭、新生儿在生理、心理、社会等方面的需要及调适,向他们提供具有安全性和高质量的健康照顾,尤其强调提供促进家庭成员间凝聚力和维护身体安全的母婴照顾,鼓励家庭成员积极参与孕妇的生育过程,为产妇设立新颖的分娩环境,建立类似家庭环境的待产、分娩单位,改变分娩的医疗护理模式,调整待产期间的活动限制与分娩时的固定体位,提倡产妇早期出院计划,减轻家庭成员间的"分离性焦虑"。④加强健康教育与妇女保健,预防或早期发现妇产科常见疾病或肿瘤,如预防艾滋病等性传播疾病的健康教育及宫颈癌的筛查等。

四、妇产科护士的素质要求

妇产科护士必须具有高尚的职业道德,树立爱岗敬业的精神,具有高度的责任心和无私的奉献精神,坚持"以人的健康为中心"的理念,全心全意为孕产妇及病人服务。

掌握妇产科护理的基本理论、基本知识与基本技能,具有精湛的护理技能、敏锐的观察能力和判断能力以及发现问题和解决问题的能力,能够正确运用妇产科护理的基本知识和技能,针对服务对象提供个体化整体护理。

注重职业修养,诚实守信、善于与人合作共事,情绪稳定振作,言谈举止文明,有较强的人际交往能力和协调能力,具有较好的语言和文字表达能力。要以优良的道德品质、健康的身心状态、广博的知识、端庄的仪表以及亲切的态度影响孕产妇及病人,使其获得安全感、亲切感和信任感。要自觉学习相关法律知识,具有良好的法律意识,增强自我保护意识,维护自身及孕产妇与病人的合法权利,为确保母婴的身体健康做出应有的贡献。

本章学习重点为妇产科护理的范畴及妇产科护士的素质要求,学习难点为妇产科护理的发展,掌握的核心要点如下:①妇产科护理是诊断并处理女性现存和潜在的健康问题、为妇女健康提供服务的一门临床护理学科。②妇产科护理的研究对象包括处于生命各阶段不同健康状况的女性及其相关的家庭和社会成员。③妇产科护理的发展趋势是开展以循证护理和价值医学为指导、以人为核心、以家庭为中心的整体护理,更加关注人的健康和疾病预防。

(闫瑞霞)

 ## 思考题

1. 王女士,35岁,初产妇。因妊娠40周临产入院。初入陌生环境,王女士精神略显紧张,同时因宫缩疼痛而呻吟。护士亲切的态度、细致的照护与指导,增强了王女士对分娩的信心并积极配合,最终顺利自然分娩。

(1)"以家庭为中心"的产科护理内涵是什么?

(2)护士如何通过"以家庭为中心"的产科护理,帮助王女士缓解焦虑与不适?

2. 实习护士小王初次进入产科实习,因紧张而有点不知所措。请思考:

(1)妇产科护士应具备哪些素质?

(2)妇产科护理的范畴是什么?

第二章 ｜ 女性生殖系统解剖与生理

02章 数字内容

1. 具有关爱、尊重、理解服务对象的意识;良好的职业道德和素质。
2. 掌握内生殖器的结构与功能;性激素的生理功能;骨盆的组成。
3. 熟悉卵巢与子宫内膜的周期性变化及月经的临床表现;骨盆各平面的特点。
4. 了解外生殖器结构特点;妇女一生各时期生理特点;内生殖器与邻近器官的关系。
5. 学会识别女性内、外生殖器解剖结构;骨盆的骨性标志。

第一节 女性生殖系统解剖

 工作情景与任务

导入情景:

　　李女士,28 岁,初孕妇。妊娠 37 周,因自觉身型矮小,担心骨盆狭窄不能顺产而时常焦虑,也担心难产会导致产后漏尿等问题,于是在先生的陪同下来门诊咨询。

工作任务:

1. 对李女士夫妇介绍骨盆的结构及骨盆各平面的特点。
2. 对李女士介绍骨盆底的结构和作用,指导正确的盆底肌锻炼方法。

一、外生殖器

女性外生殖器又称外阴（vulva），位于两股内侧，前为耻骨联合，后为会阴，包括阴阜、大阴唇、小阴唇、阴蒂和阴道前庭（图2-1）。

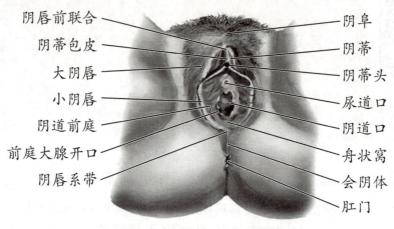

图2-1　女性外生殖器

（一）阴阜

阴阜为耻骨联合前面隆起的脂肪垫。青春期开始生长阴毛，呈倒置三角形分布，为女性第二性征之一。

（二）大阴唇

大阴唇为两股内侧一对纵行隆起的皮肤皱襞，自阴阜向下向后延伸至会阴。外侧面为皮肤，青春期后长有阴毛及色素沉着，内含汗腺、皮脂腺；内侧面皮肤湿润似黏膜。皮下含丰富的血管、淋巴管和神经，局部损伤后易形成血肿。未产妇两侧大阴唇自然合拢，遮盖阴道口及尿道口；经产妇大阴唇受分娩影响向两侧分开；绝经后逐渐萎缩。

（三）小阴唇

小阴唇为位于大阴唇内侧的一对薄皮肤皱襞，表面湿润，富含神经末梢，较敏感。

（四）阴蒂

阴蒂位于两侧小阴唇顶端的联合处，由海绵体构成，有勃起性。富含神经末梢，对性刺激敏感。

（五）阴道前庭

阴道前庭为两侧小阴唇之间的菱形区，前为阴蒂，后为阴唇系带。在此区域内，前方有尿道口，后方有阴道口，阴道口覆盖有一层薄膜为处女膜，中间有一小孔，月经血由此排出。处女膜可因性交撕裂或由于其他损伤破裂，并受阴道分娩影响，产后仅留有处女膜痕。在大阴唇后部有一对黄豆大小的腺体，为前庭大腺，又称巴氏腺，腺管开口于小阴唇与处女膜之间的沟内，性兴奋时分泌黏液起润滑作用。正常情况下不能触及此腺体，若腺管开口闭塞,可形成前庭大腺囊肿;若感染可形成脓肿。

二、内 生 殖 器

女性内生殖器(internal genitalia)包括阴道、子宫、输卵管及卵巢,后二者合称为子宫附件(uterine adnexa)(图2-2)。

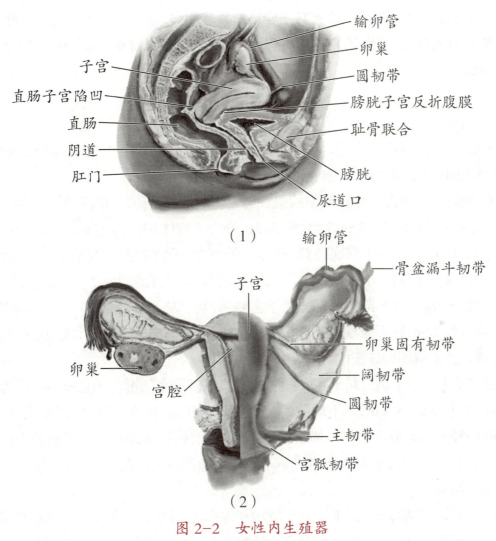

（1）

（2）

图2-2 女性内生殖器
（1）矢状断面观;（2）后面观。

（一）阴道
1. 功能 阴道为性交器官,也是月经血排出和胎儿娩出的通道。
2. 解剖结构 阴道位于真骨盆下部中央,是一上宽下窄的管道,前壁长 7 ~ 9cm,与膀胱和尿道相邻;后壁长 10 ~ 12cm,与直肠相邻。下端开口于阴道前庭后部,上端环绕子宫颈形成前、后、左、右穹隆,其中后穹隆最深,与盆腔最低点的直肠子宫陷凹相邻。阴道壁由黏膜层、肌层和纤维层构成。阴道黏膜由复层鳞状上皮覆盖,无腺体,呈淡红色,阴道上端 1/3 处黏膜受性激素影响有周期性变化;黏膜横行皱襞多,伸展性大。阴道壁富有静脉丛,损伤后易出血或形成血肿。

 知识拓展

阴道后穹隆

阴道后穹隆与盆腔最低点的直肠子宫陷凹紧密相邻,当盆腹腔积液或积血时,可经阴道后穹隆穿刺或引流,是诊断某些疾病(如异位妊娠腹腔内出血)或实施手术(如盆腔脓肿)的途径。

(二)子宫

1. 功能　子宫是产生月经,孕育胚胎、胎儿的器官,也是精子到达输卵管的通道,分娩时子宫收缩促使胎儿及附属物娩出。

2. 解剖结构　子宫是有腔壁厚的肌性器官,呈前后略扁的倒置梨形,重 50～70g,长 7～8cm,宽 4～5cm,厚 2～3cm,容量约 5ml。分为子宫体和子宫颈两部分。子宫上部较宽称为子宫体,顶部称为子宫底,宫底两侧为子宫角;子宫的下部较窄呈圆柱状,称子宫颈,常称为宫颈。子宫体与子宫颈的比例,婴儿期为 1:2,育龄期为 2:1,绝经后为 1:1。

子宫体与子宫颈之间最狭窄部分为子宫峡部,其上端为解剖学内口,下端为组织学内口,非孕期长约 1cm,妊娠末期被逐渐拉长至 7～10cm,形成子宫下段,成为软产道的一部分,也是剖宫产术常用切口部位。

子宫腔呈上宽下窄倒三角形,两侧通输卵管,下接子宫颈管。子宫颈内腔称为子宫颈管,成年妇女长 2.5～3.0cm,其下端称子宫颈外口,与阴道相通;未产妇宫颈外口呈圆形,自然分娩的经产妇因分娩裂伤呈横裂状,分为宫颈前唇和宫颈后唇。子宫颈上部 2/3 称子宫颈阴道上部,下部 1/3 伸入阴道内称子宫颈阴道部(图 2-3)。

3. 组织结构

(1)子宫体:子宫体壁由内向外依次为子宫内膜层、肌层、浆膜层。子宫内膜表面 2/3 为致密层和海绵层,从青春期开始受卵巢性激素影响发生周期性变化,脱落时产生月经,称功能层。靠近子宫肌层的 1/3 内膜不受卵巢激素影响,无周期性变化,称基底层,功能层脱落后由基底层增生修复。子宫肌层非孕时厚约 0.8cm,有大量平滑肌束(内环、外纵、中交叉)及少量弹力纤维和胶原纤维组成,肌层内含血管,子宫收缩时血管被压迫,能有效止血。浆膜层为覆盖子宫底部及其前后面的脏腹膜,其向前覆盖膀胱形成膀胱子宫陷凹;向后覆盖直肠形成直肠子宫陷凹(又称道格拉斯陷凹),是盆腔位置最低点。

(2)子宫颈:主要由结缔组织构成,子宫颈管黏膜为单层高柱状上皮,分泌碱性黏液形成黏液栓,阻止病原体入侵,其黏液的量与性状受卵巢性激素影响发生周期性变化。子

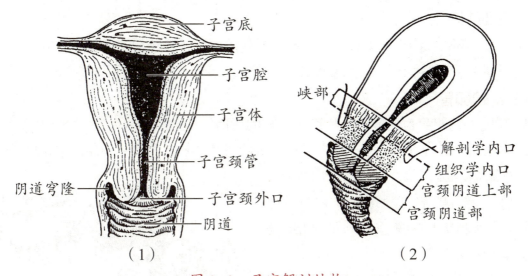

图 2-3　子宫解剖结构

（1）子宫冠状断面;（2）子宫矢状断面。

宫颈阴道部由复层鳞状上皮覆盖,表面光滑。子宫颈外口鳞状上皮与柱状上交界处,是宫颈癌的好发部位。

4. 位置　子宫位于盆腔中央,站立时呈前倾前屈位;前为膀胱,后为直肠,下端接阴道,两侧与输卵管相通;子宫底位于骨盆入口平面以下,子宫颈外口位于坐骨棘水平稍上方。

5. 子宫韧带　维持子宫正常位置,共有四对（图 2-4）。

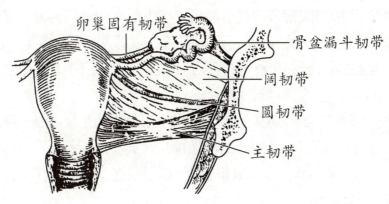

图 2-4　子宫各韧带

（1）圆韧带:起自两侧子宫角前面,向前下行,经腹股沟管终止于大阴唇上端。维持子宫前倾位置。

（2）阔韧带:为子宫两侧达骨盆壁的一对翼形双层腹膜皱襞,维持子宫于盆腔正中位置。阔韧带上缘游离,内侧 2/3 包绕输卵管,外侧 1/3 从输卵管伞部向外延伸至盆壁称为骨盆漏斗韧带（又称卵巢悬韧带）,内含卵巢动静脉;卵巢内侧与子宫角之间的阔韧带增粗,称卵巢固有韧带。子宫体两侧阔韧带内有丰富的血管、淋巴管、神经及疏松结缔组织,称为宫旁组织。子宫动静脉和输尿管均从阔韧带基底部穿过。

（3）主韧带:又称子宫颈横韧带,位于子宫颈与盆壁间,是固定子宫颈位置、防止子宫脱垂的主要结构。

（4）宫骶韧带：起自子宫体和子宫颈交界处后面的上侧方，向两侧绕过直肠达第2、3骶椎前面，将宫颈向后上牵引，间接保持子宫前倾位。

（三）输卵管

1. 功能　输卵管为受精场所和输送孕卵的通道。

2. 解剖结构　输卵管为一对细长而弯曲的肌性管道，长8～14cm。内侧与子宫角相连，外侧端游离，开口于腹腔。由内向外可分为间质部、峡部、壶腹部、伞部四部分（图2-5）。壶腹部与峡部连接处是受精的部位，伞部具有"拾卵"作用。

3. 组织结构　输卵管管壁由内向外分为黏膜层、平滑肌层和浆膜层；黏膜层上皮细胞的纤毛向宫腔方向摆动，与平滑肌层蠕动收缩共同输送孕卵到达子宫腔，同时还有防止经血逆流和宫腔感染向腹腔内扩散的作用。

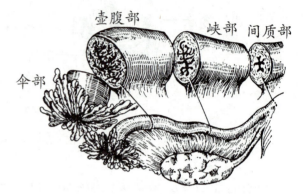

图 2-5　输卵管各部及其横断面

（四）卵巢

1. 功能　卵巢为性腺器官，具有产生与排出卵子、分泌甾体激素的功能。

2. 解剖结构　卵巢呈扁椭圆形，由外侧骨盆漏斗韧带和内侧卵巢固有韧带悬于盆壁与子宫之间，借卵巢系膜与阔韧带相连。卵巢前缘中部有卵巢门，神经血管通过骨盆漏斗韧带经卵巢系膜出入卵巢；后缘游离。育龄期妇女卵巢大小约4cm×3cm×1cm，重5～6g。青春期前卵巢无排卵，表面光滑，青春期开始排卵后，表面逐渐变得凹凸不平；绝经后卵巢萎缩变小、变硬。妇科检查时不易触及。

3. 组织结构　卵巢表面无腹膜，由单层立方上皮（称为生发上皮）覆盖，其下致密纤维组织称为卵巢白膜。白膜下为卵巢皮质和髓质，皮质内含有大小不等的各级发育卵泡、黄体及其退化形成的残余结构（白体）；髓质与卵巢门相连，内含丰富的血管、淋巴管、神经和疏松的结缔组织（图2-6）。

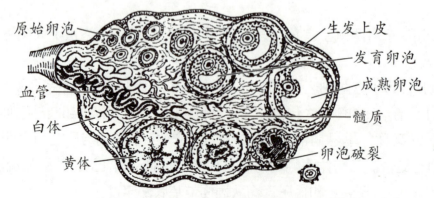

图 2-6　卵巢的组织结构模式图（切面）

三、血管、淋巴及神经

（一）血管

女性生殖器官的血液供应主要来自卵巢动脉、子宫动脉、阴道动脉及阴部内动脉。除卵巢动脉由腹主动脉分支外（左侧卵巢动脉可来自左肾动脉），其他均来自髂内动脉。盆腔各部位静脉均与同名动脉伴行，并在相应器官及周围形成静脉丛且互相吻合，所以盆腔感染容易蔓延。

（二）淋巴

女性生殖器官具有丰富的淋巴管和淋巴结，通常沿相应的血管排列，分为外生殖器淋巴与盆腔淋巴两大组。当生殖器官发生感染和肿瘤时，往往沿各部回流的淋巴管扩散或转移，导致相应淋巴结肿大。

（三）神经

支配外生殖器的神经主要为阴部神经，由第Ⅱ、Ⅲ、Ⅳ骶神经的分支所组成，含有感觉和运动神经纤维，与阴部内动脉并行。内生殖器主要由交感和副交感神经所支配。

 知识拓展

子宫平滑肌的自主节律性

子宫平滑肌有自主节律活动，完全切断其神经后仍能有节律性收缩，并能完成分娩活动。临床可见低位截瘫产妇也能完成自然分娩。

四、邻 近 器 官

（一）尿道

尿道为一肌性管道，位于阴道前面、耻骨联合后面，长 4～5cm，短而直，开口于阴道前庭。因邻近阴道与肛门，容易发生泌尿系统感染。盆底肌肉和筋膜对尿道有支持作用，因分娩等原因发生损伤可出现张力性尿失禁。

（二）膀胱

膀胱位于子宫与耻骨联合之间，为一囊状肌性器官，充盈时可凸向盆腔甚至腹腔，影响子宫的位置，故妇科检查及手术前应排空膀胱。

（三）输尿管

输尿管为一圆索状肌性管道，全长约 30cm。在腹膜后从肾盂开始沿腰大肌向下，在髂外动脉的前方进入盆腔，下行经阔韧带底部向前、向内，在距子宫颈约 2cm 处，从子宫动脉下方穿过,再向前内穿越输尿管隧道进入膀胱。在施行高位结扎卵巢血管、结扎子宫动脉及打开输尿管隧道时,应注意避免损伤输尿管。

（四）直肠

直肠位于盆腔后部,上接乙状结肠,下接肛管,前为子宫及阴道,后为骶骨,全长10~14cm。直肠前壁与阴道后壁相贴,盆底肌肉与筋膜损伤时常与阴道后壁一并膨出。肛管长2~3cm,借会阴体与阴道下段分开,阴道分娩时应保护会阴,避免损伤肛管。

（五）阑尾

阑尾位于右髂窝内,右侧附件与其相邻,因此妇女患阑尾炎时可能累及右侧输卵管和卵巢,两者的感染可相互影响。妊娠期阑尾的位置可随子宫的增大而逐渐向外上方移位。

五、骨盆及骨盆底

骨盆是支持躯干和保护盆腔脏器的重要器官,又是胎儿娩出必经的通道。骨盆的大小、形态直接影响分娩过程。

（一）骨盆的组成

1. 骨盆的骨骼 骨盆由左右两块髋骨、骶骨、尾骨组成。每块髋骨又由髂骨、坐骨及耻骨融合而成,骶骨由5~6块骶椎融合而成,尾骨由4~5块尾椎融合而成(图2-7)。

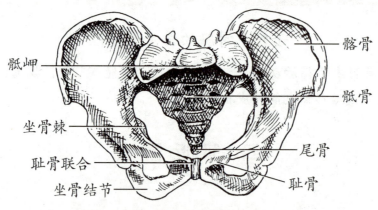

图 2-7 正常女性骨盆（前上观）

2. 骨盆的关节与韧带 骨盆的关节包括骶髂关节、骶尾关节和耻骨联合。骨盆的韧带包括骶结节韧带、骶棘韧带(骶棘韧带的宽度是判断中骨盆是否狭窄的重要标志)(图2-8)。妊娠期受激素影响,韧带松弛,关节活动度略有增加,尤其骶尾关节,分娩时下降的胎头可使尾骨向后翘,有利于胎儿娩出。

（二）骨盆的分界及骨性标志

以耻骨联合上缘、两侧髂耻缘及骶岬上缘连线为

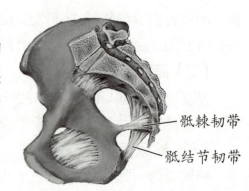

图 2-8 骨盆的韧带

界,将骨盆分为两部分。分界线以上为假骨盆,又称大骨盆,为腹腔的一部分,与分娩无直接关系;分界线以下为真骨盆,又称小骨盆,是胎儿娩出的骨产道。女性骨盆的骨性标志有坐骨结节、坐骨棘、骶骨岬、耻骨弓、髂前上棘、髂嵴等,是骨盆测量的重要标志。

（三）骨盆的平面及其径线

真骨盆是胎儿娩出的通道,其大小及形态与分娩密切相关。骨盆腔分为三个假想平面,即通常所称的骨盆平面。

1. 骨盆入口平面　即真假骨盆的分界面,呈横椭圆形。其前方为耻骨联合上缘,两侧为髂耻缘,后方为骶岬上缘。此平面有 3 条径线(图 2-9)。

（1）入口前后径:又称真结合径,耻骨联合上缘中点至骶岬前缘中点的距离,正常值平均为 11cm,与胎先露的衔接关系密切。

（2）入口横径:左右髂耻缘间的最大距离,正常值平均为 13cm。

（3）入口斜径:左右各一,左骶髂关节至右髂耻隆突间的距离为左斜径,右骶髂关节至左髂耻隆突间的距离为右斜径。正常值平均为 12.75cm。

2. 中骨盆平面　为骨盆最小平面,是骨盆腔最狭窄部分,呈纵椭圆形。其前方为耻骨联合下缘,两侧为坐骨棘,后方为骶骨下端。中骨盆平面有 2 条径线(图 2-10)。

（1）中骨盆前后径:耻骨联合下缘中点通过两侧坐骨棘连线的中点至骶骨下端之间的距离,正常值平均为 11.5cm。

（2）中骨盆横径:又称坐骨棘间径,指两坐骨棘之间的距离,正常值平均为 10cm,与胎先露内旋转关系密切。

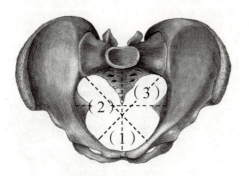
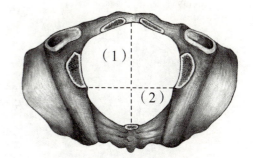

图 2-9　骨盆入口平面各径线　　　　图 2-10　中骨盆平面各径线
（1）前后径 11cm;（2）横径 13cm;（3）斜径 12.75cm。　（1）前后径 11.5cm;（2）横径 10cm。

3. 骨盆出口平面　由两个不同平面、以坐骨结节间径为共同底边的三角形组成。前三角平面顶端为耻骨联合下缘,两侧为左右耻骨降支;后三角平面顶端为骶尾关节,两侧为左右骶结节韧带。骨盆出口平面有 4 条径线(图 2-11)。

（1）出口前后径:耻骨联合下缘至骶尾关节的距离,正常值平均为 11.5cm。

（2）出口横径:又称坐骨结节间径,指两侧坐骨结节内侧缘的距离,正常值平均为 9cm。出口横径是胎先露通过骨盆出口的径线,与分娩关系密切。

（3）出口前矢状径:耻骨联合下缘中点至坐骨结节间径中点间的距离,正常值平均为

6cm。

（4）出口后矢状径:骶尾关节至坐骨结节间径中点间的距离,正常值平均为8.5cm。

若出口横径较短,但出口横径与出口后矢状径之和 >15cm 时,正常大小的胎头可通过后三角区经阴道娩出。

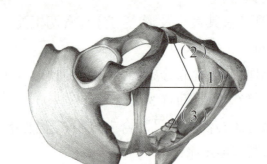

图 2-11　骨盆出口平面各径线（斜面观）

（1）出口横径 9cm;（2）出口前矢状径 6cm;（3）出口后矢状径 8.5cm。

（四）骨盆轴与骨盆倾斜度

1. 骨盆轴　骨盆轴为连接骨盆各假想平面中点的曲线（图 2-12）。骨盆轴上段向下向后,中段向下,下段向下向前。分娩及助产时,胎儿沿此轴方向娩出,故又称产轴。

2. 骨盆倾斜度　女性站立时,骨盆入口平面与地平面所形成的角度,一般为 60°（图 2-13）。若倾斜度过大,影响胎头的衔接。改变体位可改变骨盆倾斜度。

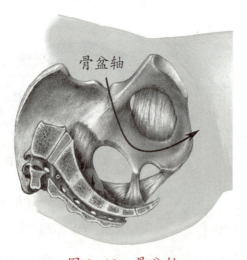

图 2-12　骨盆轴

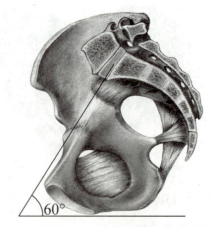

图 2-13　骨盆倾斜度

（五）骨盆类型

根据骨盆形状的不同,从理论上将骨盆分女型、扁平型、类人猿型、男型四种类型（图 2-14）。其中女型最常见,骨盆入口平面呈横椭圆形,坐骨棘间径≥10cm,耻骨弓较宽,盆腔浅,盆壁薄且平滑,有利于胎儿娩出,为女性正常骨盆,占 52%～58.9%。但临床所见多为混合型骨盆。

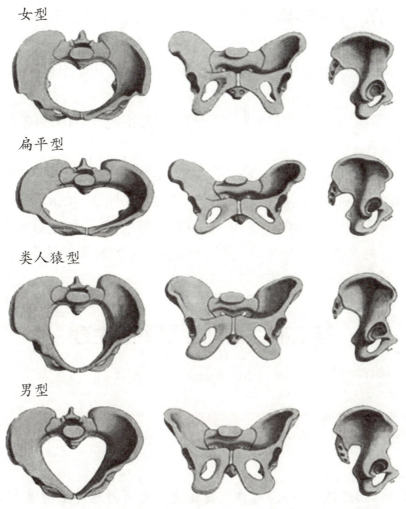

女型

扁平型

类人猿型

男型

图 2-14 骨盆 4 种基本类型及其各部比较

（六）骨盆底

骨盆底由多层肌肉和筋膜组成,具有封闭骨盆出口,承托盆腔器官使之保持正常位置的作用(图 2-15)。骨盆底由外向内分为三层。

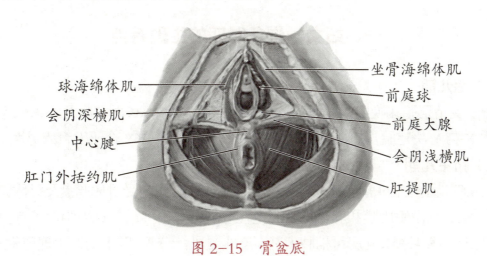

球海绵体肌 —

会阴深横肌 —

中心腱 —

肛门外括约肌 —

— 坐骨海绵体肌

— 前庭球

— 前庭大腺

— 会阴浅横肌

— 肛提肌

图 2-15 骨盆底

1. 外层 外层位于外生殖器及会阴皮肤及皮下组织的下面,由会阴浅层筋膜及球海绵体肌(阴道括约肌)、坐骨海绵体肌、会阴浅横肌和肛门外括约肌组成。此层肌肉的肌腱汇合于阴道外口与肛门之间,形成中心腱。

2. 中层　即泌尿生殖膈。位于骨盆出口前三角,由上下两层坚韧的筋膜及尿道括约肌、会阴深横肌组成。

3. 内层　即盆膈,是骨盆底最坚韧的一层。由肛提肌及其内、外筋膜组成。自前向后依次有尿道、阴道、直肠穿过。

4. 会阴　会阴有广义和狭义之分。广义的会阴是指封闭骨盆出口的所有软组织。狭义的会阴是指位于阴道口与肛门之间的楔形软组织,厚3~4cm,又称会阴体,也是骨盆底的一部分。会阴体由外向内为皮肤、皮下脂肪、筋膜、部分肛提肌和会阴中心腱。会阴伸展性大,妊娠晚期会阴组织变软,有利于分娩。分娩时需保护会阴,避免发生严重裂伤。

第二节　女性生殖系统生理

 工作情景与任务

导入情景:

13岁女孩,因"阴道流血半天"就诊。自述突然无诱因地发生阴道流血,伴轻微下腹胀痛,之前未曾发生这种现象,非常担心自己身体出现问题,表现极为紧张。

工作任务:

1. 介绍青春期相关生理知识,消除其紧张焦虑情绪。

2. 进行月经期保健指导。

一、妇女一生各时期的生理特点

(一)胎儿期

从卵子受精至胎儿娩出的一段时间称为胎儿期,共266d(从末次月经算起为280d)。性染色体X与Y决定胎儿的性别,即XX合子发育为女性,XY合子发育为男性。

(二)新生儿期

新生儿期指出生后4周内的新生儿。女性胎儿在母体内受母体胎盘及母体卵巢所产生的性激素影响,子宫内膜和乳房均有一定程度发育。出生后数日内阴道可有少量血性分泌物排出(即假月经);乳房可稍肿大甚至有少量乳汁分泌,以上均属生理现象,短期内可自行消失。

（三）儿童期

出生 4 周至 12 岁左右。儿童早期（8 岁以前）体格生长发育很快，但生殖器仍为幼稚型。儿童后期（约 8 岁以后），卵巢有少量卵泡发育并分泌性激素，但不成熟、不排卵。乳房和内外生殖器开始发育，女性特征开始出现。

（四）青春期

青春期是儿童期向性成熟期过渡的快速生长时期，是生殖器官、内分泌、体格等逐渐发育至成熟的阶段。世界卫生组织（World Health Organization，WHO）规定青春期为 10～19 岁。第一性征发育表现为生殖器官发育。第二性征发育包括乳房发育、音调变高、阴毛及腋毛长出、骨盆宽大等。乳房萌发是女性第二性征的最初特征，月经初潮是青春期开始的重要标志。青春期女孩发生较大心理变化，出现性意识，容易激动，想象力和判断力明显增强。

（五）性成熟期

性成熟期又称生育期，一般从 18 岁开始，历时 30 年左右。卵巢功能成熟，有周期性排卵及性激素分泌，形成规律月经，具有旺盛的生殖能力。

（六）绝经过渡期

绝经过渡期是妇女卵巢功能逐渐衰退，从开始出现绝经趋势至最后一次月经的时期。可始于 40 岁，历时短至 1～2 年，长至 10～20 年。此期卵巢逐渐失去周期性排卵的能力，同时出现月经不规律，直至绝经；卵巢内分泌功能逐渐减退，生殖器官也逐渐萎缩。我国妇女平均绝经年龄为 49.5 岁，80% 在 44～54 岁之间。WHO 将卵巢功能开始衰退直至绝经后 1 年内的时期称围绝经期。由于雌激素水平降低，可出现血管舒缩障碍和神经精神症状，表现为潮热、出汗、情绪不稳定、抑郁或烦躁、失眠等，称为绝经综合征。

（七）绝经后期

绝经后期指绝经后的生命时期。绝经后的早期，卵巢间质分泌少量雄激素，雄激素在外周组织中转化为雌酮，雌酮是血液循环中的主要雌激素。一般 60 岁以后进入老年期，此阶段卵巢功能完全衰竭，雌激素水平低落，生殖器官进一步萎缩退化，易患萎缩性阴道炎。骨代谢异常引起骨质疏松，易发生骨折。心血管及其他器官也易发生疾病。

二、生殖器官及乳房的周期性变化

（一）卵巢的周期性变化及性激素功能

卵巢是女性的性腺，其主要功能为产生卵子并排卵和分泌女性激素，分别称为卵巢的生殖功能和内分泌功能。

1. 卵巢的周期性变化

（1）卵泡的发育和成熟：青春期后在促性腺激素刺激下卵泡发育，生育期每一个月经周期发育一批（3～11 个）卵泡，经过募集、选择，一般只有 1 个优势卵泡完全成熟。成熟卵泡直径可达 18～23mm。妇女一生只有 400～500 个卵泡发育成熟并排卵。自月经第 1d 至卵泡发育成熟，称为卵泡期，一般需 10～14d。卵泡分泌雌激素。

（2）排卵：成熟卵泡逐渐向卵巢表面移行并向外突出，在卵泡内压力及酶的作用下，卵泡破裂而出现排卵（图 2-16）。排卵多发生在下次月经来潮前的 14d 左右，由两侧卵巢轮流排出，也可由一侧卵巢连续排出。

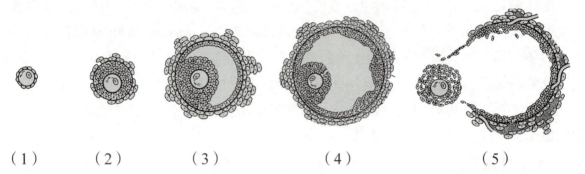

（1）　　　（2）　　　（3）　　　（4）　　　（5）

图 2-16　不同发育阶段的卵泡形态示意图
（1）始基卵泡；（2）窦前卵泡；（3）窦状卵泡；（4）排卵前卵泡；（5）排卵。

（3）黄体形成和退化：排卵后，卵泡壁塌陷，形成许多皱襞，卵泡颗粒细胞和卵泡内膜细胞向内侵入，在黄体生成素作用下黄素化，分别形成颗粒黄体细胞和卵泡膜黄体细胞，周围有卵泡外膜包围，外观色黄，称为黄体，分泌孕激素和少量雌激素。排卵后 7～8d（相当于月经周期第 22d）黄体成熟，直径达 1～2cm。若卵子未受精，排卵后 9～10d 黄体开始退化，雌、孕激素分泌减少，月经来潮。从排卵日至月经来潮称为黄体期，一般为 14d。黄体退化后逐渐形成白体。月经来潮后卵巢中又有新的卵泡发育，开始新的周期。如卵子受精，黄体则继续发育成为妊娠黄体，至妊娠 3 个月末退化，功能由胎盘取代。

2. 卵巢性激素的功能　卵巢分泌的性激素有雌激素（estrogen，E）、孕激素（progesterone，P）和少量雄激素。雌激素、孕激素的生理功能见表 2-1。

表 2-1　雌激素、孕激素的生理功能

作用部位	雌激素（E）	孕激素（P）
子宫	促进发育，提高子宫平滑肌对缩宫素敏感性；使子宫内膜增生、修复；使宫颈黏液分泌量多、质稀薄、出现羊齿植物叶状结晶	使子宫肌肉松弛，降低子宫平滑肌对缩宫素敏感性；使增殖期子宫内膜转化为分泌期；使宫颈黏液减少、质黏稠、羊齿植物状结晶消失出现椭圆体
输卵管	促进输卵管肌层发育，加强其节律性收缩的振幅	抑制输卵管肌节律性收缩的振幅
卵巢	协同卵泡刺激素促进卵泡发育	

作用部位	雌激素（E）	孕激素（P）
阴道	使阴道上皮细胞增生、角化,糖原含量增加,维持阴道酸性环境	使阴道上皮细胞脱落加快
其他	促进乳腺腺管增生;促进女性第二性征发育;促进水钠潴留;促进肝脏高密度脂蛋白合成和抑制低密度脂蛋白合成,降低胆固醇;维持和促进骨基质代谢;对下丘脑和垂体正负反馈调节	促进乳腺腺泡发育;促进水钠排泄;使排卵后基础体温升高 0.3～0.5℃;对下丘脑和垂体负反馈调节

知识拓展

女性的雄激素

女性的雄激素主要来自肾上腺,卵巢也能分泌部分雄激素,包括睾酮、雄烯二酮和脱氢表雄酮。雄激素是合成雌激素的前体,也是维持女性正常生殖功能的重要激素。自青春期开始,雄激素分泌增加,可促进阴蒂、阴唇和阴阜的发育,促进阴毛、腋毛的生长,与性欲有关。雄激素过多会拮抗雌激素的作用;长期使用雄激素,可出现男性化表现。雄激素可促进蛋白合成,促进肌肉生长,刺激骨髓中红细胞的增生。在性成熟前,促使长骨骨基质生长和钙的保留;性成熟后可导致骨骺的关闭,使生长停止。

（二）子宫内膜周期性变化

随着卵巢的周期性变化,子宫内膜在性激素的影响下,有规律地出现剥脱、出血和修复,称月经周期(图 2-17)。根据其组织学变化将月经周期分为增殖期、分泌期、月经期 3 个阶段(以一个正常月经周期 28d 为例)。

1. 增殖期　月经周期第 5～14d,与卵巢周期中的卵泡期相对应。在雌激素作用下,子宫内膜呈增殖性改变,基底层增生修复,内膜逐渐变厚,腺体增多、血管增生并弯曲、间质致密,子宫内膜厚度自 0.5mm 增生至 3～5mm。

2. 分泌期　月经周期第 15～28d,与卵巢周期中的黄体期相对应。增殖期的子宫内膜受卵巢黄体分泌孕激素、雌激素影响呈分泌反应。子宫内膜继续增厚,腺体增大,腺腔内含有大量糖原,血管进一步增生弯曲呈螺旋状,间质疏松水肿,内膜厚达 10mm,呈海绵状,有利于孕卵着床。

3. 月经期　月经周期第 1～4d,是孕激素、雌激素撤退的结果。月经来潮前 24h,子宫内膜螺旋动脉节律性收缩及舒张,继而出现逐渐加强的血管痉挛性收缩,导致远端血管

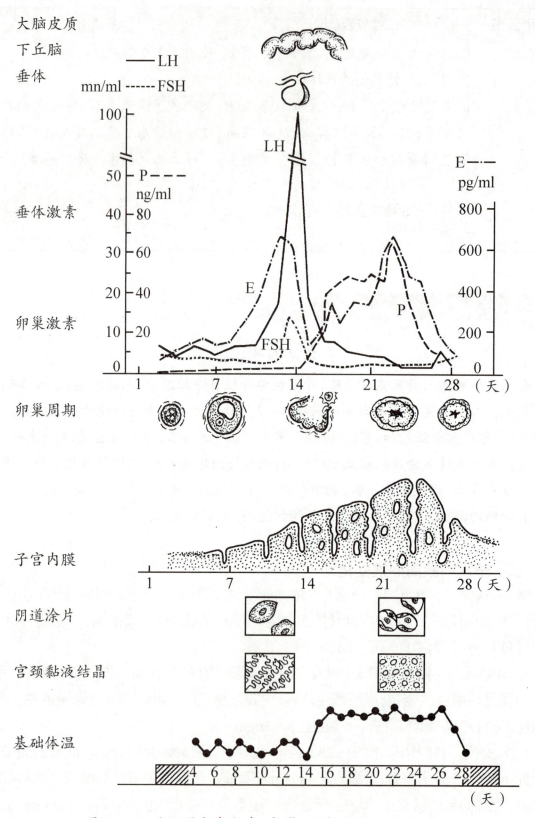

图 2-17　月经周期中激素、卵巢、子宫内膜、阴道涂片、
宫颈黏液及基础体温的周期性变化

壁及组织缺血坏死、剥脱，即子宫内膜功能层从基底层崩解剥脱，脱落的内膜碎片及血液一起从阴道流出，即月经来潮。月经来潮既是子宫内膜周期性变化的结束，又是新周期的开始。

（三）其他生殖器官及乳房的周期性变化

1. 阴道黏膜　在月经周期中阴道黏膜呈现周期性变化。排卵前在雌激素作用下，阴道上皮细胞增生角化糖原增多，经阴道乳酸杆菌分解为乳酸，使阴道保持酸性环境，有利于阴道乳杆菌的生长，抑制其他病原体生长。排卵后在孕激素作用下，表层细胞脱落。借助阴道脱落细胞的变化可了解体内雌激素水平和排卵情况。

2. 宫颈黏液　排卵前（卵泡期），随雌激素水平升高，宫颈黏液分泌增加，稀薄透明，排卵期拉丝可达 10cm 以上，涂片可见典型羊齿植物叶状结晶。排卵后（黄体期），随孕激素升高，黏液分泌量减少，质黏稠混浊，拉丝易断裂，涂片结晶逐渐消失（周期第 22d 完全消失），出现排列成行的椭圆体。

3. 输卵管　在雌孕激素协同作用下产生周期性变化，保证了卵子受精和受精卵的运行。

4. 乳房　雌激素促进乳腺管增生，孕激素促进乳腺小叶及腺泡生长。有些妇女在经前有乳房胀痛感，可能与乳腺管扩张、充血及间质水肿有关。月经来潮后上述症状可消失。

三、月经期临床表现及健康教育

（一）月经及正常月经的临床表现

1. 月经　是指伴随卵巢周期性变化而出现的子宫内膜周期性剥脱及出血。规律月经是生殖功能成熟的标志。第一次月经来潮称月经初潮，年龄多在 13～14 岁，但可能在提前至 11 岁或推迟至 16 岁。16 岁以后月经尚未来潮者应引起临床重视。月经初潮时间受遗传、营养、体重等因素影响。

2. 正常月经的临床表现　正常月经具有周期性及自限性。出血的第 1d 为月经周期的开始。两次月经第 1d 的间隔时间为一个月经周期，一般为 21～35d，平均 28d。每次月经持续时间称经期，一般为 2～8d，平均为 4～6d。正常月经量为 20～60ml（超过 80ml 为月经过多）。月经血呈暗红色，不凝固，除血液外，还有子宫内膜碎片、宫颈黏液及脱落的阴道上皮细胞。一般月经期无特殊症状，但由于盆腔充血及月经血中前列腺素的作用，可引起腰骶部酸胀不适或子宫收缩痛，并可出现腹泻等胃肠功能紊乱症状。少数妇女可伴有头痛、乳房胀痛及轻度神经系统不稳定症状，但一般不影响正常学习、工作和生活。

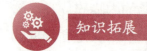

为什么月经血不凝?

月经血中含有前列腺素及来自子宫内膜的大量纤维蛋白溶酶。由于纤维蛋白溶酶对于纤维蛋白的溶解作用,月经血不凝固。但在出血量多或速度快的情况下可出现血凝块。

(二)月经期健康教育

月经是一种生理现象,应解除不必要的思想顾虑,保持平和心态。经期盆腔充血、子宫颈口松弛,生殖器官抵抗力下降容易感染,应注意经期卫生,保持外阴清洁,禁止阴道冲洗、盆浴、游泳及性生活等。注意防寒保暖,避免淋雨、冷水浴。劳逸结合,避免剧烈运动和重体力劳动。加强营养,忌食辛辣等刺激性食物。

四、月经周期的调节

月经是女性生殖器官周期性变化最重要的外在标志。月经周期的调节是在中枢神经系统的控制下,通过下丘脑、垂体、卵巢所分泌的激素相互作用来实现的,形成完整而协调的神经内分泌系统,统称为下丘脑 – 垂体 – 卵巢轴(hypothalamic-pituitary-ovarian axis,HPO)。

青春期开始,下丘脑神经细胞分泌促性腺激素释放激素(gonadotropin-releasing hormone,GnRH),通过垂体门脉系统进入腺垂体,调节垂体促性腺激素,即卵泡刺激素(follicle-stimulating hormone,FSH)和黄体生成素(luteinizing hormone,LH)的合成和释放。FSH 又称促卵泡素,与 LH 协同促进卵泡的发育成熟、排卵及黄体形成。

月经周期的调节是一个复杂的过程。在一次月经周期的黄体萎缩后,雌、孕激素水平降至最低,月经来潮,同时对下丘脑和垂体的抑制解除,下丘脑分泌 GnRH,使垂体分泌 FSH 增加,促使卵泡发育,分泌雌激素,子宫内膜发生增殖期变化。随着卵泡发育、雌激素水平增高,对下丘脑的负反馈作用增强,抑制下丘脑分泌 GnRH,垂体分泌 FSH 减少。卵泡接近成熟时分泌的雌激素达第一次高峰(200pg/ml),持续 48h,对下丘脑和垂体产生正反馈,使 FSH、LH 释放并形成排卵前高峰,促使成熟卵泡排卵。

排卵后在 LH 和少量 FSH 的作用下,黄体形成并分泌孕激素和雌激素,孕激素使子宫内膜发生分泌期变化。黄体发育成熟,雌、孕激素分泌达高峰,对下丘脑和垂体产生负反馈,使 FSH 和 LH 分泌减少,黄体萎缩,雌、孕激素分泌减少。一方面子宫内膜失去雌、孕激素支持,发生剥脱而月经来潮;另一方面雌、孕激素减少也解除了对下丘脑的抑制,GnRH 又开始分泌,FSH 分泌增加,卵泡开始发育,下一个新的周期开始,如此周而复始(图 2-18)。

HPO 轴的生理活动受大脑皮层神经中枢的影响,如外界环境、精神因素均可影响月经周期。大脑皮层、下丘脑、垂体、卵巢任何一个环节发生障碍,都会导致月经失调。

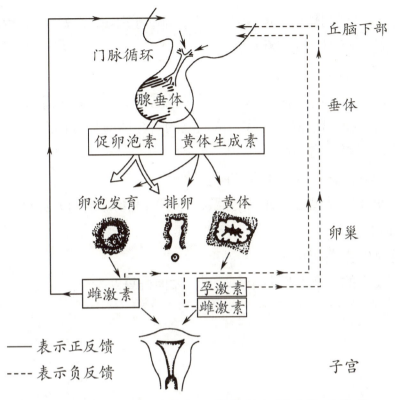

图 2-18 下丘脑 – 垂体 – 卵巢轴之间的相互关系

（袁红霞）

1. 14岁女孩,月经初潮后1年,经期有下腹部坠胀不适感,对学习、生活没有影响。

(1)该女孩的月经期表现正常吗?

(2)如何进行经期保健知识指导?

2. 李女士,26岁。15岁月经初潮,平素月经周期28～32d,经期5～7d,经血量中,暗红色。现结婚3个月,计划怀孕,来院咨询自己的月经情况是否正常。

(1)李女士的月经正常吗?

(2)如何对李女士进行月经生理知识宣教?

3. 王女士,28岁。结婚2年,已充分做好怀孕前准备。平时月经规律,月经周期30d,末次月经1月15日。

(1)排卵通常发生在何时?

(2)估计王女士的排卵发生在什么时间?如何推算?

第三章 | 妇产科护理评估

03章 数字内容

学习目标

1. 具有良好的职业素养与沟通能力,严谨的工作态度,尊重、关爱及理解病人。
2. 掌握健康史采集方法和内容。
3. 熟悉盆腔检查方法及护理配合。
4. 了解妇产科常用特殊检查方法及护理配合。
5. 学会健康史采集和盆腔检查的技能。

 工作情景与任务

导入情景:

李女士,35 岁,已婚,G₂P₁。主诉白带增多 6d,伴外阴瘙痒。妇科检查见阴道内大量灰黄色稀薄泡沫状分泌物,宫颈糜烂样改变,触之易出血。医嘱:阴道分泌物悬滴检查;宫颈刮片检查。

工作任务:

1. 告知李女士阴道分泌物与宫颈刮片检查目的。
2. 准备用物,配合医生对李女士进行检查。

护理评估是护理程序的基础,是指收集病人的全面资料,并加以整理、综合、判断的过程。护理评估内容包括健康史、身体状况、心理－社会状况及辅助检查评估。根据不同服务对象,确定护理诊断,制订相应护理计划并实施。

一、健康史采集方法及内容

（一）健康史采集方法

健康史采集是护理评估的重要内容。健康史的采集，需要通过亲切的语言交谈、耐心细致地询问了解病情，必要时加以启发，但应避免暗示。妇科健康史采集可通过观察、会谈、心理测试等方法获得妇女有关资料。由于女性生殖系统疾病常涉及与性生活有关的内容，采集健康史时病人因害羞而不愿说出实情，甚至隐瞒真相。因此在护理评估过程中，要态度和蔼、语言亲切，体贴尊重病人，耐心细致地询问，轻柔地体格检查，保护病人隐私。对不能亲自口述的病人，可询问最了解病情的家属或亲友。

（二）健康史采集内容

1. 一般项目　包括护理对象的姓名、年龄、籍贯、教育程度、职业、婚姻、民族、宗教信仰、家庭住址、入院日期、入院方式、病史记录日期、病史陈述者及可靠程度。若非本人陈述，需注明与陈述者的关系。

2. 主诉　指促使护理对象就诊的主要症状（或体征）与持续时间。主诉应按照其发生时间的先后顺序依次描述，力求简明扼要，通常不超过 20 字。妇产科常见症状有停经、阴道流血、外阴瘙痒、白带异常、下腹部包块、下腹痛、闭经、不孕等。

3. 现病史　为病史的主要部分，指护理对象本次疾病发生、演变和诊疗全过程。以主诉症状为核心，按时间顺序书写。应围绕主诉了解发病时间、原因及诱因、病情发展经过、就医经过、采取的护理措施及效果；有无伴随症状及其出现时间、特点，尤其是与主要症状的关系。另外，尚需了解病人睡眠、饮食、大小便、体重变化、活动能力、心理反应等。

4. 月经史　询问初潮年龄、月经周期及经期持续时间、经量、经期伴随症状，末次月经日期（LMP）或绝经年龄。记录为：$初潮\dfrac{行经时间}{月经周期}$。如：初潮 12 岁，月经周期 28～30d，经期持续 6d，可记录为：$12\dfrac{6}{28\sim30}$。

5. 婚育史　包括婚次、结婚年龄、是否近亲结婚、配偶健康状况、同居情况、双方性功能等。生育史包括足月产、早产、流产次数及现存子女数。可简写为：足月产数－早产数－流产数－现存子女数。如：足月产 2 次，无早产，流产 1 次，现有子女 2 人，记录为 2-0-1-2，或用孕$_3$产$_2$（G_3P_2）表示。同时记录分娩方式、有无难产史、新生儿出生情况、有无产后出血或产褥感染史、末次分娩或流产时间、采用何种避孕措施及效果。

6. 既往史　指护理对象既往健康和疾病情况。包括以往健康状况、疾病史、传染病史、预防接种史、手术外伤史、输血史、药物过敏史等。

7. 个人史　出生地、生活及曾居留地区，有无特殊嗜好等。

8. 家族史　家庭成员包括父母、兄弟、姐妹、子女的健康状况。询问家族中有无遗传病史,有无糖尿病、高血压、肿瘤及传染病史等。

二、身体状况评估

身体状况评估常在采集健康史后进行,包括全身检查、腹部检查和盆腔检查(又称妇科检查)。

(一)全身检查

测量体温、脉搏、呼吸、血压、身高和体重;观察精神状态、全身发育情况、毛发分布、皮肤黏膜、表浅淋巴结、头颈部器官、乳房、心、肺、脊柱及四肢。

(二)腹部检查

腹部检查是妇产科体格检查重要组成部分,应在盆腔检查前进行。视诊观察腹部形状和大小,有无隆起、瘢痕、妊娠纹等。触诊腹部有无压痛、反跳痛和肌紧张,肝、脾、肾有无增大和压痛,腹部能否触到包块及其部位、大小、形状、质地、活动度、表面是否光滑、有无压痛。叩诊有无移动性浊音。必要时听诊了解肠鸣音情况。若合并妊娠,应检查腹围、宫高、胎位、胎心及胎儿大小等。

(三)盆腔检查

1. 基本要求

(1)检查者关心体贴病人,态度和蔼,语言亲切,动作轻柔,注意保护病人隐私。

(2)检查前嘱病人排空膀胱,必要时导尿。大便充盈者应在排便或灌肠后检查。

(3)盆腔检查取膀胱截石位,于妇科检查床上进行;不宜搬动的危重病人可在病床上检查;尿瘘病人有时取膝胸位检查。

(4)病人臀下垫单,检查器械和无菌手套一人一换。检查使用过的物品应消毒处理。

(5)应避免月经期做盆腔检查,如为异常阴道流血必须检查时,应严格消毒外阴,并使用无菌手套及器械,以免感染。

(6)无性生活史者禁做阴道窥器检查及双合诊检查,应行直肠-腹部诊。如确有检查必要,应征得本人及家属同意后进行检查。男性医护人员检查需女性医护人员在场,避免不必要的误会。

(7)疑有盆腔内病变而腹壁肥厚、高度紧张不合作者,如盆腔检查不满意时,可在麻醉下进行检查。

2. 检查方法

(1)外阴检查:观察外阴发育、阴毛分布,有无畸形、炎症、萎缩、增生、赘生物或肿块及色泽改变等。观察阴道前庭、尿道口、阴道口及处女膜情况。病人屏气用力时,观察有无阴道前后壁膨出、子宫脱垂及尿失禁等。

(2)阴道窥器检查:将阴道窥器两叶合拢,用润滑剂(生理盐水或肥皂液)润滑两叶前端,一手示指和拇指轻轻分开小阴唇,一手持窥器斜行插入阴道口,沿阴道后壁缓慢插入阴道内,边旋转边向上向后推进,并将两叶转平张开,直至完全暴露宫颈、阴道壁及穹隆部(图 3-1)。①观察宫颈:注意宫颈大小、颜色、外口形状以及有无糜烂、息肉、出血、裂伤或赘生物等,可于此时采集宫颈管分泌物和宫颈脱落细胞检查。②观察阴道:注意阴道黏膜色泽,有无充血水肿、溃疡、赘生物等,注意阴道分泌物的量、性状、色泽、气味,异常者应行白带悬滴法检查寻找病原体。

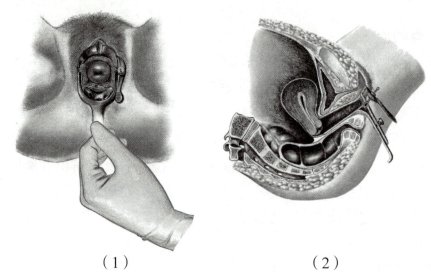

（1） （2）

图 3-1 阴道窥器检查
（1）正面观;（2）侧面观。

（3）双合诊及三合诊:检查者一手的两指或一指伸入阴道,另一手在腹部配合检查,称为双合诊(图 3-2、图 3-3)。双合诊是妇科检查中最重要的项目,可扪清阴道、宫颈、宫体、输卵管、卵巢、宫旁结缔组织及盆腔内壁情况。经阴道、直肠、腹部联合检查,称为三合诊(图 3-4)。通过三合诊检查可弥补双合诊的不足,能扪清后倾或后屈子宫的大小,估计盆腔内病变范围。三合诊检查在生殖器官肿瘤、结核,子宫内膜异位症,炎症检查时尤为重要。

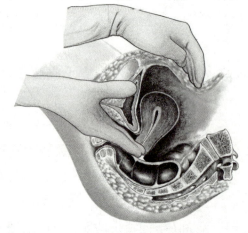

图 3-2 双合诊(检查子宫)

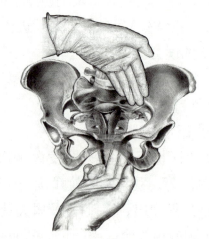

图 3-3 双合诊(检查附件)

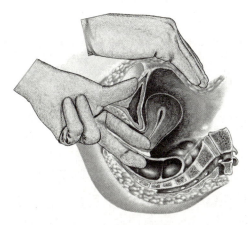

图 3-4 三合诊

（4）直肠－腹部诊：检查者一手示指伸入直肠，另一手在腹部配合检查，称为直肠－腹部诊。适用于未婚、阴道闭锁或其他原因不宜行双合诊的病人。

3. 记录　盆腔检查结束后，应按解剖部位先后顺序记录结果。

（1）外阴：发育情况、阴毛分布、婚产类型、有无异常发现。

（2）阴道：是否通畅，黏膜情况，分泌物的量、色、性状、有无臭味。

（3）子宫颈：大小，硬度，有无息肉、腺囊肿、接触性出血、举痛或摇摆痛等。

（4）宫体：位置、大小、硬度、活动度及有无压痛。

（5）附件：有无肿块、增厚、压痛，肿块的位置、大小、硬度、表面是否光滑、活动度、有无压痛、与子宫的关系。左右两侧附件分别记录。

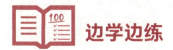 **边学边练**

实训 1　妇科检查

三、心理－社会状况评估

妇产科护理实践可能涉及护理对象的隐私，由于女性生殖系统的解剖结构特点和妇女特有的生理、心理特点，出现症状后往往有羞怯、焦虑等情绪。因此应注意评估：

1. 病人对健康问题及医院环境的感知　包括病人感受，对所患疾病的认识和态度，对住院、治疗和护理的期望。

2. 评估病人对疾病的反应　评估病人患病前后的反应，面对压力时的解决方式，处理过程中遇到的困难。

3. 观察病人的精神心理状态　注意病人的定向力、注意力、认知水平、情绪、仪表、言谈举止、沟通交流能力等有无变化。

四、妇产科常用特殊检查及护理配合

（一）检查方法

1. **阴道分泌物悬滴检查（湿片法）** 检查阴道分泌物内有无滴虫或假丝酵母菌。①在载玻片上滴一滴 0.9% 氯化钠温溶液，用棉签自阴道侧壁取典型分泌物与之混匀，用低倍镜检查滴虫，敏感性 60%～70%。检查前 24～48h 避免性交、阴道灌洗及局部用药；取分泌物时阴道窥器不涂润滑剂肥皂水；分泌物取出后及时检查并注意保暖，以免影响检查效果。②检查假丝酵母菌时采用 10% 氢氧化钾，可溶解其他细胞成分，提高假丝酵母菌的检出率。

2. **生殖道脱落细胞学检查**

（1）阴道涂片：可用于了解卵巢或胎盘功能。有性生活史的妇女在阴道侧壁上 1/3 处轻轻刮取黏液及细胞，薄而均匀地涂在载玻片上，置 95% 乙醇中固定，然后染色、镜检。也可检测下生殖道感染的病原体。

（2）子宫颈细胞学检查：是筛查子宫颈癌的重要方法。①子宫颈刮片：取材部位于子宫颈外口鳞－柱状上皮交接处，以子宫颈外口为圆心，将木质刮板轻轻刮取一周，避免损伤组织引起的出血而影响检查结果。白带过多时需用无菌干棉球轻轻拭净黏液，再刮取标本，然后均匀涂布于载玻片上。检查报告采用巴氏 5 级分类法（分级诊断），诊断标准为 Ⅰ级正常，Ⅱ级炎症，Ⅲ级可疑癌，Ⅳ级高度可疑癌，Ⅴ级癌。取标本的用具必须无菌干燥，取材时动作轻柔。涂片应薄而均匀，禁止来回涂抹损伤细胞。该方法获取细胞数目不全面，已被子宫颈刷片所取代。②子宫颈刷片：目前临床上多采用薄层液基细胞学检查（thinprep cytologic test，TCT），先将宫颈表面分泌物拭净，将"细胞刷"置于宫颈管内，达宫颈外口上方 1cm 左右，在子宫颈管内旋转数周后取出，旋转"细胞刷"将附着于小刷子上的标本均匀地涂于载玻片上或洗脱于保存液中。该方法一次取样可多次重复制片并可用于 HPV 检测，涂片效果清晰。检查报告采用 TBS（the bethesda system）分类法（描述性诊断），详见第十七章"女性生殖系统肿瘤病人的护理"。

（3）宫腔吸片：采用特制的宫腔吸管抽吸宫腔，吸出物涂片；或用宫腔灌洗法收集洗涤液，离心后取沉渣涂片，固定染色后进行细胞学检查。用于筛查宫腔内恶性病变，较诊断性刮宫阳性率高。

3. **宫颈或颈管活组织检查** 是确诊宫颈癌的可靠方法。取材方法：①选择宫颈外口鳞－柱状上皮交接处 3、6、9、12 点处或特殊病变处钳取病变组织送检。②碘试验：在宫颈阴道部涂以碘溶液，选择不着色区取材活检，可提高诊断率。③阴道镜：子宫颈细胞学筛查有异常者，在阴道镜下选择可疑病变部位进行活检，以提高诊断正确率。有生殖器官炎症者应治疗后再取活检。月经来潮前不宜做活检，以免与活检部位出血混淆，且月经来潮时创口不宜愈合，有增加内膜在切口种植的机会。

4. 诊断性刮宫　目的是刮取子宫内膜和内膜病灶行活组织检查,做出病理诊断。①一般诊断性刮宫:主要用于子宫内膜癌、异常子宫出血类型或不孕症有无排卵的诊断。不孕症或异常子宫出血者,选择月经前 1～2d 或月经来潮 6h 内刮宫,判断有无排卵或黄体功能不良;疑子宫内膜不规则脱落应在月经来潮第 5～7d 刮宫。②分段诊断性刮宫:简称分段诊刮,可区分子宫颈管或子宫内膜癌,是确诊子宫内膜癌的重要方法。将小刮匙自子宫颈内口至外口顺序刮子宫颈管一周,将所刮组织置于纱布上;然后刮匙进入宫腔刮取子宫内膜,自上而下沿宫壁刮取组织(避免来回刮取),将刮取组织及时分别送检。

5. 输卵管通畅检查　月经干净后 3～7d 进行。

（1）输卵管通液术:检查输卵管是否通畅,并兼有一定治疗作用。通过导管向宫腔内注入液体,0.9% 氯化钠或抗生素溶液 20ml(加入庆大霉素 8 万 U,地塞米松 5mg,透明质酸酶 1 500U),根据注液阻力大小、有无回流和注入的液体量及病人有无腹痛等感觉,判断输卵管是否通畅。适用于继发性不孕、输卵管复通术后或输卵管轻度粘连者的检查、诊断和治疗。

（2）子宫输卵管造影:通过导管向宫腔及输卵管注入造影剂,行 X 线透视及摄片。根据造影剂在输卵管及盆腔内的显影情况了解输卵管是否通畅、阻塞部位及宫腔形态。该检查能对输卵管阻塞作出较正确的判断,准确率可达 80%。

6. 经阴道后穹隆穿刺术　通过阴道后穹隆穿刺抽取直肠子宫陷凹处积血、积液、积脓进行肉眼观察、化验和病理检查(图 3-5)。适应证:①疑腹腔内出血(如异位妊娠诊断)。②盆腔积液、积脓的穿刺引流及治疗。③超声引导下经阴道后穹隆穿刺取卵,可用于各种助孕技术。

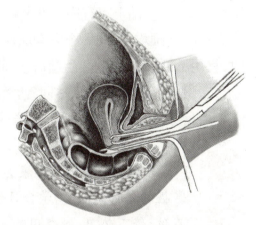

图 3-5　经阴道后穹隆穿刺术

7. 超声检查　目前临床常用的是 B 超检查,产科主要用于判断胎儿、胎盘、脐带及羊水情况等;妇科用于检查子宫、附件、盆腔肿瘤或包块,监测卵泡发育,探查宫腔内节育器等。阴道超声检查对于异位妊娠、子宫内膜异位病灶诊断具有非常重要的价值。阴道超声引导下对成熟卵泡进行取卵,对盆腔肿块进行穿刺,确定肿块性质,并可注入药物进行治疗。三维或四维超声成像有助于诊断胎儿面部异常、神经管缺陷、胎儿肿瘤和骨骼畸形,但不能替代二维超声检查。心脏彩色多普勒检查是胎儿先天性心脏病的首选检查。

8. 内窥镜检查　是利用连接于摄像系统和冷光源的内窥镜,窥探人体体腔和脏器内部情况。①阴道镜检查:利用阴道镜将充分暴露的阴道和子宫颈光学放大 5～40 倍,直接观察这些部位的血管形态和上皮结构,以发现与癌相关的病变,对可疑部位行定点活检,可提高宫颈癌确诊率。②宫腔镜检查:应用膨宫介质扩张宫腔,通过插入宫腔的光导玻璃纤维窥镜直视观察子宫颈管、子宫颈内口、子宫腔及输卵管开口的生理和病理变化,以便针对病变组织准确取材并送病理检查,同时也可直接在宫腔镜下手术治疗。以月经干净后1周内检查为宜。③腹腔镜检查:在密闭的盆腔及腹腔内进行检查或治疗的内镜手术操作。通过注入CO_2气体使盆腔及腹腔形成操作空间,经脐部切开置入穿刺器,将接有冷光源照明的腹腔镜置入腹腔,连接摄像系统,将盆腔及腹腔内脏器显示于监视屏幕上,通常在腹腔镜探查后进行手术治疗。

(二)护理配合

1. 检查时间选择　输卵管通畅检查、宫颈活检及宫腔镜检查宜选择月经干净后3～7d进行。

2. 检查前准备　阴道镜与生殖道细胞学检查前2d,禁止性生活、阴道检查及阴道内放药。输卵管通畅检查术前3d、诊断性刮宫前5d禁止性生活。卵巢功能检查前至少1个月停用激素,以免得出错误结果。

3. 检查配合　严格消毒检查器具,备齐检查用物。术中陪伴病人并给予心理支持。配合医生传递检查及手术用品。密切观察病人生命体征,发现异常及时告知医生并协助处理。术后整理、消毒所用物品,安置病人休息。观察有无脏器损伤及内出血等异常情况,钳取宫颈组织后的创面用带尾线棉球压迫止血,嘱病人24h后自行取出。

4. 检查标本处理　①将吸取物、钳取或刮取组织分别装瓶标记,用95%乙醇或10%甲醛溶液固定,贴上写有病人姓名和取材部位的标签及时送检,并收集结果。②生殖道细胞涂片时必须均匀、向一个方向涂抹,避免来回涂抹,以免破坏细胞。③湿片法检查滴虫时,宜用不低于35℃的温生理盐水稀释,以免影响滴虫活动。

5. 健康指导　嘱病人按时复诊。术后2周内(宫颈活组织检查者要求1个月)禁止性生活及盆浴,保持外阴清洁,预防感染。有腹痛或流血多时及时就诊。

章末小结

　　本章学习重点为健康史的采集,学习难点为盆腔检查的方法及护理配合。掌握的核心要点:①学会月经史和生育史的表示方法。②盆腔检查取膀胱截石位;臀下垫单,检查用物应一人一换,防交叉感染;避免经期检查。双合诊检查了解子宫及附件情况,为最常用方法;三合诊检查可弥补双合诊检查的不足;无性生活史者可行直肠-腹部诊,禁做阴道窥器及双合诊检查。③输卵管通畅检查、宫颈活检及宫腔镜检查宜在月经干净后3～7d进行。判断有无排卵或黄体功能不良,月经前或月经来潮6h内刮宫;疑子宫内膜不规则脱落月经来潮第5d刮宫。④学会盆腔检查与妇科特殊检查的护理配合。

(吕　霞)

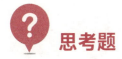

思考题

1. 杜女士,28 岁,G_3P_2。因阴道分泌物增多 1 周,伴外阴瘙痒入院。拟对该病人进行盆腔检查。

(1) 盆腔检查前应做好哪些准备?

(2) 盆腔检查的注意事项有哪些?

2. 王女士,29 岁。自述婚后 2 年一直未孕,月经周期规律,经期及经量正常,有痛经史。现月经周期第 3d,来院检查。

(1) 了解子宫及附件情况,最常用的盆腔检查方法是什么?

(2) 王女士目前能进行盆腔检查吗? 为什么?

3. 吴女士,47 岁,G_6P_3。月经 $13\dfrac{4}{28\sim30}$,量中等。主诉"不规则阴道流血半年"。妇科检查见子宫颈处有一赘生物,触之出血。HPV16(+)。

(1) 月经 $13\dfrac{4}{28\sim30}$ 代表的含义是什么?

(2) 对吴女士进行评估,确诊还需选择哪项检查?

4. 刘女士,35 岁,平素月经规律,$11\dfrac{6}{30}$。病人 5d 前出现阴道分泌物增多,白色豆渣样,伴外阴瘙痒,未用药治疗。既往体健,无药物过敏史。

(1) 对病人进行妇科检查的顺序是什么?

(2) 阴道窥器检查可了解哪些情况?

第四章 | 正常妊娠期妇女的护理

04章 数字内容

1. 具有严谨的工作态度及与孕妇沟通交流的能力,关心爱护孕妇。
2. 掌握妊娠诊断、正常妊娠期孕妇的护理评估和护理措施。
3. 熟悉胎儿附属物的组成与功能、胎儿发育特征及妊娠期妇女的身心变化。
4. 了解受精与着床。
5. 学会腹部四步触诊、胎心音听诊及骨盆外测量的方法。

第一节 妊娠生理

妊娠(pregnancy)是胚胎和胎儿在母体内发育成长的过程。成熟卵子受精是妊娠的开始,胎儿及其附属物自母体排出是妊娠的终止。临床上从末次月经第1d开始计算孕周,通常比受精时间提前2周,妊娠全过程约40周。

一、受精与着床

(一)受精

精子和卵子结合形成受精卵的过程,称为受精。精子射入阴道内,经宫颈管、子宫腔进入输卵管的过程中,受生殖道分泌物中淀粉酶作用,顶体膜稳定性降低,使精子具有受精能力,称为精子获能,约需要7h。卵子从卵巢排出经输卵管伞部的"拾卵"作用进入输卵管内。精子与卵子在输卵管壶腹部与峡部连接处受精,通常发生在排卵后12h内,整个过程约需24h。受精的卵子称为受精卵或孕卵,标志着新生命的诞生。

(二)受精卵输送与发育

受精卵借助输卵管蠕动与输卵管上皮纤毛推动,向宫腔方向移行,同时开始有丝分裂,即卵裂。受精后 72h,分裂形成 16 个细胞的实心细胞团,称为桑椹胚;随后细胞继续分裂并在细胞间隙集聚来自宫腔的液体形成早期囊胚,约在受精后第 4d 进入宫腔;受精后第 5～6d 早期囊胚透明带消失,继续分裂发育形成晚期囊胚。

（三）着床

晚期囊胚逐渐侵入子宫内膜的过程,称为着床或植入(图 4-1)。囊胚着床需经过定位、黏附和侵入三个阶段,约在受精后第 6～7d 开始,至第 11～12d 完成。着床部位多在子宫腔上部的前壁、后壁及侧壁,以后壁多见。

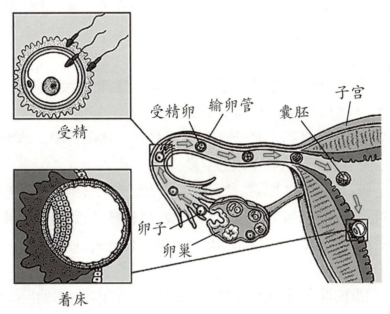

图 4-1　受精及受精卵发育、输送与着床

（四）蜕膜

囊胚着床后,受孕激素和雌激素影响,子宫内膜增厚,间质疏松,血供丰富,此时的子宫内膜称为蜕膜(decidua)。根据蜕膜与囊胚的位置关系,将蜕膜分为三部分:

1. **底蜕膜**　与囊胚极滋养层接触的蜕膜,位于孕卵与子宫肌层之间,发育形成胎盘的母体部分。

2. **包蜕膜**　覆盖在囊胚表面的蜕膜,随囊胚发育逐渐凸向宫腔,妊娠中期后与真蜕膜融合,宫腔消失。

3. **真蜕膜**　指底蜕膜及包蜕膜以外覆盖子宫腔表面的蜕膜,又称壁蜕膜。

　知识拓展

囊胚的发育

晚期囊胚(又称晚期胚泡)由胚泡腔、滋养层和内细胞团组成。胚泡腔内含液体。内细胞团具有发育全能性,逐渐分化形成胚胎及胎儿组织和器官。滋养层由单层细胞构成,囊胚着床后增殖分化为两层,即内层的细胞滋养层和外层的合体滋养层;其中细胞滋养层的部分细胞进入胚泡腔,分化形成胚外中胚层;滋养层和胚外中胚层的细胞共同向周围生长,形成许多细小的突起,称绒毛;此时胚泡的滋养层称为绒毛膜,参与胎膜和胎盘的构成。

二、胎儿附属物

胎儿附属物指胎儿以外的组织,包括胎盘、胎膜、脐带和羊水,对维持胎儿生命和生长发育起重要作用。

(一)胎盘

1. 胎盘(placenta)的形成　胎盘由胎儿部分的羊膜、叶状绒毛膜和母体部分的底蜕膜共同构成,通常于妊娠 12 周末形成(图 4-2)。

(1)羊膜:为附着于胎盘胎儿面、具有一定弹性的半透明薄膜。羊膜光滑,厚 0.02～0.05mm,无血管、神经及淋巴,参与羊水的交换。

(2)叶状绒毛膜:是胎盘的主要结构。绒毛膜表面有很多绒毛样突起,称为绒毛。与底蜕膜接触的绒毛供血充足,发育旺盛,反复分支,呈树枝状,称为叶状绒毛膜,参与胎盘的构成。与包蜕膜接触的绒毛,因供血不足而逐渐退化消失,称为平滑绒毛膜,参与胎膜的构成。

(3)底蜕膜:胎盘的母体面,来自胎盘附着部位的子宫内膜,占胎盘很小部分。

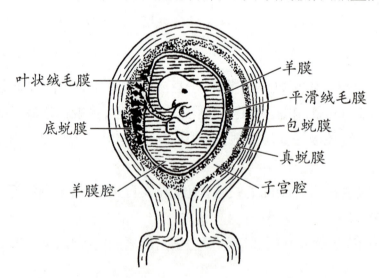

图 4-2　妊娠的子宫蜕膜、绒毛膜与羊膜的关系

2. 胎盘的结构　妊娠足月胎盘为圆形或椭圆形盘状,重 450～650g,直径 16～20cm,厚 1～3cm。胎盘分为胎儿面和母体面。胎儿面光滑,灰白色,中央或稍偏处有脐带附着,脐动静脉分支向四周呈放射状分布,直达胎盘边缘。母体面暗红色,由 20 个左右肉眼可见的胎盘小叶组成(图 4-3)。

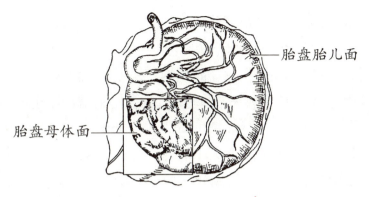

图 4-3　足月妊娠胎盘

3. 胎盘的血液循环　胎盘有母体与胎儿两套血液循环,胎儿血与母体血通过胎盘的绒毛血管和绒毛间隙进行物质交换,两者之间有绒毛毛细血管壁、绒毛间质及绒毛滋养细胞层相隔,构成母胎界面,有胎盘屏障作用,胎儿血与母体血不相通(图 4-4)。

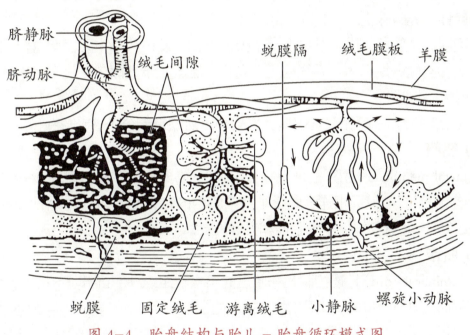

图 4-4　胎盘结构与胎儿 – 胎盘循环模式图

4. 胎盘的功能

(1) 气体交换:母体和胎儿间 O_2 和 CO_2 通过胎盘以简单扩散方式进行交换,替代胎儿呼吸系统的功能。母体供血不足、血氧含量降低或胎儿胎盘循环受阻,易发生胎儿窘迫甚至死亡。

(2) 营养物质供应:胎儿生长发育所必需的营养物质,如葡萄糖、氨基酸、脂肪酸、维生素及电解质等,均由母体经胎盘输送至胎儿体内,替代胎儿消化系统的功能。

(3) 排出胎儿代谢产物:胎儿代谢产物如尿素、尿酸、肌酐、肌酸等,经胎盘进入母血,由母体排出体外,替代胎儿泌尿系统功能。

(4) 防御功能:胎盘屏障具有阻止母体血液中某些有害物质进入胎儿血液循环的作

用,但胎盘的屏障功能有限。病毒及部分药物能够通过胎盘影响胎儿;细菌、弓形虫、衣原体、螺旋体等病原体可在胎盘形成病灶,破坏绒毛结构后感染胚胎或胎儿。母血中的免疫物质 IgG 能通过胎盘,使胎儿在出生后短时间内获得被动免疫力。

（5）合成功能:胎盘能合成多种激素和酶等,对维持正常妊娠起重要作用。

1）人绒毛膜促性腺激素(human chorionic gonadotropin,hCG):由合体滋养细胞合成,受精后第 6~7d 开始分泌,约 2d 增长 1 倍;受精后 10d 左右,可自母体血清中测出,成为诊断早孕的最敏感方法。hCG 于妊娠 8~10 周达高峰,持续 10d 左右迅速下降,低水平持续至分娩,产后 2 周消失。其主要作用为促月经黄体转化成妊娠黄体,维持早期妊娠;促进雌激素和孕激素的生成;避免胚胎滋养层被母体淋巴细胞攻击;刺激胎儿睾丸分泌睾酮,促进男胎性分化以及刺激母体甲状腺活性等。临床上测定血、尿 hCG,可用于早孕、滋养细胞疾病及早期异位妊娠的诊断。

2）人胎盘生乳素(human placental lactogen,hPL):是促进胎儿发育的"代谢调节因子",并能够促进乳腺腺泡发育,为产后泌乳做准备。

3）雌激素、孕激素:妊娠早期由妊娠黄体产生,妊娠 10 周后主要由胎盘合成。雌激素、孕激素共同参与妊娠期母体各系统的生理变化。雌激素于妊娠末期使子宫平滑肌兴奋性增加,为分娩创造条件。

4）酶:胎盘能合成多种酶,其中缩宫素酶能灭活缩宫素分子,有维持妊娠的作用。

（二）胎膜

胎膜(fetal membrane)由平滑绒毛膜和羊膜组成,外层为平滑绒毛膜,内层为羊膜,并与覆盖胎盘、脐带的羊膜层相连。胎膜维持羊膜腔的完整性,具有保护胎儿、防止细菌入侵羊膜腔的功能,并参与维持羊水平衡和分娩发动。

（三）脐带

脐带(umbilical cord)是连接胎儿和胎盘的条索状组织,胎儿借助脐带悬浮于羊水中。足月胎儿的脐带长 30~100cm,平均约 55cm,直径 0.8~2.0cm,表面由羊膜覆盖,内有一条脐静脉和两条脐动脉,周围有胶样组织保护脐血管。脐带是母体与胎儿之间气体交换、营养物质供应和代谢产物排出的重要通道。脐带受压血流受阻,可导致胎儿窘迫或死亡。

（四）羊水

羊水(amniotic fluid)是充满在羊膜腔内的液体。

1. 羊水的来源与吸收　妊娠早期的羊水,主要来自母体血清经胎膜进入羊膜腔的透析液。妊娠中期以后,胎儿尿液成为羊水的主要来源。妊娠晚期胎儿肺参与羊水生成,每日大约 350ml 液体从肺泡分泌至羊膜腔。羊水的吸收 50% 由胎膜完成,另外可通过胎儿吞咽以及脐带和皮肤吸收。羊水在羊膜腔内不断进行液体交换,保持羊水量相对平衡。

2. 羊水的量、性状和成分　羊水量随妊娠周数逐渐增加,妊娠 38 周约 1 000ml,此后羊水量减少,妊娠 40 周羊水量约 800ml。妊娠早期羊水为无色澄清液体,足月妊娠羊水略显混浊(内含胎脂、上皮细胞、毳毛等),含大量激素和酶,比重为 1.007~1.025,pH 7.20。

临床上羊水检查进行细胞染色体分析、测定代谢物和酶,常用于遗传病的产前诊断以及胎儿成熟度的判断。

3. 羊水的功能

（1）保护胎儿:保持羊膜腔内恒温;胎儿能够自由活动,避免受到挤压或发生粘连;临产后,羊水缓解宫缩压力,避免胎儿受压。

（2）保护母体:减少胎动所致的母体不适感;临产后前羊水囊扩张子宫颈口及阴道;破膜后羊水冲洗和润滑产道,减少感染的机会。

三、胚胎、胎儿发育特征

妊娠 10 周(受精后 8 周)内的人胚称为胚胎,是器官分化、形成的时期。自妊娠 11 周(受精第 9 周)起称为胎儿,是生长、成熟的时期。以 4 周为 1 个孕龄单位(即 1 个妊娠月),描述胚胎、胎儿的发育特征(表 4-1)。

表 4-1　胚胎、胎儿发育特征

胎龄／周	外形特征	身长／cm	体重／g
4 周末	可辨认胚盘与体蒂		
8 周末	胚胎初具人形,头大,能分辨眼、耳、口、鼻、手指及脚趾,各器官正在发育。心脏已形成并有搏动		
12 周末	外生殖器可初辨性别,胎儿四肢可活动	9	20
16 周末	从外生殖器可确认胎儿性别,头皮已长毛发,开始出现呼吸运动。部分孕妇能自觉胎动	16	110
20 周末	皮肤暗红,出现胎脂,有吞咽和排尿功能,胎动增加	25	320
24 周末	各脏器均已发育,皮下脂肪开始沉积,皮肤呈皱缩状,肺泡发育,出生后可有呼吸,但生存力极差	30	630
28 周末	皮下脂肪不多,眼睛半张开,四肢活动好,有呼吸运动。出生后可存活,但易患特发性呼吸窘迫综合征	35	1 000
32 周末	皮肤深红呈皱缩状,生活力尚可,出生后注意护理可能存活	40	1 700
36 周末	身体圆润,面部皱褶消失,指(趾)甲已超出指(趾)端。出生后能啼哭及吸吮,生活力良好,存活率很高	45	2 500
40 周末	胎儿发育成熟,体形丰满,皮肤粉红色,皮下脂肪多。出生后哭声响亮,吸吮能力强,能很好存活	50	3 400

第二节　妊娠期妇女的身心变化

妊娠期在胎盘激素及神经内分泌的影响下,孕妇全身各系统发生了一系列生理性变化,以适应胎儿生长发育的需要,并为分娩和哺乳做准备。

一、生理变化

（一）生殖系统

1. 子宫　是妊娠期变化最大的器官。

（1）子宫体:随妊娠月份增加,子宫逐渐增大变软。妊娠 12 周时,子宫超出盆腔,在耻骨联合上方可触及。足月妊娠子宫体积达 35cm×25cm×22cm,容量约 5 000ml,重量约 1 100g。子宫增大主要与子宫肌细胞的肥大、延长有关。因盆腔左侧乙状结肠占据,妊娠晚期子宫轻度右旋,孕妇以左侧卧位为宜。

自妊娠早期开始,子宫可出现稀发、不规则、无痛性收缩,宫缩时宫腔内压力仅 5～25mmHg,持续时间不足 30s,不引起疼痛,不伴宫颈扩张,这种生理性无痛宫缩称为 Braxton Hicks 收缩。

（2）子宫峡部:非孕时长约 1cm,妊娠后子宫峡部变软,逐渐伸展拉长变薄,形成子宫下段,临产后伸展至 7～10cm,成为软产道的一部分。剖宫产多选择子宫下段横切口。

（3）子宫颈:妊娠早期子宫颈充血、水肿、变软,呈紫蓝色。宫颈黏液分泌增多,形成黏液栓,保护子宫腔免受外来致病菌侵袭。

2. 卵巢　略增大,停止排卵。妊娠黄体分泌雌激素和孕激素,维持早期妊娠。妊娠 10 周后黄体功能由胎盘取代,黄体开始萎缩。

3. 输卵管　伸长,肌层无增厚。黏膜有时呈蜕膜样变。

4. 阴道　阴道黏膜充血、水肿呈紫蓝色,皱襞增多、变软,伸展性增加。阴道分泌物增多,阴道上皮细胞糖原增加,乳酸含量增多,pH 降低,不利于一般致病菌生长,有利于防止感染。

5. 外阴　充血,皮肤增厚,大小阴唇色素沉着,组织松软,伸展性增加,有利于分娩。

（二）乳房

受激素影响,乳房自妊娠早期逐渐增大,充血明显,孕妇自觉乳房胀痛。乳头增大变黑易勃起,乳晕扩大、着色加深,其外围皮脂腺肥大形成散在结节状隆起,称蒙氏结节。妊娠期乳腺充分发育为泌乳做准备,但无乳汁分泌,可能与大量雌孕激素抑制乳汁生成有关。妊娠晚期挤压乳房时,可有少量淡黄色稀薄液体溢出,称初乳。产后雌激素和孕激素水平下降,新生儿吸吮乳头,乳汁开始分泌。

（三）血液循环系统

1. 血容量　于妊娠 6～8 周开始增加,至妊娠 32～34 周达高峰,增加 40%～45%,平均增加约 1 450ml,维持此水平直至分娩。血浆增加多于红细胞,血液稀释,孕妇出现生理性贫血。

2. 血液成分

（1）红细胞:妊娠期骨髓造血增加,网织红细胞增多。因血液稀释,血红蛋白约 110g/L（非孕时约 130g/L）。为满足孕妇和胎儿造血功能的需要,妊娠 4 个月开始孕妇应补充铁剂,预防缺铁性贫血。

（2）白细胞:白细胞计数轻度增加,一般为（5～12）×10^9/L,有时可达 15×10^9/L。主要为中性粒细胞增多。

（3）凝血因子:妊娠期凝血因子 Ⅱ、Ⅴ、Ⅶ、Ⅷ、Ⅸ、Ⅹ 增加,孕妇血液呈高凝状态,有助于预防产后出血,但血管栓塞性疾病的风险增加。血小板轻度减少。

（4）血浆蛋白:因血液稀释,血浆蛋白降低,主要是白蛋白减少,约 35g/L,维持此水平直至分娩。

3. 心脏　妊娠期增大子宫使膈肌升高,心脏向左、前、上方移位,部分孕妇心尖区可闻及 Ⅰ～Ⅱ 级柔和吹风样收缩期杂音,产后自然消失。心脏容量至妊娠末期约增加 10%。心排血量自妊娠 10 周逐渐增加,于妊娠 32～34 周达高峰,持续至分娩。妊娠晚期孕妇心率休息时每分钟增加 10～15 次。

4. 血压　妊娠早、中期血压偏低,妊娠晚期血压轻度升高。一般收缩压无变化,舒张压因外周血管扩张而降低,脉压稍增大。孕妇体位可影响血压,坐位时血压略高于仰卧位。妊娠晚期,孕妇长时间仰卧位,增大子宫压迫下腔静脉,回心血量减少,心搏出量降低,血压下降,称仰卧位低血压综合征（supine hypotensive syndrome）,侧卧位可缓解。

5. 静脉压　增大子宫压迫下腔静脉使血液回流受阻,导致下肢、外阴及直肠静脉压增高,孕妇易发生痔、外阴及下肢静脉曲张。

（四）泌尿系统

妊娠早期因子宫增大压迫膀胱,部分孕妇出现尿频,妊娠 12 周后子宫体超出盆腔,尿频消失。妊娠晚期胎头入盆膀胱受压,孕妇可再次出现尿频。受孕激素影响,输尿管蠕动减弱,尿流缓慢,孕妇易发生肾盂肾炎,以右侧多见。

妊娠期代谢产物增多,孕妇肾脏负担加重,肾血流量及肾小球滤过率增加,受体位影响,仰卧位时尿量增加,夜尿量增多。肾小球滤过率增加,肾小管对葡萄糖的再吸收能力未相应增加,约 15% 的孕妇餐后出现生理性糖尿。

（五）呼吸系统

孕妇肺通气量增加,有利于供给孕妇及胎儿氧气。呼吸较深大,呼吸次数每分钟不超过 20 次,以胸式呼吸为主。受雌激素影响,上呼吸道黏膜充血、水肿、增厚,易发生呼吸道感染。

（六）消化系统

约半数妇女妊娠早期出现不同程度的恶心、呕吐、食欲不振等早孕反应。受孕激素影响，胃肠平滑肌张力降低，胃肠蠕动减弱，易出现上腹部饱胀感、肠胀气和便秘。受雌激素影响，牙龈充血、水肿，刷牙时容易出血。

（七）内分泌系统

妊娠期脑垂体、肾上腺、甲状腺等均有不同程度的增大，激素分泌量增加，但无明显功能亢进的表现。随妊娠进展，催乳素逐渐增加，为产后泌乳做准备。

（八）其他

1. 体重　孕妇妊娠早期体重变化不明显，妊娠中晚期体重平均每周增加 350g，正常不应超过 500g，妊娠期体重平均增加 12.5kg。

2. 皮肤　孕妇面颊、乳头、乳晕、腹白线、外阴等处色素沉着。面颊部呈蝶状分布的褐色斑，习称妊娠斑，产后逐渐消退。因子宫增大，孕妇腹壁皮肤弹力纤维过度伸展而断裂，腹壁出现紫色或淡红色不规则平行裂纹，称妊娠纹，见于初产妇，产后呈银白色。

3. 骨骼、关节及韧带　部分孕妇腰骶部及肢体疼痛不适，可能与胎盘分泌松弛素使关节和韧带松弛有关。部分孕妇耻骨联合松弛、分离导致明显疼痛及活动受限，产后消失。妊娠晚期孕妇重心前移，为保持身体平衡，头部与肩部后仰，腰部前挺，形成典型的孕妇姿势。

4. 矿物质代谢　胎儿生长发育需要大量的钙、磷、铁等矿物质，大部分于妊娠最后 3 个月内积累，故妊娠中晚期应加强饮食中钙、铁的摄入，必要时补充钙剂和铁剂。

二、心理反应及调适

妊娠是一种自然的生理现象，但它会改变孕妇及其家庭成员原有的生活状态，产生不同程度的压力和焦虑。孕妇的心理变化，可能会影响妊娠和分娩过程。良好的心理适应，有助于产后亲子关系的建立和母亲角色的完善。

（一）孕妇常见的心理反应

1. 惊讶和震惊　妊娠初期，几乎所有的孕妇，都可能会产生惊讶和震惊的反应。

2. 矛盾心理　孕妇惊讶、喜悦的同时，可能因早孕反应的不适、经济负担过重或者计划外妊娠影响工作和学习等因素，产生矛盾心理。当孕妇真正感受到胎儿存在时，多数孕妇会改变这种矛盾心理。

3. 接受　妊娠早期，孕妇的感受多为妊娠的不适。随妊娠进展，胎动出现，孕妇真正感受到"孩子"的存在，开始接受怀孕的事实，关心腹中的胎儿，有准妈妈的兴奋和自豪，并计划为孩子购买衣服、睡床、起名字等。

4. 情绪波动　因体内激素作用，孕妇情绪波动较大，经常因小事而生气、哭泣，丈夫和家人不知所措，严重者影响夫妻感情。因行动不便和身体不适，妊娠晚期的孕妇常渴望分娩的到来。临近预产期,因担心分娩痛苦、难产及母儿安危等问题可能产生焦虑。

5. 内省　孕妇以自我为中心,专注于自己的身体变化,特别注重休息、饮食、体重和穿着,喜欢独处,需要一定的时间进行自我调节与适应,可能会影响到家庭关系。

（二）孕期的心理调适

美国妇产科护理专家鲁宾(Rubin,1984)提出,孕妇为迎接新生命诞生,维持个人及家庭的功能完整与和谐,必须完成4项孕期母性心理发展任务。

1. 确保安全顺利度过妊娠期、分娩期　为确保自己及胎儿安全,孕妇应寻求良好的产科护理知识,养成良好的行为,如阅读有关书籍,遵守医生建议,摄取均衡饮食,适当运动,保证足够休息和睡眠,使整个妊娠期保持最佳健康状况。

2. 促使家庭重要成员接受新生儿　随妊娠进展,胎动出现,孕妇接受并促使家庭成员对孩子的接受和认可。尤其关键人物配偶的支持和接受,孕妇才能完成孕期心理适应和母亲角色的认同。

3. 学习对孩子贡献自己　生育或养育新生儿,需要许多给予行为。孕妇必须学会自制,学习延迟自己的需要以迎合孩子的需要。调整自己,以适应胎儿的成长,顺利担负起产后照顾孩子的重任。

4. 情绪上与胎儿连成一体　随妊娠进展,孕妇和胎儿建立了亲密的感情。孕妇通过抚摸、对胎儿讲话等行为表达对胎儿的关爱。这些情绪及行为,有利于日后与新生儿建立良好的情感。

第三节　妊　娠　诊　断

 工作情景与任务

导入情景:

王女士,26岁,G₁P₀。妊娠18周,因仍未感觉胎动而入院产前检查。王女士和丈夫担心胎儿有异常,言语中表现出紧张不安。

工作任务:

1. 协助王女士进行胎心音听诊与B超检查。

2. 指导王女士胎动计数的方法,帮助缓解焦虑。

根据妊娠不同时期的特点,将妊娠分为3个时期:妊娠13周末及以前称为早期妊娠,第14～27周末称为中期妊娠,第28周及其后称为晚期妊娠。

一、早期妊娠诊断

（一）临床表现

1. **停经** 是妊娠最早、最重要的症状。育龄期有性生活史的健康妇女，月经周期规则，一旦月经过期 10d 以上，应首先考虑妊娠。但停经不一定是妊娠，精神因素或慢性疾病等因素也可导致月经延迟。哺乳期妇女月经未复潮也可能妊娠。

2. **早孕反应** 停经 6 周左右，约半数孕妇出现头晕、嗜睡、乏力、食欲减退、恶心、晨起呕吐、喜食酸物或择食等症状，称为早孕反应。可能与体内 hCG 增多、胃酸分泌减少及胃排空时间延长有关，多于妊娠 12 周左右自行消失。一般不影响生活与工作。

3. **尿频** 妊娠早期增大子宫压迫膀胱可引起尿频。妊娠 12 周后，增大子宫超出盆腔，尿频消失。

4. **乳房变化** 乳房轻度胀痛，逐渐增大，乳头、乳晕着色加深，乳晕出现蒙氏结节。哺乳期妇女一旦受孕，乳汁分泌量明显减少。

5. **妇科检查** 阴道黏膜及子宫颈充血，呈紫蓝色。双合诊检查子宫峡部极软，感觉子宫颈与子宫体之间似不相连，称黑加征（Hegar sign）。子宫体逐渐增大变软，妊娠 12 周时在耻骨联合上方可触及子宫底。

（二）辅助检查

1. **妊娠试验** 受精卵着床后 1d，即可用放射免疫法测出受检者血液中 hCG 升高。临床上常用早早孕试纸法检测受检者尿液，阳性结果结合临床表现可诊断妊娠，但应注意避免将妊娠试验阳性作为唯一的诊断依据。确定是否宫内妊娠，尚需超声检查。结果阴性者可复查。

2. **B 超检查** 是确诊妊娠快速准确的方法。妊娠早期 B 超检查可确定宫内妊娠、胎儿数目、胎龄、发育情况及排除异位妊娠，妊娠 5 周时宫腔内可见妊娠囊，妊娠 6 周时见胚芽和原始心管搏动。

 知识拓展

基础体温测定

每日清晨醒来后，尚未起床、进食、谈话等任何活动之前，量体温 5min（多测口腔体温），并记录于基础体温（basal body temperature，BBT）单上，按日连成曲线。如有感冒发热或用药情况，在体温单上注明。女性基础体温在卵泡期相对较低；排卵后，孕激素对下丘脑体温调节中枢有兴奋作用，使基础体温升高 0.3～0.5℃，维持整个黄体期，一般持续 14d 左右。基础体温呈双相型，提示卵巢排卵。若高温相持续 18d 不下降，早孕可能性大。

二、中、晚期妊娠诊断

（一）临床表现

1. 有早期妊娠的经过,腹部逐渐隆起并自觉胎动。

2. 子宫增大　妊娠 12 周后,腹部检查触及子宫底,随妊娠月份增加宫底逐渐升高。妊娠 36 周末宫底最高,临产前因胎先露入盆略有下降。利用手测或尺测子宫高度,可估计胎儿大小,并判断与妊娠周数是否相符(表 4-2,图 4-5)。增长过速或过缓提示可能有异常。

表 4-2　不同妊娠周数的子宫底高度及子宫长度

妊娠周数	手测子宫底高度	尺测耻上子宫长度 /cm
满 12 周	耻骨联合上 2~3 横指	
满 16 周	脐耻之间	
满 20 周	脐下 1 横指	18(15.3~21.4)
满 24 周	脐上 1 横指	24(22.0~25.1)
满 28 周	脐上 3 横指	26(22.4~29.0)
满 32 周	脐与剑突之间	29(25.3~32.0)
满 36 周	剑突下 2 横指	32(29.8~34.5)
满 40 周	脐与剑突之间或略高	33(30.0~35.3)

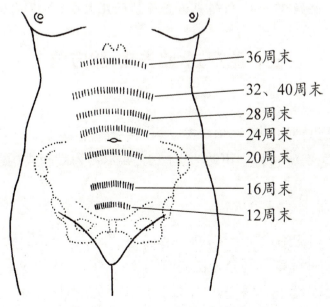

图 4-5　妊娠周数与宫底高度

3. 胎动　指胎儿的躯体活动。妊娠 20 周左右孕妇开始自觉胎动 (fetal movement, FM)，经产妇略早于初孕妇。腹部检查有时可看到或触及胎动。正常胎动是胎儿情况良好的表现。胎动随妊娠进展逐渐增强，至妊娠 32～34 周达高峰，妊娠 38 周后因胎头衔接胎动逐渐减少。妊娠 28 周以后，正常胎动次数 ≥ 10 次 /2h。

4. 胎心音　听到胎心音能够确诊为妊娠且为活胎。妊娠 12 周用多普勒胎心听诊仪能够探测到胎心音，妊娠 18～20 周用一般听诊器经孕妇腹壁能够听到胎心音。胎心音呈双音，似钟表"滴答"声，正常胎心率 110～160 次 /min。胎心音应与子宫杂音、腹主动脉音及脐带杂音相鉴别。

5. 胎体　妊娠 20 周后，经腹壁可触及胎体。妊娠 24 周后，腹部四步触诊能辨别胎头、胎臀、胎背及胎儿肢体，判断胎产式、胎先露和胎方位。

（二）辅助检查

1. 超声检查　B 超检查可显示胎儿数目、胎产式、胎先露、胎方位、有无胎心搏动、胎盘位置及其与宫颈内口的关系、羊水量，评估胎儿体重，了解胎儿生长发育情况。

2. 彩色多普勒超声检查　可检测子宫动脉、脐动脉和胎儿动脉的血流速度和波形。

 知识拓展

妊娠期 B 超检查的临床意义

妊娠早期 B 超检查可确定宫内妊娠、胎儿数目、胎龄及发育情况。妊娠 11～13^{+6} 周测量胎儿头臀长度，能较为准确地估计孕周；测量胎儿颈项透明层 (nuchal translucency, NT) 厚度，作为妊娠早期染色体疾病筛查的指标。妊娠 14 周后，测量双顶径、头围、腹围和股骨长度，了解胎儿生长发育情况。妊娠 20～24 周采用超声进行胎儿系统检查，筛查胎儿有无结构畸形。妊娠 37～41 周超声检查评估胎儿大小、羊水量及胎盘成熟度等。

三、胎产式、胎先露、胎方位

（一）胎产式

胎体纵轴与母体纵轴的关系称胎产式。两轴平行者称纵产式；两轴垂直者称横产式；两轴交叉者称斜产式，分娩过程中可转为纵产式，偶尔转为横产式（图 4-6）。正常胎产式为纵产式。

（二）胎先露

最先进入骨盆入口的胎儿部分称为胎先露。纵产式有头先露、臀先露，横产式有肩先露。头先露因胎头屈伸程度不同分为枕先露、前囟先露、额先露及面先露（图 4-7），以枕先露最常见。臀先露分为混合臀先露、单臀先露和足先露（图 4-8）。偶见胎儿头先露或臀先露与胎手或胎足同时入盆，称为复合先露。

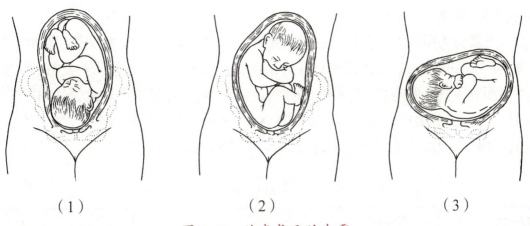

图 4-6 胎产式及胎先露

（1）纵产式－头先露;（2）纵产式－臀先露;（3）横产式－肩先露。

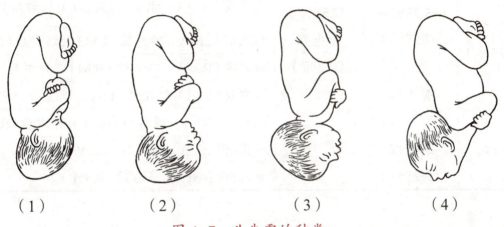

（1）　　　　　（2）　　　　　（3）　　　　　（4）

图 4-7 头先露的种类

（1）枕先露;（2）前囟先露;（3）额先露;（4）面先露。

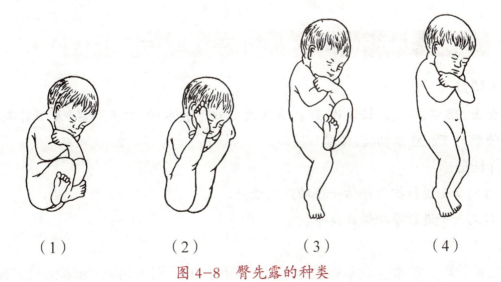

（1）　　　　　（2）　　　　　（3）　　　　　（4）

图 4-8 臀先露的种类

（1）混合臀先露;（2）单臀先露;（3）单足先露;（4）双足先露。

（三）胎方位

胎儿先露部的指示点与母体骨盆的关系称胎方位，简称胎位。枕先露以枕骨、面先露以颏骨、臀先露以骶骨、肩先露以肩胛骨为指示点。根据指示点与母体骨盆前、后、左、右、横的关系而有不同的胎方位（表4-3）。如枕先露时，胎头枕骨位于母体骨盆的左前方，为枕左前位，其余以此类推。头先露和臀先露各有6种胎方位，肩先露有4种胎方位。其中枕左前位和枕右前位为正常胎方位，其余均为异常胎方位。

表4-3　胎产式、胎先露和胎方位的关系及种类

胎产式	胎先露		胎方位
纵产式（99.75%）	头先露（95.75%～97.75%）	枕先露（95.55%～97.55%）	枕左前（LOA）、枕左横（LOT）、枕左后（LOP）
			枕右前（ROA）、枕右横（ROT）、枕右后（ROP）
		面先露（0.2%）	颏左前（LMA）、颏左横（LMT）、颏左后（LMP）
			颏右前（RMA）、颏右横（RMT）、颏右后（RMP）
	臀先露（2%～4%）		骶左前（LSA）、骶左横（LST）、骶左后（LSP）
			骶右前（RSA）、骶右横（RST）、骶右后（RSP）
横产式（0.25%）	肩先露（0.25%）		肩左前（LScA）、肩左后（LScP）
			肩右前（RScA）、肩右后（RScP）

第四节　妊娠期护理管理

 工作情景与任务

导入情景：

刘女士，28岁，G_1P_0。妊娠30周。自述近日双下肢水肿，白天明显，晨醒时减轻。有时夜间睡眠时下肢痉挛抽搐，按摩后缓解。

工作任务：

1. 对刘女士进行护理评估并协助产前检查。

2. 对刘女士进行孕期保健指导。

妊娠期管理主要通过产前保健完成，通过规范化的孕期保健和产前检查，能够降低孕产妇和围生儿的并发症及死亡率，减少出生缺陷，保障孕妇和胎儿健康直至安全分娩。

产前保健属于围生医学的研究范畴。围生医学（perinatology）是研究围生期内对围

生儿及孕产妇卫生保健的一门科学,对降低围生期母儿死亡率和病残儿发生率,保障母儿健康具有重要意义。国际上对围生期的规定有4种,我国现阶段采用围生期Ⅰ,是指从妊娠满28周(即胎儿体重≥1 000g或身长≥35cm)至产后1周。围生儿指处于围生期内的胎儿和新生儿。围生期死亡率是衡量产科和新生儿科质量的重要指标。

产前检查主要目的是确定孕妇和胎儿健康状况,核对孕期或胎龄,制订产前检查计划。首次产前检查时间从确诊早孕开始。我国《孕前和孕期保健指南(2018年)》,推荐的产前检查孕周分别是:妊娠6～13^{+6}周、14～19^{+6}周、20～24周、25～28周、29～32周、33～36周、37～41周(每周检查1次)。妊娠达到或超过41周者应住院考虑终止妊娠,尽量避免过期妊娠。有高危因素者,酌情增加检查次数。

【护理评估】

（一）健康史

1. 一般资料　包括年龄、婚龄、职业等。年龄<18岁或≥35岁妊娠为高危因素,≥35岁妊娠者为高龄孕妇。接触放射线或毒物(如铅、汞、苯、农药),可能诱发流产、死胎或胎儿畸形。

2. 月经婚育史　询问月经初潮年龄、月经周期及末次月经;既往妊娠、分娩次数,分娩方式,有无流产、早产、死胎、难产及产后出血史。丈夫有无烟酒嗜好及遗传性疾病等。

3. 既往史及家族史　孕妇有无严重全身性疾病及传染病史,有无手术及药物过敏史。家族有无遗传病史和精神病史。

4. 本次妊娠经过　了解早孕反应的时间、程度,胎动开始时间,有无病毒感染、毒物接触及用药,有无阴道流血、头痛、头晕、腹痛及下肢水肿等表现。

5. 预产期(expected date of confinement,EDC)推算　按末次月经(last menstrual peiiod,LMP)第1d算起,月份减3或加9,日期加7(农历日数加15)。实际分娩日期与推算的预产期可以相差1～2周。末次月经不清或月经周期不规则者,根据早孕反应时间、胎动开始时间、子宫底高度及B超检查胎囊大小、头臀长度、胎头双顶径及股骨长度值重新核对孕周并推算预产期。

（二）身体状况

1. 全身检查　观察孕妇发育、营养、精神状况、步态及身高,身材矮小(<145cm)常伴有骨盆狭窄。测量血压和体重,正常孕妇血压不应超过140/90mmHg;妊娠晚期体重每周增加不超过500g,超过者应考虑水肿、羊水过多等。检查乳房发育情况,心、肺功能及下肢有无水肿等。

2. 产科检查　包括腹部检查、骨盆测量、阴道检查等。

(1)腹部检查:孕妇排尿后,仰卧于检查床上,头部略抬高,双腿略屈曲分开,暴露并放松腹部。检查者站在孕妇右侧。

1)视诊:观察孕妇腹形及大小、妊娠纹,有无水肿及手术瘢痕。腹形过大有巨大胎儿、双胎、羊水过多可能,腹形过小注意有无胎儿生长受限、孕周推算错误,尖腹或悬垂腹考虑骨盆狭窄可能。

2）触诊：①注意腹壁紧张度、羊水量及子宫敏感度。②软尺测量子宫高度和腹围。子宫高度是测量从耻骨联合上缘中点至子宫底的距离，腹围是平脐绕腹一周（即腹部最膨隆处）的数值。③四步触诊法检查子宫大小、胎产式、胎先露、胎方位及先露是否衔接。前三步触诊，检查者面向孕妇头部，第四步面向孕妇足端（图4-9）。

第一步：检查者双手置于子宫底部。手测子宫底高度，估计子宫大小与孕周是否相符。双手指腹交替轻推，分辨宫底部的胎儿部分。圆而硬、有浮球感为胎头，宽而软、形状不规则为胎臀。

第二步：检查者两手掌分别置于腹部左右两侧，轻轻深按检查，两手交替进行，分辨胎背及胎儿四肢位置。平坦饱满者为胎背，可变形、高低不平部分为胎儿肢体。

第三步：检查者右手拇指与其余4指分开，置于耻骨联合上方，握住胎先露，辨别是胎头或胎臀，并左右推动以确定是否衔接。能推动者表示尚未衔接，不能推动者表示已衔接。

第四步：检查者两手分别置于胎先露部的两侧，向骨盆入口方向深按，核实胎先露的判断是否正确，并确定入盆程度。

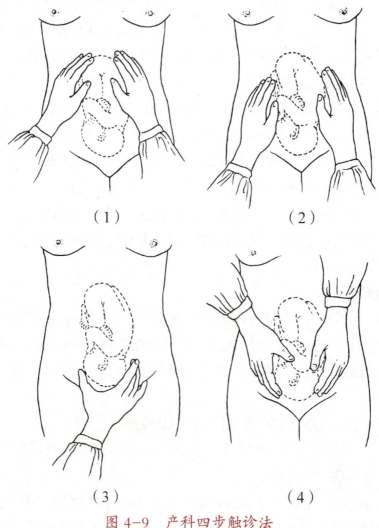

（1）　　　　　　　　　　（2）

（3）　　　　　　　　　　（4）

图4-9　产科四步触诊法

实训 2　产前检查

3）听诊:胎心音多在靠近胎背上方的孕妇腹壁上听得最清楚。妊娠 24 周前,胎心音多在脐下正中或偏左、右听到;妊娠 24 周后,枕先露于脐左(右)下方、臀先露于脐左(右)上方、肩先露在靠近脐部下方听得最清楚(图 4-10)。

（2）骨盆测量

1）骨盆外测量:间接判断骨盆大小和形态。用骨盆测量器测量以下径线:

髂棘间径:孕妇取伸腿仰卧位,测量两侧髂前上棘外缘的距离(图 4-11),正常值为 23~26cm,可间接推测骨盆入口横径的长度。

髂嵴间径:孕妇取伸腿仰卧位,测量两侧髂嵴外缘最宽的距离(图 4-12),正常值为 25~28cm,可间接推测骨盆入口横径的长度。

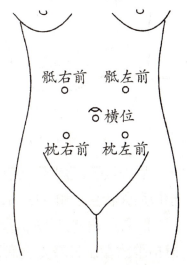

图 4-10　不同胎位胎心音听诊部位

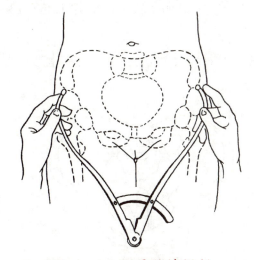

图 4-11　测量髂棘间径

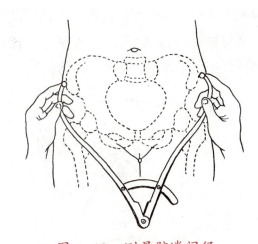

图 4-12　测量髂嵴间径

骶耻外径:孕妇取左侧卧位,右腿伸直,左腿屈曲,测量第 5 腰椎棘突下凹陷处(相当于腰骶部米氏菱形窝的上角)至耻骨联合上缘中点的距离(图 4-13)。正常值 18~20cm,此径线可间接推测骨盆入口前后径长度,是骨盆外测量中最重要的径线。

坐骨结节间径:即出口横径。孕妇取仰卧位,两腿向腹部弯曲,双手抱双膝,测量两侧坐骨结节内侧缘之间的距离(图 4-14),正常值为 8.5~9.5cm。若小于 8cm,应测量出口后矢状径。

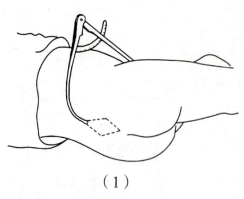

（1）

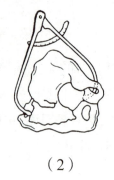

（2）

图 4-13　测量骶耻外径

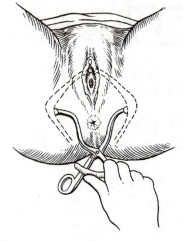

图 4-14　测量坐骨结节间径

后矢状径：为坐骨结节间径中点至骶骨尖端的距离。正常值为 8~9cm。出口横径与出口后矢状径之和 >15cm，表示骨盆出口狭窄不明显，一般足月胎儿可以娩出。

耻骨弓角度：反映骨盆出口横径的宽度。两拇指尖斜着对拢，置于耻骨联合下缘，两拇指平放在耻骨降支上面，测量两拇指之间的角度即耻骨弓角度（图 4-15）。正常值为 90°，小于 80° 为异常。

2）骨盆内测量：适于骨盆外测量有狭窄者，妊娠 24~36 周阴道松软时进行。孕妇取膀胱截石位，严格外阴消毒，检查者戴无菌手套并涂润滑油。

对角径：即骶耻内径，为耻骨联合下缘至骶岬前缘中点的距离，正常值为 12.5~13cm，此值减去 1.5~2cm，为骨盆入口前后径的长度。

坐骨棘间径：测量两侧坐骨棘的距离，正常值约 10cm。检查者一手示、中指放入阴道内，分别触及两侧坐骨棘，估计其间的距离（图 4-16）。

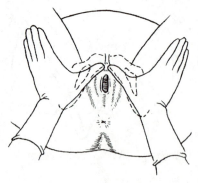

图 4-15　测量耻骨弓角度

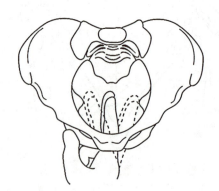

图 4-16　测量坐骨棘间径

（3）阴道检查：妊娠期可行阴道检查，特别是阴道分泌物异常时。分娩前阴道检查可协助确定骨盆大小，宫颈容受和宫颈口开大程度，进行宫颈评分。妊娠最后 1 个月，避免不必要的阴道检查，以防感染。

（4）绘制妊娠图：将产前检查结果如血压、体重、宫高、腹围、胎位、胎心率等填于妊娠图中，绘成曲线图。观察其动态变化，能够及早发现并处理孕妇或胎儿的异常情况。

（三）心理－社会状况

妊娠可能影响孕妇及其家庭成员原有的生活状态，产生不同程度的压力和焦虑。对孕妇评估的内容包括：①孕妇对妊娠知识的了解程度；②孕妇对妊娠的态度及感受，如态度积极还是消极、心理愉快还是矛盾等；③孕妇的情绪反应，如因身体不适可能出现的睡眠障碍，担心分娩痛苦及安全可能紧张或焦虑不安。评估丈夫及家庭对孕妇妊娠的态度、家庭状况及支持程度、孕妇在家庭的角色等。

（四）辅助检查

1. 必查项目　适应于所有孕妇，每次产前检查结合孕周进行选择。如血常规、尿常规、血型、空腹血糖、肝肾功能、乙肝五项、梅毒螺旋体和 HIV 筛查、妊娠期糖尿病筛查、B超检查及电子胎心监护等。

2. 备查项目　有条件的医院或有指征时可开展备查项目。结合孕妇与胎儿具体情况选择，如 hCG 和孕酮测定、甲状腺功能检查、唐氏筛查等。

（五）复诊评估

1. 询问孕妇有无头晕、眼花、水肿、阴道流血及胎动异常等表现。

2. 测量血压、体重，检查有无水肿及程度。

3. 产科腹部检查　检查宫底高度、腹围、胎位和胎心，判断胎儿大小与孕周是否相符及先露衔接情况。

4. 结合母儿情况，选择必要的辅助检查。

5. 进行孕期健康指导，预约下次复诊时间。

（六）高危因素及胎儿健康状况评估

通过产前检查，评估孕妇是否存在妊娠高危因素，如高龄孕妇、异常孕产史、妊娠并发症、合并症及遗传性疾病等。监测胎位、胎动、胎心率及胎儿生长发育情况，必要时测定胎盘功能和胎儿成熟度。详见第七章"高危妊娠管理"。

【常见护理诊断／问题】

1. 知识缺乏：孕妇缺乏妊娠期保健知识。

2. 舒适度减弱　与妊娠引起腰背痛、便秘等有关。

3. 焦虑　与担心胎儿健康、分娩疼痛或难产有关。

4. 有受伤的危险（胎儿）　与遗传、感染、胎盘功能异常有关。

【护理目标】

孕妇获得孕期保健知识，顺利度过妊娠期；腰背痛、便秘等不适减轻；焦虑缓解，情绪稳定。围生儿健康。

【护理措施】

（一）孕期保健指导

1. 建立孕期档案，定期产前检查　告知孕妇和家属产前检查计划及重要性，预约下次产前检查的时间和内容。

2. 营养指导与体重管理　孕期营养与胎儿生长发育密切相关。孕妇膳食应提供高热量、高蛋白质、适量脂肪与糖类、足够微量元素和维生素，饮食多样化。叶酸缺乏可增加胎儿神经管畸形及早产危险，每日补充 400～800μg 叶酸，并持续整个孕期。帮助孕妇制订合理的饮食计划，满足孕妇和胎儿的双重需要，并为分娩和哺乳做准备，同时注意避免营养过剩引起巨大胎儿。监测与控制孕妇体重变化，有利于母儿健康。

 知识拓展

孕期妇女膳食指南

《中国孕期妇女膳食指南（2016）》建议，孕期妇女膳食在一般人群指南的基础上，增加以下内容：①补充叶酸，常吃含铁丰富的食物，选用碘盐。补充叶酸含量丰富的谷类食品、干果等。每日摄入绿叶蔬菜 200g，每天增加 20～50g 红肉，每周吃 1～2 次动物内脏或动物血，满足孕妇血红蛋白合成增加和胎儿铁储备的需要。②呕吐较重者，应少量多餐，首选易消化的粮谷类食物。③孕中晚期适量增加奶、鱼、禽、蛋、瘦肉的摄入。④适量活动，维持孕期适宜增重。健康的孕妇每天应进行不少于 30min 的中等强度身体活动。⑤禁烟酒，积极准备母乳喂养。

3. 生活方式指导

（1）衣着与卫生：衣着要宽松舒适，冷暖适宜。不宜穿紧身衣，以免影响乳房发育和胎儿活动。养成良好的卫生习惯，避免盆浴，以防感染。

（2）活动与休息：一般孕妇可正常工作至妊娠 28 周，28 周后适当减轻工作量，避免重体力劳动或长时间站立，每天至少 8h 睡眠，午休 1～2h。休息时宜左侧卧位。散步是孕妇最适宜的运动，活动时注意身体平衡。避免穿高跟鞋，以防身体失衡和腰背痛。

（3）环境：居室内保持安静、空气流通。避免高噪声环境，避免接触有毒有害物质（如放射线、高温、铅、汞、苯、砷、农药等），避免密切接触宠物。

（4）改变不良的生活习惯（如吸烟、酗酒、吸毒等）及生活方式。

4. 乳房护理　妊娠 24 周后每天用温水清洗乳头，除去污垢，并涂油脂，以防产后哺乳发生乳头皲裂。乳头平坦或内陷者，用拇指与示指压住乳头根部，将乳头反复向外牵拉，避免产后新生儿吸吮困难影响哺乳。

5. 性生活指导　妊娠 12 周内与妊娠 28 周后，应避免性生活，以防发生流产、早产、感染及胎膜早破等。

（二）对症护理，缓解不适

1. 便秘　与肠蠕动减弱及增大子宫压迫有关。指导孕妇养成良好的生活习惯和按时排便习惯。多吃新鲜蔬菜、水果和粗纤维食物，减少辛辣食物摄入，适当运动。必要时遵医嘱使用粪便软化剂,如开塞露、甘油栓等,禁用峻泻剂和灌肠,以防流产或早产。

2. 尿频　与增大子宫或胎先露入盆压迫膀胱有关。指导孕妇及时排尿,避免憋尿诱发泌尿系感染,无须减少饮水及用药治疗。

3. 恶心、呕吐　多因早孕反应所致,妊娠12周后逐渐缓解。指导孕妇清淡饮食、少食多餐,避免油腻食物、空腹或过饱。必要时遵医嘱给予维生素 B_1、B_6 等。恶心、呕吐频繁者,考虑妊娠剧吐可能,需输液纠正脱水、电解质紊乱和酸中毒。

4. 痔　因妊娠子宫压迫或便秘影响痔静脉回流所致。多吃蔬菜水果、少吃辛辣食物,温水坐浴缓解胀痛,预防便秘,产后症状可缓解或消失。

5. 腰背痛　指导孕妇穿平底鞋,睡硬板床,尽量避免弯腰动作,休息时腰背部垫枕头缓解疼痛,必要时局部热敷或遵医嘱用药。

6. 下肢水肿　妊娠晚期孕妇下肢水肿,休息后消退属生理现象。避免长时间站或坐,左侧卧位休息,卧位时下肢垫高15°可减轻水肿。下肢水肿明显或休息后不消退者,应及时就诊。

7. 下肢、外阴静脉曲张　避免长时间站立或行走,指导孕妇穿弹力裤或弹力袜,左侧卧位睡眠,适当抬高下肢,以利静脉回流。

8. 下肢肌肉痉挛　多见于妊娠晚期,常在夜间发作。发作时嘱孕妇将腿伸直、背屈肢体或局部热敷按摩,多能迅速缓解。妊娠4个月开始,增加钙和维生素D的摄入。

9. 贫血　适当增加含铁丰富的食物,如动物肝脏、瘦肉、蛋黄、豆类等。在医生指导下,妊娠4个月开始补充铁剂。指导孕妇餐后20min服用,果汁送服最佳,服用铁剂后可能出现黑色便、便秘或轻度腹泻。

10. 仰卧位低血压综合征　妊娠晚期避免长时间仰卧位,休息时左侧卧位为宜。

11. 白带增多　与妊娠期性激素水平升高有关,但应排除真菌、滴虫等生殖道感染。保持外阴清洁,穿棉质内裤,严禁阴道冲洗。

（三）加强心理护理,缓解焦虑

了解孕妇对妊娠的适应程度,提供心理支持。鼓励孕妇抒发内心感受和想法,帮助消除因体型改变、身体不适而产生的不良情绪,保持轻松、愉悦的心情,避免不良情绪影响胎儿脑部发育或诱发妊娠并发症。

（四）加强围生期保健,减少围生儿受伤危险

1. 孕前保健　有计划适龄妊娠。备孕妇女从准备怀孕前3个月开始服用叶酸,有遗传病、慢性疾病或传染病的妇女,应提前评估能否妊娠。

2. 避免毒物接触或病原体感染　孕妇居住环境应空气流通,X线、甲醛等有害毒物以及吸烟、饮酒或病毒感染,可能影响胚胎、胎儿生长发育,甚至导致流产、早产或死胎等,应尽量远离或避免。

3. 孕期用药　许多药物可能通过胎盘进入胎体,影响胚胎分化和发育,导致胎儿畸形和功能障碍,尤其囊胚着床后至妊娠12周内(受精后3~8周)是致畸高度敏感期,易

受药物影响。妊娠 12 周后药物致畸作用减弱,但对生殖系统、神经系统的影响还会存在,必须用药时应在医生指导下选择。分娩期与哺乳期用药,也应考虑对围生儿的影响。

 知识拓展

孕期用药原则

孕期用药应遵循以下原则:①必须有明确指征。根据病情在医生指导下选用有效且对胎儿相对安全的药物,避免擅自使用药物。②能用一种药物,避免联合用药。③选用孕期用药结论比较肯定的药物,避免用尚难确定对胎儿有无不良影响的新药。④严格掌握用药剂量及持续时间,及时停药。⑤妊娠早期若病情允许,尽量推迟到妊娠中、晚期再用药;若因病情需要而使用对胚胎、胎儿有害的致畸药物,应先终止妊娠后再用药。

4. 孕妇自我监护　胎动监测是孕妇自我监护胎儿宫内情况最简便有效的方法。胎动夜间和下午较为活跃,常在胎儿睡眠周期消失,持续 20～40min。妊娠 28 周以后,胎动计数≥10 次/2h 为正常;<10 次/2h 或突然减少 50%,提示胎儿缺氧可能,应指导孕妇左侧卧位,并及时就医。

5. 胎教　胎儿具有记忆和感知觉能力,孕妇生活规律、心情舒畅,多听优美、轻松的音乐,有利于促进胎儿身心健康和智力发育。从妊娠 4 个月起,可以通过音乐、语言、抚摸等形式,主动给胎儿有益的信息刺激。

(五)健康指导

1. 初步识别异常妊娠　妊娠 3 个月后孕妇仍持续呕吐或者发生阴道流血、腹痛、头痛、头晕、眼花、胸闷以及胎动减少等症状,应立即就诊。

2. 先兆临产和临产判断　临近预产期,出现不规则宫缩或阴道少量血性分泌物,提示即将临产。若宫缩间歇 5～6min,持续 30s,则为规律宫缩,提示临产,应尽快入院就诊。如突然阴道大量流液,考虑胎膜早破,应平卧并抬高臀部,防止脐带脱垂,并立即送往医院。

3. 分娩准备　①物品准备:指导产妇准备足够的消毒卫生巾、合适的胸罩和内衣,为新生儿准备柔软的衣物、被子和尿布。②心理准备:指导孕妇做产前运动,讲解应对分娩不适的技巧,帮助其增强自信,减轻心理压力,促进顺产。③新生儿保健指导:采用产前宣教等形式,讲解新生儿喂养及护理知识,学习新生儿沐浴及换尿布的方法等。

【护理评价】

孕妇是否了解孕期保健知识,妊娠期是否顺利;腰背痛、便秘等不适是否减轻;焦虑是否缓解,情绪是否稳定。围生儿是否健康。

　　本章学习重点为妊娠诊断,妊娠期孕妇的护理评估与护理措施。学习难点为妊娠生理。掌握的核心要点:①胎盘由羊膜、叶状绒毛膜和底蜕膜构成,胎膜由羊膜与平滑绒毛膜构成,脐带内有一条脐静脉和两条脐动脉。②妊娠晚期孕妇长时间仰卧位,引起仰卧位低血压综合征,侧卧位可缓解。③妊娠20周左右孕妇开始自觉胎动,胎动计数≥10次/2h为正常,正常胎心率110～160次/min。④正常孕妇血压不超过140/90mmHg,妊娠晚期体重增加每周不超过500g。⑤学会预产期推算、四步触诊法检查目的、胎心音听诊及孕期保健指导与症状护理。

（闫瑞霞）

思考题

　　1. 王女士,已婚,29岁。因停经6周,近日自觉乏力、食欲不振入院。自查尿妊娠试验阳性。B超检查确诊早孕。医嘱口服叶酸。

　　（1）尿妊娠试验阳性提示哪种激素升高?

　　（2）B超检查最早何时确诊早孕?

　　（3）口服叶酸的目的是什么?

　　2. 李女士,27岁。既往月经规律,末次月经2022年1月25日。妊娠12周入院产前检查,同时建立孕期档案。

　　（1）李女士需选择哪些产前检查项目?

　　（2）预产期是什么时间?

　　3. 张女士,28岁,G_1P_0。妊娠38周入院产前检查。子宫底位于剑突下3横指,胎背朝向母体腹部左前方,宫底部触及软而不规则的胎臀,耻骨联合上方扪及浮球感胎头,未入盆。

　　（1）孕妇腹部检查前应做哪些准备?

　　（2）请帮助判断可能是何种胎方位?

　　（3）请判断胎心音听诊部位在何处?

　　4. 王女士,28岁。妊娠32周,仰卧位休息时出现血压下降表现。

　　（1）王女士发生血压下降的原因是什么?

　　（2）如何指导王女士避免该种情形的发生?

第五章 │ 正常分娩期妇女的护理

05章 数字内容

妊娠达到及超过 28 周（196 日），胎儿及其附属物从临产开始至全部从母体娩出的过程称分娩（delivery）。妊娠达到 28 周至 36^{+6} 周（196～258 日）期间分娩者称早产；妊娠达到 37 周至 41^{+6} 周（259～293 日）期间分娩者称足月产；妊娠达到及超过 42 周（≥294 日）期间分娩者称过期产。

第一节　决定分娩的因素

 工作情景与任务

导入情景：

章女士，26 岁，G_1P_0。因"妊娠 39^{+5} 周，阵发性腹痛 2h"入院。自述妊娠期遵医嘱按时产前检查，妊娠过程顺利。

工作任务：

1. 接诊产妇，协助产科腹部检查与阴道检查。
2. 告知章女士临产征象，指导其做好分娩准备。

影响分娩的四因素包括产力、产道、胎儿及产妇的精神心理因素。若各因素均正常并能相互适应，胎儿能顺利经阴道自然娩出，为正常分娩。

一、产　力

将胎儿及其附属物从子宫内逼出的力量称为产力。包括子宫收缩力（主力）、腹肌及膈肌收缩力和肛提肌收缩力（辅力）。

（一）子宫收缩力

子宫收缩力（简称宫缩）是临产后的主要力量，贯穿于分娩全过程。临产后的规律宫缩可使宫颈管缩短直至消失、宫口扩张、胎先露下降和胎儿胎盘娩出。正常宫缩具有节律性、对称性、极性和缩复作用的特点。

1. 节律性　宫缩的节律性是临产的重要标志。正常宫缩是子宫体肌不随意、有规律地阵发性收缩伴有疼痛，每次宫缩由弱到强（进行期），达高峰后维持一定时间（极期），然后逐渐由强到弱（退行期），直至消失（间歇期），子宫肌肉恢复松弛。宫缩如此反复出现，直至分娩全过程结束（图5-1）。临产开始时，宫缩持续时间约30s，间歇期5～6min。随产程进展，宫缩持续时间逐渐延长，间歇时间逐渐缩短，宫缩强度也逐渐增强，当宫口开全（10cm）时，宫缩持续时间长达60s，间歇期缩短至1～2min，宫腔压力也由初期的25～30mmHg，增至第一产程末的40～60mmHg。

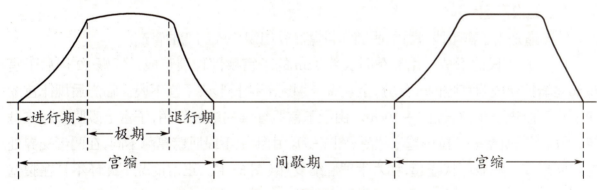

图5-1　临产后正常宫缩节律性示意图

2. 对称性　正常宫缩从两侧子宫角部发起，先迅速左右对称地向宫底部中线集中，再以每秒2cm的速度向子宫下段扩散，约在15s内均匀协调地扩散至整个子宫，此为对称性。

3. 极性　宫缩以子宫底部最强、最持久，向下逐渐减弱，宫底部收缩力的强度几乎是子宫下段的2倍，称为子宫收缩的极性（图5-2）。

4. 缩复作用　宫缩时子宫肌纤维缩短变宽，间歇期肌纤维松弛，但不能完全恢复到原来的长度，经反复收缩，肌纤维越来越短，

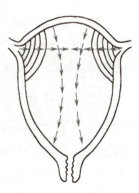

图5-2　子宫收缩力的对称性和极性

此为肌纤维的缩复作用。缩复作用可使宫腔容积逐渐缩小，迫使胎先露下降、宫颈管逐渐缩短直至消失。

（二）腹肌及膈肌收缩力

腹肌及膈肌收缩力（统称腹压），是第二产程胎儿娩出的重要辅助力量。宫口开全后，宫缩时胎先露部或前羊水囊压迫盆底组织和直肠，引起反射性排便感，产妇主动屏气用力，腹肌及膈肌收缩使腹压增高，促使胎儿娩出。但是，宫口开全之前过早使用腹压，容易引起产妇疲劳和宫颈水肿，导致产程延长。第三产程使用腹压可促使胎盘娩出。

（三）肛提肌收缩力

肛提肌收缩力可协助胎先露在骨盆腔内完成内旋转。当胎头枕部位于耻骨弓下时，能协助胎头仰伸及娩出。胎儿娩出后，肛提肌收缩力有助于剥离的胎盘娩出。

二、产　道

产道是胎儿娩出的通道，包括骨产道与软产道两部分。

（一）骨产道

骨产道指真骨盆，是产道的重要组成部分。骨盆腔分为三个假想平面，包括骨盆入口平面、中骨盆平面及出口平面，其大小、形态与分娩是否顺利关系密切。详见第二章"骨盆与骨盆底"。

（二）软产道

软产道是由子宫下段、宫颈、阴道和骨盆底软组织构成的弯曲管道。

1. 子宫下段的形成　由非孕时长约 1cm 的子宫峡部伸展形成。妊娠 12 周后子宫峡部逐渐扩展成为宫腔的一部分，至妊娠末期逐渐拉长形成子宫下段。临产后规律宫缩使子宫下段进一步拉长达 7~10cm。由于子宫肌纤维的缩复作用，子宫上段肌壁越来越厚，子宫下段肌壁被牵拉得越来越薄（图 5-3）。由于上下段肌壁厚薄不同，在两者交界处的内面形成一明显环状隆起，称为生理性缩复环（图 5-4）。正常情况下此环不易在腹壁看到。

2. 宫颈管消失与宫口扩张　临产前宫颈管长 2~3cm，临产后由于规律宫缩牵拉宫颈内口的肌纤维及周围韧带，加之胎先露部及前羊膜囊的压迫，使宫颈内口向上向外扩张，宫颈管成漏斗状，随后宫颈管逐渐变短、展平直至消失。初产妇多是子宫颈管先缩短消失，后宫颈口扩张；经产妇子宫颈管消失与宫颈口扩张同时进行（图 5-5）。临产前，初产妇宫颈外口仅容一指尖，经产妇可容纳一指。临产后，子宫收缩及缩复作用向上牵拉，使子宫下段部位的胎膜与该处的蜕膜发生分离形成前羊膜囊，胎先露部与前羊膜囊协同扩张宫口，直至宫口开全（10cm）。胎膜多在宫口近开全时自然破裂。破膜后，胎先露部直接压迫宫颈，扩张宫口的作用更显著。

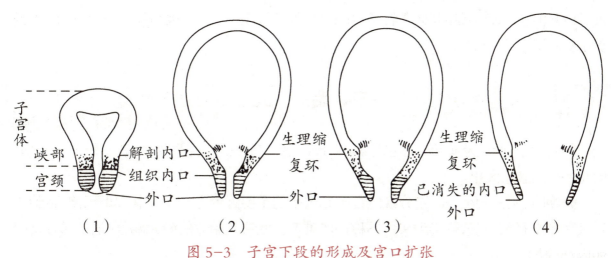

图 5-3　子宫下段的形成及宫口扩张

（1）非妊娠子宫；（2）足月妊娠子宫；（3）分娩第一产程妊娠子宫；
（4）分娩第二产程妊娠子宫。

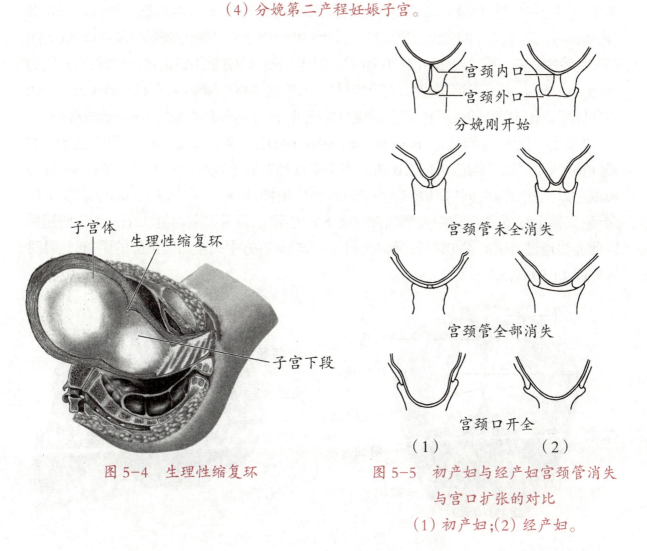

图 5-4　生理性缩复环

图 5-5　初产妇与经产妇宫颈管消失
与宫口扩张的对比

（1）初产妇；（2）经产妇。

3. 阴道、骨盆底及会阴变化　前羊膜囊及下降的胎先露先扩张阴道上部，破膜后胎先露部下降直接压迫骨盆底软组织，使软产道下段形成一个向前弯曲的长筒，前壁短后壁长，阴道外口朝向前上方，阴道黏膜皱襞展平进一步使腔道加宽。肛提肌向下及两侧扩展,肌纤维拉长,使会阴体变薄至 2～4mm,以利于胎儿通过,但极易裂伤,分娩时应注意保护。

三、胎　儿

胎儿大小、胎位及有无畸形也是影响分娩及决定分娩难易程度的因素之一。

(一)胎儿大小

分娩时,胎儿大小是决定分娩能否顺利进行的重要因素之一。骨盆大小正常,若胎儿过大致胎头径线过长,可导致头盆不称造成难产。胎头是胎体的最大部分,也是通过产道最困难的部分。

1. 胎头颅骨　胎头由额骨、顶骨、颞骨各 2 块及枕骨 1 块构成。颅骨间的缝隙称颅缝,两顶骨间为矢状缝,顶骨与额骨间为冠状缝,顶骨与枕骨间为人字缝,颞骨与顶骨间为颞缝,两额骨间为额缝。两颅缝交界处空隙较大,称为囟门,胎头前方菱形空隙称前囟(大囟门),胎头后方三角形空隙称后囟(小囟门)。颅缝及囟门均有软组织覆盖,使骨板有一定的活动余地,胎头有一定的可塑性。在分娩过程中,颅缝重叠头颅变小,有利于胎头娩出。如过期妊娠,颅骨较硬,胎头不易变形,即使骨盆正常,也可引起相对性头盆不称造成难产。

2. 胎头径线　①双顶径(biparietal diameter,BPD):为两顶骨隆突间的距离,是胎头的最大横径,足月时平均值 9.3cm,B 超检查测双顶径有助于判断胎儿大小。②枕额径:为鼻根上方至枕骨隆突间的距离,胎头常以此径线衔接,足月时平均值 11.3cm。③枕下前囟径:又称小斜径,为前囟中央至枕骨隆突下方的距离,足月时平均值 9.5cm,胎头俯屈后以此径线通过产道。④枕颏径:又称大斜径,为颏骨下方中央至后囟顶部的距离,足月时平均值 13.3cm(图 5-6)。

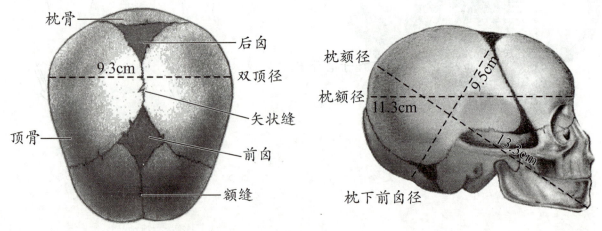

图 5-6　胎头颅骨、颅缝、囟门及径线

(二)胎位

产道为一纵行管道,纵产式的胎儿容易通过产道。头先露是胎头先通过产道,其中枕

62

前位更利于完成分娩机转，易于分娩。臀先露时，产道不能充分扩张、胎头无变形机会，且胎头比胎臀大，易发生后出头困难。肩先露时，妊娠足月活胎不能通过产道。

（三）胎儿畸形

胎儿某一部分发育异常，如脑积水、联体胎儿等，由于胎头或胎体过大，难以顺利通过产道。

四、精神心理因素

分娩虽是生理过程，但对产妇而言确实是一种持久而强烈的应激源，可使产妇处于一种焦虑和恐惧的精神心理状态。过度的焦虑和恐惧将导致一系列的生理和病理反应，如心率加快、呼吸急促、肺内气体交换不足等，进一步引起宫缩乏力、宫口扩张缓慢、胎头下降缓慢、产程延长及产妇体力消耗过大；同时交感神经兴奋，儿茶酚胺分泌增多，血压升高，胎儿宫内缺血缺氧而出现胎儿窘迫。因此，在分娩过程中，应加强心理护理，帮助产妇树立分娩信心，鼓励家人积极参与和配合，增强产妇的安全感，促使分娩顺利进行。

第二节　枕先露的分娩机制

分娩机制（mechanism of labor）是指胎儿先露部通过产道时，为适应骨盆各平面的不同形态，被动地进行一系列适应性转动，以其最小径线通过产道的过程。包括衔接、下降、俯屈、内旋转、仰伸、复位及外旋转、胎肩及胎儿娩出等动作（图 5-7）。分娩机制整个过程是连续的。临床上枕先露占 95.55%～97.55%，其中以枕左前位最多见，故以枕左前位的分娩机制为例详加说明。

（一）衔接

胎头双顶径进入骨盆入口平面，胎头颅骨最低点接近或达到坐骨棘水平，称为衔接（入盆）。胎头呈半俯屈状态以枕额径衔接，由于枕额径大于骨盆入口前后径，胎头矢状缝位于骨盆入口平面右斜径上，枕骨位于骨盆左前方。部分初产妇在预产期前 1～2 周内衔接，经产妇多在临产后才衔接。若初产妇已临产而胎头仍未衔接，应警惕头盆不称。

（二）下降

胎头沿骨盆轴前进的动作称下降。下降动作呈间歇性，贯穿于分娩全过程，并与其他动作同时进行。宫缩时胎头下降，间歇期胎头又稍回缩。胎头与骨盆之间的相互挤压呈间歇性，对母婴均有利。胎头下降程度是临床判断产程进展的重要标志。临床上以坐骨棘平面作为判断胎头位置高低的标志。

（三）俯屈

胎头以半俯屈状态到达骨盆底时，遇到肛提肌的阻力，进一步俯屈，使下颏贴向胸壁，胎头由衔接时的枕额径（11.3cm）变成俯屈后的枕下前囟径（9.5cm），以胎头最小径线适应产道形态,有利于胎头继续下降。

(四)内旋转

胎头下降至骨盆底遇到阻力时,胎头枕部向母体中线方向旋转45°达耻骨联合后方,使胎头矢状缝与中骨盆及骨盆出口前后径相一致的动作,称为内旋转。内旋转时胎头转动而胎肩并未转动。枕先露时胎头枕部位置最低,到达骨盆底时,肛提肌收缩力将胎头枕部推向阻力小、部位宽的前方,枕左前位胎头向前转45°,后囟转至耻骨弓下方,从而适应中骨盆及骨盆出口前后径大于横径的特点。胎头于第一产程末完成内旋转。

(五)仰伸

完成内旋转后,俯屈的胎头下降达阴道口,宫缩和腹压迫使胎头下降,而肛提肌收缩又将胎头推向前,二者合力使胎头沿骨盆轴下段向下向前的方向转向上。当枕骨抵达耻骨联合下缘时,即以耻骨弓为支点逐渐仰伸,胎头的顶、额、鼻、口、颏相继娩出。胎头仰伸时,胎儿双肩径进入骨盆入口左斜径。

(六)复位及外旋转

胎头娩出时,胎儿双肩径沿骨盆入口左斜径下降。胎头娩出后,为恢复胎头与胎肩的正常关系,枕部顺时针向母体左侧旋转45°,称复位。胎肩沿骨盆继续下降,为适应骨盆腔形态,前(右)肩向前向中线旋转45°,使胎儿双肩径与骨盆出口前后径一致,胎头枕部随之在外继续顺时针向母体左侧旋转45°,以保持头肩的垂直关系,称为外旋转。

(七)胎肩及胎儿娩出

外旋转完成后,胎儿前(右)肩于耻骨弓下娩出,随即后(左)肩从会阴前缘娩出,继之胎体及下肢娩出,完成分娩全过程。

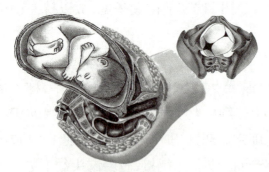

(1)衔接前胎头尚浮

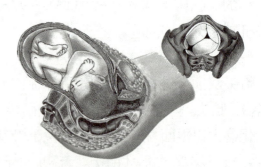

(2)衔接俯屈下降

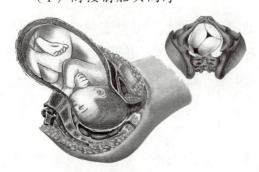

(3)继续下降与内旋转

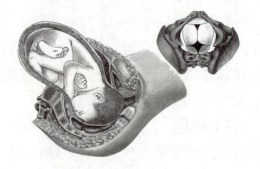

(4)内旋转已完成,开始仰伸

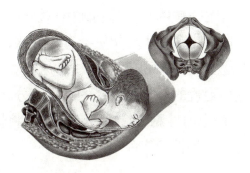
（5）仰伸已完成

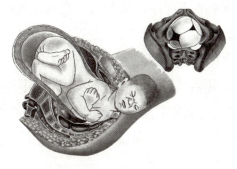
（6）胎头外旋转

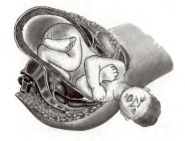
（7）前肩娩出

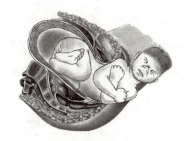
（8）后肩娩出

图 5-7　枕左前位分娩机制示意图

第三节　先兆临产、临产诊断与产程分期

　工作情景与任务

导入情景：

张女士,28 岁。因妊娠 39^{+4} 周,发现阴道少量血性分泌物入院。无腹痛及阴道排液,精神略紧张。

工作任务：

1. 接诊孕妇,告知先兆临产表现,缓解其紧张情绪。

2. 协助产科腹部检查及阴道检查。

一、先 兆 临 产

分娩发动前,出现预示不久即将临产的症状,称为先兆临产(threatened labor)。包括不规律宫缩、胎儿下降感及阴道少量血性分泌物(俗称见红)。

1. 不规律宫缩　又称假临产。在分娩发动前,子宫肌层敏感性高,容易出现不规律宫缩。其特点是宫缩持续时间短(<30s)、间歇时间长且不规则;宫缩强度不增加;不伴有

宫颈管缩短与宫颈口扩张;常在夜间出现,白天消失;镇静剂可抑制此类宫缩。

2. 胎儿下降感　因胎先露下降、衔接使宫底也随之下降,孕妇会有轻松感,感觉上腹部较之前舒适,呼吸轻快,进食量增加。同时胎先露下降压迫膀胱可引起尿频。

3. 见红　分娩发动前24~48h,因宫颈内口附近的胎膜与该处的子宫壁分离,毛细血管破裂少量出血,血液混合着宫颈黏液经阴道排出血性黏液,称为见红,是即将临产比较可靠的征象。若出血量达到或超过月经量,应考虑是否为病理性产前出血。

二、临 产 诊 断

临产的标志是有规律且逐渐增强的宫缩,持续时间30s或以上,间歇5~6min,同时伴有进行性宫颈管消失、宫口扩张和胎先露下降。用镇静剂也不能抑制宫缩。

三、产 程 分 期

总产程即分娩全过程,是指从规律宫缩开始至胎儿及其附属物全部娩出为止。临床上分为3个产程:

1. 第一产程　又称宫颈扩张期,从规律宫缩开始至宫口开全(10cm)。第一产程分为潜伏期和活跃期2个阶段。①潜伏期:是指从规律宫缩至活跃期起点(4~6cm,推荐5cm),为宫口扩张的缓慢阶段,初产妇一般不超过20h,经产妇不超过14h;②活跃期:是指从活跃期起点至宫口开全,活跃期为宫口扩张的加速阶段。此期宫口扩张速度应≥0.5cm/h。

2. 第二产程　又称胎儿娩出期,从宫口开全至胎儿娩出。未实施硬膜外麻醉者,初产妇最长不超过3h,经产妇不超过2h;实施硬膜外麻醉者,初产妇不超过4h,经产妇不超过3h。应该注意,第二产程不应盲目等待至超过上述标准才评估,初产妇超过1h即应关注产程进展,超过2h应全面评估并处理。

3. 第三产程　又称胎盘娩出期,从胎儿娩出至胎盘胎膜娩出,需5~15min,不应超过30min。

第四节　正常分娩期妇女的护理

 工作情景与任务

导入情景:

王女士,25岁,G_1P_0。因妊娠40周,阵发性腹痛6h入院。血压120/80mmHg。产科检查：宫底剑突下 3 横指，头先露，宫缩 30s/4～5min，胎心 140 次/min；宫口开大 2cm，头先露 +1，胎膜未破。

工作任务：

（1）接诊产妇，对产妇进行护理评估。

（2）对产妇进行正确的产程护理。

一、第一产程妇女的护理

【护理评估】

（一）健康史

了解产妇年龄、身高、体重、营养状况、职业等；询问产妇婚育史、既往史和家族史；根据产前检查记录了解孕期情况，包括是否定期产前检查、有无阴道流血或流液，有无妊娠期高血压疾病及其他异常情况；询问宫缩开始时间、强度、有无破膜等。

（二）身体状况

1. 一般情况　评估产妇生命体征、精神状态、休息与睡眠、大小便等情况。

2. 疼痛　临产后宫缩导致产妇阵发性腹痛，随宫缩加强逐渐加重。产妇紧张、焦虑可导致害怕－紧张－疼痛综合征。分娩疼痛是一种很独特的疼痛，有其时间的局限性。产妇对疼痛的感受有很大差异，常表现为疼痛难忍、呻吟、哭泣、尖叫，甚至引起血压升高、呼吸急促、全身出汗、恶心、呕吐等。通过观察产妇面部表情，询问产妇对疼痛的感受，了解疼痛的部位、程度和应对方法。分娩疼痛强度大（85% 为中重度疼痛），时间长，可导致产妇耗氧量增加、应激反应增强以及胎儿缺氧，剖宫产率上升，还易引起产后抑郁。

3. 胎儿情况评估

（1）产科腹部检查：测量宫高、腹围，估计胎儿大小，四步触诊法判断胎先露、胎方位及胎先露入盆程度。

（2）胎心率监测：胎心率是产程中重要的胎儿监测指标，正常胎心率 110～160 次/min，平均 135 次/min。①多普勒胎心听诊仪：操作简单，仅能获得每分钟的胎心率。②电子胎心监护：可描记胎心率曲线，动态观察胎心率变异及其与宫缩、胎动的关系，能较准确判断胎儿的宫内状态，但可出现假阳性，应综合判断。

4. 产程进展情况评估

（1）子宫收缩：产程开始时，出现伴有疼痛的子宫收缩，俗称"阵痛"。开始时宫缩持续时间短（约 30s）且弱，间歇期较长（5～6min）。随产程进展，宫缩逐渐加强。宫口近开全时，持续时间可达 60s 或以上，间歇期仅 1～2min，且强度不断增强。可通过腹部触诊或仪器监测观察子宫收缩的持续时间、间歇时间及强度。①触诊法：是简单常用的方法，观察者将手掌放于产妇腹壁靠近宫底的宫体部位，可感受到宫缩时宫体部隆起变硬，间歇期松弛变软，结合子宫软硬度及持续时间评估宫缩情况。②仪器监护：将电子胎心监护仪的宫腔压力探头置于产妇腹壁宫体部,通过描记的宫腔压力曲线,可以直观地了解宫缩强度、频率和持续时间,是反映宫缩的客观指标。

（2）宫口扩张:是临产后规律宫缩的结果。随宫缩增强,宫颈管逐渐缩短、消失,宫颈口逐渐扩张。潜伏期宫口扩张速度较慢,活跃期宫口扩张加速,宫口扩张速度有助于判断产程进展是否顺利。通过阴道检查可了解宫口扩张程度。

（3）胎先露下降:胎先露下降程度是决定胎儿能否经阴道分娩的重要指标。伴随宫缩及宫口扩张,胎先露逐渐下降。临床上以胎头颅骨最低点与坐骨棘平面的关系判断胎头下降程度,胎头颅骨的最低点平坐骨棘时,以"0"表示,在坐骨棘平面上1cm时,以"−1"表示,在坐骨棘平面下1cm时,以"+1"表示,余依此类推（图5-8）。胎先露部在潜伏期下降不明显,活跃期下降加快,

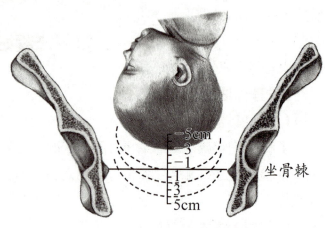

图 5-8　胎头下降程度判定

平均下降0.86cm/h。宫缩时阴道检查明确胎头下降程度,同时了解胎方位、产道形状及大小,判断有无头盆不称。

临床上常绘制产程图来描记和反映宫口扩张及胎头下降情况,这样可以对产程进展一目了然,及时处理异常情况。产程图横坐标为临产时间（h）,左侧纵坐标为宫颈扩张程度（cm）,右侧纵坐标为胎先露下降程度（cm）,描绘出宫颈扩张曲线和胎头下降曲线（图5-9）。

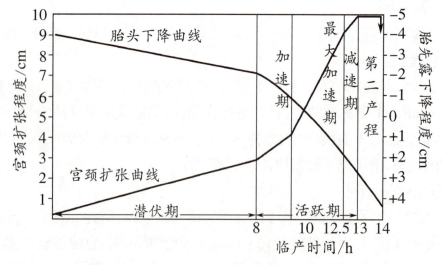

图 5-9　产程图

5. 胎膜破裂　简称破膜。胎先露衔接将羊水分为前后两部分,在胎先露前面的羊水约100ml,称为前羊水。阴道检查时可触及有弹性的前羊膜囊,宫缩时前羊膜囊可以嵌入

宫颈管内帮助扩张宫口。当宫缩时羊膜腔内压力达到一定程度时胎膜自然破裂,前羊水流出。自然破膜多发生在宫口近开全时。

（三）心理－社会状况

因对环境和医护人员的陌生感、对分娩过程缺乏了解、对分娩结局的未知以及阵痛影响等因素,产妇和家属可出现焦虑、烦躁甚至恐惧。有些产妇反复询问产程及胎儿情况,或者大声喊叫。其家属也会因担心母儿安全而紧张不安。

（四）辅助检查

电子胎心监护仪监测宫缩及胎心率,并做好血尿常规、血型及心电图等检查。

【常见护理诊断／问题】

1. 分娩疼痛　与逐渐加强的子宫收缩有关。

2. 焦虑　与缺乏分娩知识和担心能否顺利分娩有关。

3. 潜在并发症:胎儿窘迫。

【护理目标】

产妇能正确对待宫缩痛,使用放松技巧缓解疼痛;焦虑缓解,情绪稳定;胎儿胎心率正常,未发生缺氧征象。

【护理措施】

（一）一般护理

1. 监测生命体征　每日 2 次测体温、脉搏、呼吸。产程中每隔 4～6h 测量 1 次血压并记录,异常者遵医嘱增加测量次数。宫缩时血压可升高 5～10mmHg,应在宫缩间歇时测血压。

2. 饮食指导　世界卫生组织推荐在产程中无高危因素不应该干扰产妇饮食。临产后产妇胃肠功能弱,加之宫缩疼痛,多不愿意进食,部分产妇还会出现恶心、呕吐等情况,所以应鼓励产妇在宫缩间歇期少量多次地进食高热量、易消化、清淡食物,并注意补充足够水分,保持水、电解质平衡。

3. 活动与休息　临产后,若胎膜未破、宫缩不强,产妇可在室内适当活动,以加速产程的进展。若胎膜破裂,应指导产妇卧床休息,左侧卧位,并抬高臀部预防脐带脱垂。

4. 排尿与排便　鼓励产妇 2～4h 排尿 1 次,以免膀胱充盈影响宫缩及胎先露下降。产妇有便意时,需协助阴道检查,如宫口开全所致,应做好接生准备;如枕后位引起,应及时处理,避免长时间屏气用力导致宫颈水肿;如直肠有大便,应有人陪伴去卫生间。

5. 人文关怀　待产环境安静,室内空气新鲜,温度、湿度适宜。医护人员主动向产妇介绍产房环境,加强与产妇沟通,消除其紧张情绪。分娩过程中多鼓励或赞扬产妇,让产妇获得更多心理支持。条件许可情况下,可以根据胎位、胎先露下降情况、产妇舒适度等采取自由体位分娩,如侧卧位姿势、跪趴姿势、直立式姿势等。产程中帮助产妇全身或局部按摩亦有助于缓解分娩疼痛。

（二）产程观察与胎心监测

1. 观察宫缩　通过腹部触诊法或电子胎心监护仪观察子宫收缩的持续时间、间歇时间及强度。潜伏期每 2～4h 观察 1 次，活跃期每 1～2h 观察 1 次，触诊法一般需连续观察 3 次宫缩，仪器监测需连续描记 40min。10min 内出现 3～5 次宫缩即为有效产力，超过 5 次宫缩为宫缩过频。若宫缩欠佳，可协助人工破膜或遵医嘱静脉滴注缩宫素加强宫缩。

2. 监测胎心　胎心听诊应在宫缩间歇期进行，潜伏期每 1～2h 听胎心 1 次，活跃期每 15～30min 听胎心 1 次，每次听诊 1min 并记录。或用电子胎心监护仪持续监测胎心率变化及其与宫缩、胎动的关系。正常情况下子宫收缩时胎心率暂时性加速，宫缩过后胎心率可迅速恢复。若宫缩后胎心率不能恢复或长时间持续胎心率 >160 次 /min 或 <110 次 /min，提示胎儿窘迫，应及时处理。

3. 宫口扩张与胎先露下降　通过阴道检查了解宫口扩张及胎先露下降程度。检查方法：产妇仰卧，两腿屈曲分开，严格消毒外阴，戴无菌手套，通过示指和中指直接触摸，了解骨盆情况、宫口扩张程度及胎先露高低、触及胎头矢状缝与囟门位置并确定胎方位。一般临产初期每 4h 检查 1 次，于宫缩时进行，经产妇或宫缩较频者适当缩短检查的间隔时间。

4. 胎膜破裂的护理　胎膜多在宫口近开全时自然破裂。一旦破膜，应立即听胎心音，观察羊水的性状、颜色和流出量，并记录破膜时间。保持外阴清洁。若胎头未入盆或臀先露，应立即嘱产妇卧床并抬高臀部，预防脐带脱垂。

（三）疼痛的护理

1. 一般护理　提供安静、舒适的待产环境，协助产妇采取舒适的体位，补充能量和水分，尽量减少不必要的检查。

2. 心理护理　强调分娩是自然的生理过程，足够的心理支持，可获得产妇的主动配合。向产妇解释疼痛是正常生理反应，解除其紧张情绪，增强分娩信心。鼓励产妇表达感受并耐心倾听，及时调整镇痛方式。告知产妇分娩疼痛特点及原因，增加分娩自控感及疼痛的耐受性。

3. 缓解疼痛　①非药物镇痛：分娩疼痛与精神紧张有关，调整呼吸、全身按摩、家属或导乐陪伴分娩、听音乐、热敷、水中分娩等方法，可转移产妇注意力、放松肌肉、减少紧张和恐惧，提高产妇的自我控制感，有效减轻分娩疼痛。可指导产妇采取呼吸技术缓解疼痛，分娩早期进行缓慢的腹式呼吸，呼吸频率 6～8 次 /min；宫缩增强时，进行较快的胸式呼吸，频率 20～30 次 /min；宫口近开全时，采取喘息 - 吹气式呼吸，先快速地呼吸 4～6 次后用力呼气 1 次，注意不要造成过度换气。也可指导产妇想一些生活中愉快的情景，减轻产妇对疼痛的感觉。②全身阿片类药物麻醉：如哌替啶、芬太尼等，可静脉注射或肌内注射间断给予，镇痛效果有限，可能导致新生儿呼吸抑制。③椎管内麻醉镇痛：包括连续硬膜外麻醉（最常用）、单次脊椎麻醉或腰硬联合麻醉。

无痛分娩

无痛分娩通常是指椎管内麻醉镇痛技术,以连续硬膜外麻醉最常用,常用药物为布比卡因、芬太尼,优点为镇痛平面恒定,较少引起运动阻滞,易于掌握用药剂量,可以长时间保持镇痛效果。产妇有镇痛需求,无禁忌证,产程任何阶段均可实施。产妇拒绝、无法配合、有椎管内阻滞禁忌证或对局麻药和阿片类药物过敏者不宜使用。实施麻醉镇痛需要建立静脉通路,无菌消毒房间,麻醉师全程监控;产妇避免进食固体食物或牛奶,可饮用高能量无渣饮料。理想的分娩镇痛对母婴影响小,给药方法简便,起效快,作用可靠,满足整个产程的需求,不影响子宫收缩,产妇清醒,可参与分娩过程,必要时可满足手术需求。

【护理评价】

产妇的分娩疼痛是否减轻,能否主动使用放松技巧缓解疼痛;焦虑是否缓解,情绪是否稳定;胎儿窘迫是否发生或被及时处理。

二、第二产程妇女的护理

【护理评估】

(一)健康史

了解第一产程的经过及处理,有无胎儿窘迫。

(二)身体状况

1. 宫缩及胎心　进入第二产程后,宫缩较第一产程进一步增强,持续时间约 1min 或以上,间歇时间 1～2min,此时胎膜多已自然破裂。若仍未破膜,常影响胎先露下降,应于宫缩间歇期行人工破膜。评估胎心情况是否正常。

2. 排便感　宫口开全,胎头下降至骨盆出口压迫盆底组织,宫缩时产妇有反射性排便感,会不自主地向下屏气用力,会阴逐渐膨隆变薄,肛门括约肌松弛。此时需评估会阴条件,判断是否需要会阴切开。

3. 胎儿下降与娩出　随着产程进展,宫缩时胎头露出于阴道口,宫缩间歇期又缩回阴道内,称胎头拨露。当胎头双顶径通过骨盆出口,宫缩间歇时胎头不再回缩,称胎头着冠(图 5-10)。此时会阴极度扩张,胎头枕骨达耻骨弓下,并以此为支点,胎头仰伸,胎儿额、鼻、口、颏部相继娩出。随后经过胎头复位及外旋转等动作,前肩、后肩相继娩出,胎体很快娩出,后羊水随之涌出。经产妇的第二产程短,有

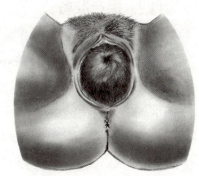

图 5-10　胎头着冠

时仅需几次宫缩即可完成胎头的娩出。

（三）心理－社会状况

评估精神心理状态。第二产程中产妇大多已精疲力尽，往往怀疑自己分娩的能力和担心胎儿安危，表现出恐惧和无助感，家属也会出现恐慌和紧张不安。

（四）辅助检查

电子胎心监护仪监测胎心，发现异常及时处理。

【常见护理诊断/问题】

1. 分娩疼痛　与子宫收缩及会阴部伤口有关。
2. 知识缺乏：缺乏正确运用腹压的相关知识。
3. 有受伤的危险　与产妇软产道损伤、新生儿产伤有关。

【护理目标】

产妇能运用放松技巧有效缓解宫缩疼痛；能正确运用腹压，积极参与和控制分娩过程；产妇会阴无严重裂伤，新生儿无产伤发生。

【护理措施】

（一）一般护理

护理人员应守护在产妇身边，安慰和鼓励产妇，给予饮水、擦汗等生活护理，并随时告知产程进展情况，以缓解其紧张和恐惧情绪。

（二）产程观察与胎心监测

观察宫缩强度、频率与胎先露下降情况，每 5～10min 听胎心 1 次，或者用电子胎心监护仪持续动态监测胎心。若出现胎心异常、第二产程延长等异常情况，应立即配合医生采取措施，尽快结束分娩。

（三）指导产妇屏气用力

指导产妇正确使用腹压是第二产程首要的护理目标。宫口开全后，让产妇双脚蹬在产床上，双手握住产床把手，宫缩时，先深吸一口气屏住，然后如解大便样向下用力。宫缩间歇期，指导产妇全身放松休息。宫缩再次出现时，重复屏气动作，如此反复直至胎头着冠。胎头着冠后，宫缩时让产妇大口哈气，宫缩间歇期稍用力，使胎头缓慢娩出，防止过快娩出导致会阴严重裂伤。

（四）接产准备

初产妇宫口开全、经产妇宫口开大 6cm 且宫缩规律有力时，协助产妇做好分娩准备。产妇仰卧于分娩床上待产（条件允许可以采取自由体位），两腿屈曲分开露出外阴部，臀下垫便盆或塑料布，进行外阴消毒。用卵圆钳夹持0.5%碘伏大棉球或纱球擦洗外阴部，顺序是大阴唇、小阴唇、阴阜、大腿内上 1/3、会阴及肛门周围，消毒 2～3 遍（图 5-11）。传统外阴消毒方法是先用肥皂水纱球擦

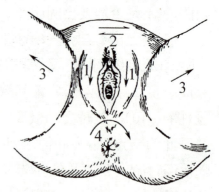

图 5-11　外阴部擦洗顺序

洗外阴,然后用消毒干纱球堵住阴道口,用温开水冲洗皂液,消毒干纱球擦干,再用0.5%碘伏消毒。消毒后接产者按要求洗手、穿手术衣、戴手套、铺无菌台,准备接产。

(五) 接产

1. 接产要领　保护会阴的同时协助胎头俯屈,使胎头以其最小径线(枕下前囟径)于宫缩间歇期缓慢通过阴道口。

2. 接产步骤　接产者站在产妇右侧,当胎头拨露阴唇后联合紧张时,开始保护会阴。在会阴部盖消毒巾,接产者右肘支在产床上,右手拇指与其余四指分开,利用手掌大鱼际托住会阴部。每当宫缩时向上向内托压,同时左手轻压胎头枕部协助胎头俯屈和使胎头缓慢下降。宫缩间歇时,稍放松保护会阴的右手,以免压迫过久引起会阴水肿。当胎头枕部露出于耻骨弓下时,左手协助胎头仰伸,此时若宫缩强,应嘱产妇张口哈气,于宫缩间歇时稍向下屏气用力,使胎头在宫缩间歇时缓慢娩出。

胎头娩出后,右手仍应继续保护会阴,左手自鼻根向下颌挤压,挤出口鼻内的黏液和羊水,然后协助胎头复位及外旋转,使胎儿双肩径与骨盆出口前后径相一致。继而接产者左手向下轻压胎儿颈部,协助胎儿前肩从耻骨弓下先娩出,再上托胎颈,使后肩自会阴前缘缓慢娩出。双肩娩出后,方可松开保护会阴的右手,然后双手协助胎体及下肢相继以侧位娩出(图5-12)。胎儿娩出后,用器皿计量产后失血量。若有产后出血史或宫缩乏力的产妇,可在胎儿前肩娩出后肌内注射缩宫素10U加强宫缩,还可促使胎盘剥离减少出血。

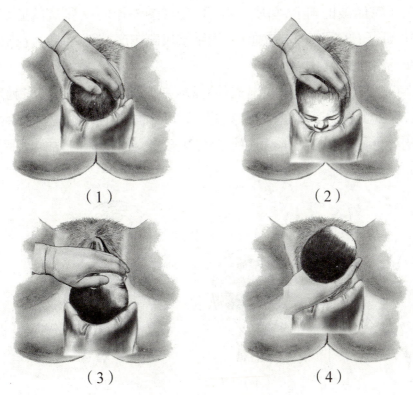

（1）　　　　　　　　　　　　　　（2）

（3）　　　　　　　　　　　　　　（4）

图 5-12　接产步骤

（1）保护会阴、协助胎头俯屈;（2）协助胎头仰伸;

（3）助前肩娩出;（4）助后肩娩出。

【护理评价】

产妇的分娩疼痛是否有所减轻；能否正确运用腹压，积极参与和配合分娩；新生儿有无头颅血肿、锁骨骨折等产伤，产妇有无会阴严重裂伤。

三、第三产程妇女的护理

【护理评估】

（一）健康史

了解第一、第二产程的经过及处理。

（二）身体状况

1. 产妇评估

（1）观察产妇生命体征，评估精神心理状态。

（2）观察子宫收缩与阴道流血：胎儿娩出后，产妇感到轻松，宫缩暂停数分钟后再现。软产道裂伤或胎盘剥离可能导致少量阴道流血。

（3）胎盘剥离：胎儿娩出后，子宫腔容积明显缩小而胎盘不能相应缩小，胎盘与子宫壁发生错位而剥离，剥离面出血形成胎盘后血肿。伴随子宫收缩，剥离面积不断扩大，直至胎盘完全剥离。胎盘剥离征象有：①子宫体收缩变硬呈球形，剥离的胎盘降至子宫下段，子宫下段扩张，子宫体被推向上，宫底升高达脐上（图5-13）；②剥离的胎盘下降，阴道口外露的脐带自行延长；③阴道少量流血；④用手掌尺侧在产妇耻骨联合上方轻压子宫下段时，宫体上升而外露的脐带不再回缩。

（4）胎盘娩出方式：①胎儿面娩出式：胎盘从中央剥离，而后向周边剥离。其特点是胎儿面先娩出，后见少量阴道流血，临床多见。②母体面娩出式：胎盘从边缘开始剥离，血液沿剥离面流出，而后向中心剥离。其特点是先见较多量阴道流血，后见胎盘母体面娩出，临床少见。

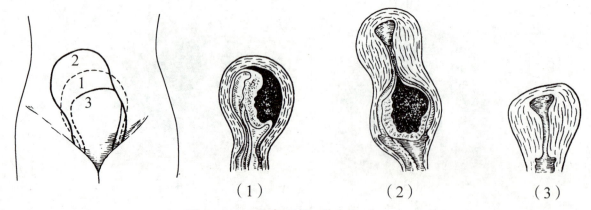

图5-13 胎盘剥离时子宫的形状

（1）胎盘剥离开始；（2）胎盘降至子宫下段；（3）胎盘娩出后。

（5）胎盘、胎膜的完整性：胎盘娩出后，查看胎盘、胎膜是否完整，有无胎盘及胎膜残留宫腔。观察胎盘边缘有无断裂的血管残端，判断是否有副胎盘。

（6）软产道裂伤：胎盘娩出后，检查软产道裂伤程度及出血情况。

（7）阴道流血：评估阴道流血情况，正常分娩出血量一般不超过300ml。

2. 新生儿评估

（1）阿普加评分（apgar score）：即 Apgar 评分，是用于快速评估新生儿出生后一般情况的方法，有助于判断新生儿有无窒息及窒息程度。以出生后1min内的心率、呼吸、肌张力、喉反射及皮肤颜色5项指标为依据，每项0~2分，满分为10分（表5-1）。8~10分为正常；4~7分为轻度窒息，又称青紫窒息；0~3分为重度窒息，又称苍白窒息。1min Apgar评分评估出生时状况，反映宫内情况；5min Apgar评分则反映复苏效果，与近期和远期预后关系密切。

表 5-1　新生儿 Apgar 评分法

体征	0分	1分	2分
每分钟心率	0	<100 次	≥100 次
每分钟呼吸	0	浅慢且不规则	佳
肌张力	松弛	四肢稍屈曲	四肢屈曲活动好
喉反射	无反射	有些动作	咳嗽、恶心
皮肤颜色	全身苍白	躯干红，四肢青紫	全身红润

（2）新生儿体格检查：评估新生儿身高、体重，有无胎头水肿、头颅血肿，有无骨折、臂丛神经损伤，体表有无畸形等。

（三）心理－社会状况

观察产妇对新生儿健康状况、性别、外貌的反应，了解家属对产妇及新生儿的关心程度及态度。

【常见护理诊断/问题】

1. 有关系无效的危险　与产后疲倦、伤口疼痛或新生儿性别不符合预期有关。

2. 潜在并发症：新生儿窒息、产后出血。

【护理目标】

产妇情绪稳定，能接受新生儿，并开始亲子互动；住院期间未发生产后出血。新生儿未发生窒息。

【护理措施】

（一）产妇护理

1. 协助胎盘娩出　确认胎盘完全剥离时，协助胎盘娩出。于宫缩时嘱产妇向下屏气增加腹压，接产者左手握住宫底部（拇指置于子宫前壁，其余4指放于子宫后壁）并按压，同时右手轻轻牵拉脐带,当胎盘娩出至阴道口时,双手捧住胎盘,向一个方向旋转并缓慢向外牵拉,协助胎盘胎膜完整娩出(图5-14)。在胎盘娩出过程中,若发现胎膜有部分断裂,可用血管钳夹住断裂上端的胎膜,再继续向原方向旋转,直至完全娩出。胎盘胎膜娩出后,按揉宫底刺激子宫收缩、减少出血,同时注意观察阴道流血并估计出血量。切忌在胎盘未完全剥离前用手按揉、挤压宫底或牵拉脐带,以防胎盘部分剥离造成产后出血或脐带断裂,甚至造成子宫内翻等严重并发症。

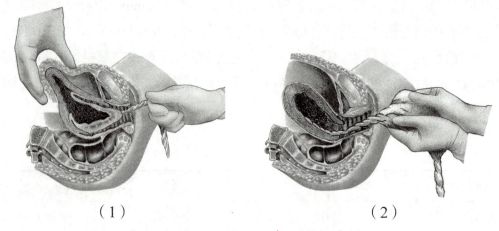

（1）　　　　　　　　　（2）

图 5-14　协助胎盘胎膜娩出
（1）宫缩时；（2）胎盘娩出至阴道口时。

2. 检查胎盘胎膜　将胎盘铺平,检查胎盘母体面胎盘小叶有无缺损;然后将胎盘提起,检查胎膜是否完整、胎膜破裂口距胎盘边缘的距离、脐带长度及附着位置。再检查胎儿面边缘有无断裂血管,以便及时发现副胎盘。若有胎盘胎膜组织残留宫腔,应及时协助清宫。

3. 检查软产道　胎盘娩出后,应仔细检查会阴、小阴唇内侧、尿道口周围、阴道及宫颈有无裂伤,若有裂伤应立即缝合。

4. 预防产后出血　胎盘娩出后立即按摩子宫促进宫缩;有产后出血可能者,胎儿前肩娩出后给予缩宫素10~20U肌内注射。

5. 产后2h的护理　产后2h又称第四产程,是产后出血的高危期,产妇应留分娩室观察。注意产妇一般情况,测血压、脉搏和阴道流血量,注意子宫收缩、宫底高度、膀胱充盈情况、会阴及阴道壁有无血肿等。若产妇有肛门坠胀感,应注意阴道后壁血肿。产后2h无异常,将产妇及新生儿送回病房。

6. 促进舒适与亲子互动　为产妇及时更换会阴垫、床单等,提供清淡、易消化、富有营养的食物,创造清静的休养环境。协助产妇和新生儿在分娩后30min内进行皮肤接触、早吸吮、早开奶,建立母婴情感。

（二）新生儿护理

1. 清理呼吸道　新生儿娩出后首先清理呼吸道。用吸耳球或新生儿吸痰管及时清除新生儿口咽部、鼻腔的黏液及羊水,以免发生吸入性肺炎。当确认气道通畅而仍未啼哭时,可用手轻拍新生儿足底或按摩其背部。新生儿啼哭后,可处理脐带。

2. Apgar评分　评分8～10分者,每15min评估一次生命体征。评分7分以下者,按新生儿窒息配合抢救,出生后5min、10min再次评分,直至连续两次评分均≥8分。新生儿窒息时以呼吸为基础,Apgar评分指标以皮肤颜色反应最灵敏,临床恶化顺序依次为皮肤颜色、呼吸、肌张力、喉反射、心率,心率是最终消失的指标。复苏有效恢复的顺序为心率、喉反射、皮肤颜色、呼吸、肌张力。肌张力恢复越快,预后越好。

3. 脐带处理　脐带结扎有气门芯、棉线结扎或脐带夹等方法。气门芯结扎方法:用两把血管钳在距脐带根部15～20cm处钳夹脐带,两钳相距2～3cm,从两钳中间剪断脐带。将消毒后的拴有丝线的气门芯套入止血钳,用止血钳在距脐轮1cm处钳夹脐带,并在钳上0.5cm处剪断多余脐带,牵引丝线将气门芯拉过脐带断面,套于止血钳下的脐带上,距脐根0.5cm处,注意不可将脐轮皮肤套在气门芯内。松开止血钳,断面用5%碘伏或75%乙醇消毒包扎。注意脐带必须扎紧,防止断端出血。

4. 一般护理　新生儿置于辐射台上保暖,用无菌纱布擦干羊水和血迹。抱新生儿给产妇辨认新生儿性别。测量身长、体重、头围等,并检查新生儿体表有无畸形及产伤。按新生儿右足印及产妇右手大拇指印于新生儿记录单上,并在新生儿左手腕系上标有母亲姓名、新生儿性别、身长、体重、出生时间等信息的手腕带。

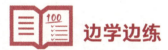 **边学边练**

实训3　接生的护理配合

【护理评价】
　　产妇情绪是否稳定,是否接受新生儿并与其互动。产妇阴道出血量是否少于500ml,新生儿是否发生窒息。

章末小结

　　本章学习重点为正常分娩期产妇的护理评估及护理措施,学习难点为分娩机制。掌握的核心要点:①影响分娩的因素包括产力、产道、胎儿及精神因素。②见红是先兆临产较可靠的征象;临产的主要标志是规律宫缩;胎先露下降程度以坐骨棘平面为标志;胎膜多在宫口近开全时破裂。③宫缩间歇期听胎心,潜伏期1～2h、活跃期15～30min、第二产程5～10min听胎心1次。④初产妇宫口开全、经产妇宫口开大6cm做好接生准备;胎头拨露时开始保护会阴。⑤新生儿娩出后首先清理呼吸道,出生后1min Apgar评分。⑥学会对产妇各产程的护理评估与护理措施。产后产房内观察2h,预防产后出血。

（杨　兰）

1. 王女士,25 岁。妊娠 39 周,近 2d 感觉腹部一阵阵发紧,夜晚明显,每次持续 3～5s。今晨发现阴道有少量血性分泌物,急诊入院。

（1）上述表现提示王女士发生了什么情况?

（2）王女士是否已经临产? 如何判断?

2. 张女士,26 岁,妊娠 40 周临产入院。枕左前位,胎头已入盆,胎心率 132 次/min。临产 8h,宫口开大 4cm 时胎膜破裂。

（1）胎膜破裂时的护理措施有哪些?

（2）产程中应如何监测宫缩和胎心率?

3. 陈女士,26 岁,初产妇。因妊娠 40 周,阵发性腹痛 4h 入院。检查:宫缩 30s/4～5min,枕左前位,胎心 140 次/min。宫口开大 2cm,头先露"+1",胎膜未破。

（1）陈女士是否已经临产? 为什么?

（2）头先露"+1"的含义是什么?

4. 陈女士,35 岁,初产妇,妊娠 41 周临产,自然分娩一女婴。新生儿出生后 1min,心率 90 次/min,呼吸浅慢不规则,全身皮肤青紫,吸痰器清理呼吸道时喉部有轻微反射,四肢肌张力稍有抵抗。

（1）Apgar 评分指标有哪些?

（2）该新生儿 Apgar 评分是多少?

第六章 | 正常产褥期妇女的护理

06章 数字内容

06章

学习目标

1. 具有悉心照顾产妇及新生儿,使产妇及家属获得足够安全感的能力。
2. 掌握产褥期妇女的护理评估、护理诊断和护理措施。
3. 熟悉产褥期妇女的生理及心理特点。
4. 了解产褥期妇女的护理目标和护理评价。
5. 学会对正常产褥期妇女进行会阴护理与母乳喂养指导。

第一节 产褥期妇女的身心变化

从胎盘娩出至产妇全身各器官(除乳腺外)恢复至正常未孕状态所需的一段时期,称为产褥期(puerperium),通常为 6 周。

一、生 理 变 化

(一)生殖系统

1. 子宫复旧 胎盘娩出后子宫逐渐恢复至未孕状态的过程,称为子宫复旧。

(1)子宫体肌纤维缩复:子宫复旧不是肌细胞数量的减少,而是子宫肌细胞胞浆蛋白被分解排出,使肌细胞体积缩小。随着肌纤维不断缩复,宫体逐渐缩小,产后 10d 子宫降至骨盆腔内,产后 6 周子宫恢复至未孕时正常大小。

(2)子宫内膜再生:胎盘胎膜娩出后,宫腔内残存的表层蜕膜发生变性、坏死、脱落,随恶露排出;子宫内膜的基底层再生新的功能层,内膜逐渐修复。胎盘附着部位内膜完全修复约需 6 周,除胎盘附着部位之外的其他内膜修复约需 3 周。

(3)子宫下段及宫颈变化:产后子宫下段肌纤维缩复,逐渐恢复至非孕时的子宫峡部。胎盘娩出后,宫颈松软,壁薄皱起状如袖口。产后1周子宫颈外形恢复,宫颈内口关闭;产后4周子宫颈恢复至非孕时形态。因分娩时子宫颈外口多在3点及9点处有轻度裂伤,使产前的圆形宫颈外口(未产型)变成"一"字形横裂(经产型)。

(4)子宫血管变化:胎盘娩出后,胎盘附着面缩小为原来的一半。子宫复旧导致开放的子宫螺旋动脉和静脉窦压缩变窄,数小时后血管内形成血栓,出血逐渐停止。如果胎盘附着面因复旧不良出现血栓脱落,可导致晚期产后出血。

2. 阴道及外阴　分娩后扩大的阴道腔逐渐缩小,松弛的阴道壁肌张力逐渐恢复,黏膜皱襞约在产后3周重现,但阴道于产褥期结束时不能完全恢复至未孕时的紧张度。产后外阴常有轻度水肿,产后2~3d可自行消退。会阴部轻度裂伤或会阴切口缝合后3~4d可愈合。处女膜在分娩时撕裂形成残缺痕迹,称处女膜痕。

3. 盆底组织　在分娩过程中,由于胎儿先露部长时间的压迫,使盆底肌肉和筋膜过度伸展致弹性降低,且伴有盆底肌纤维的部分撕裂。坚持产后康复锻炼有助于盆底组织恢复或接近未孕状态。若盆底组织损伤严重、产褥期过早参加重体力劳动或伴便秘、慢性咳嗽等因素,盆底组织难以完全恢复正常,可导致阴道壁膨出,甚至子宫脱垂。

(二)乳房

乳房的主要变化是泌乳。产后7d内分泌的乳汁称初乳,浑浊淡黄色,含丰富的蛋白质、β胡萝卜素、矿物质及分泌型IgA,脂肪及糖类较少,极易消化,是新生儿早期理想的天然食物。产后7~14d分泌的乳汁为过渡乳,蛋白含量逐渐减少,脂肪和乳糖逐渐增多。产后14d以后分泌的乳汁为成熟乳。母乳中含有大量免疫球蛋白、矿物质、维生素和各种酶,对新生儿抵抗疾病侵袭及生长发育非常重要。多数药物可经母亲血液循环进入乳汁,哺乳期用药应考虑对婴儿的不良影响。

(三)血液循环系统

产后3d内,子宫胎盘血液循环终止和子宫缩复,大量血液从子宫涌入体循环,同时妊娠期潴留的组织间液回吸收,产妇循环血量增加15%~25%,产后2~3周恢复到未孕状态。产褥早期血液处于高凝状态,有利于胎盘剥离创面形成血栓,减少产后出血量。纤维蛋白原、凝血酶、凝血酶原于产后2~4周降至正常。生理性贫血于产后2~6周得到纠正。白细胞总数在产褥早期可达$(15\sim30)\times10^9$/L,1~2周恢复正常。红细胞沉降率于产后3~4周恢复正常。

(四)消化系统

由于产时体力消耗及失血,产妇常感口渴,食欲不振,1~2d恢复。产后胃肠肌张力低及蠕动减弱,腹肌及盆底组织松弛,加之卧床时间长,易发生便秘和肠胀气。

(五)泌尿系统

妊娠期体内潴留大量水分在产褥早期经肾脏排出,故产后最初1周尿量增多。因分娩过程中膀胱受压导致黏膜水肿、充血及肌张力降低,对膀胱内压的敏感性降低;同时存在会阴伤口疼痛、不习惯卧床排尿、器械助产、区域阻滞麻醉等原因,产妇易发生尿潴留。

（六）内分泌系统

产后雌激素、孕激素水平急剧下降，产后 1 周可降至未孕水平。胎盘生乳素于产后 6h 已不能测出。垂体催乳素高于非孕水平，不哺乳者产后 2 周降至非孕水平。月经复潮及排卵恢复时间受哺乳影响，不哺乳产妇一般在产后 6～10 周月经复潮，产后 10 周左右恢复排卵；哺乳期产妇月经复潮延迟，平均在产后 4～6 个月恢复排卵。产后月经复潮较晚者，首次复潮前多有排卵，故哺乳期妇女虽无月经来潮，仍有受孕的可能。

（七）腹壁

产后腹壁松弛，紧张度 6～8 周恢复。妊娠期下腹正中色素沉着逐渐消退，腹壁紫红色妊娠纹逐渐变成银白色。

二、心理调适

产褥期是产妇在生理及心理上变化较大的阶段。产妇需要从妊娠和分娩期的不适、疼痛、焦虑中恢复，接纳家庭新成员，这一过程称为心理调适。此期由于躯体的不适和社会及家庭角色的转换，产妇的心理处于脆弱和不稳定状态，面临潜意识内在冲突以及初为人母的情绪调整等问题。新生儿的健康状况、丈夫或亲友的关爱和照顾、社会及家庭的支持程度、经济来源、休养的环境条件、产妇的年龄及文化程度等均不同程度地影响产妇的心理变化。因此产褥期心理调适的指导和支持十分重要。

产褥期妇女的心理调适主要表现在两方面，即确立家长与孩子的关系和承担母亲角色的责任。一般经历 3 个时期：

1. 依赖期　产后 3d 内。表现为产妇的很多需要是通过别人来满足，如对孩子的关心、喂奶、沐浴等。较好的妊娠和分娩经历、充足的产后休息、丰富的营养、丈夫及家人的关心、医护人员悉心指导和帮助对顺利度过此期极为重要。

2. 依赖－独立期　产后 3～14d。产妇表现出较为独立的行动，开始注意周围的人际关系，主动参与活动，学习护理孩子。此期因身体内分泌系统的急剧变化，产妇容易产生压抑，甚至出现产后抑郁。及时指导和帮助产妇纠正压抑情绪，提供婴儿喂养和护理知识，要求家人参与照顾及护理，鼓励产妇表达自己的情绪并与他人交流等，提高产妇自信心和自尊感，促其接纳自己和孩子，平稳应对压抑状态。

3. 独立期　产后 2 周～1 个月。此期产妇、家人和婴儿已成为一个完整的系统，形成新的家庭运作模式，开始新的生活形态。产妇及其丈夫会承受更多的压力，如工作与家庭的矛盾、哺育孩子、承担家务及维持夫妻关系中各种角色的矛盾。社会支持系统及医护人员应继续提供指导和必要的帮助。

第二节 产褥期妇女的护理管理

 工作情景与任务

导入情景：

夜晚，产后第3d的妻子乳房极度胀痛，给孩子喂奶时感觉下腹阵痛，孩子不停地哭闹，产妇烦躁不安，丈夫手足无措，急忙向值班护士求助。

工作任务：

1. 评估产妇乳房泌乳、母乳喂养及子宫复旧情况。

2. 对产妇及家属进行母乳喂养指导。

【护理评估】

（一）健康史

了解产妇本次妊娠及分娩经过、有无妊娠并发症及合并症、分娩方式、是否难产、有无产后出血及既往健康状况等。

（二）身体状况

1. 生命体征 产后24h内体温略升高，一般不超过38℃。产后3～4d，因乳房血管、淋巴管极度充盈，乳房胀大，可出现37.8～39℃的体温升高，称为泌乳热（breast fever），一般持续4～16h即降至正常，不属病态。脉搏略慢，60～70次/min；呼吸深慢，14～16次/min，由妊娠期的胸式呼吸变为胸腹式呼吸；血压平稳。

2. 子宫复旧 胎盘娩出后，子宫圆而硬，宫底脐下一横指。产后第1d因盆底肌收缩宫底稍上升平脐，以后每日下降1～2cm，产后10d子宫降入骨盆腔，腹部扪不到宫底。产后6周子宫恢复至未孕时大小。

3. 恶露 产后随子宫蜕膜的脱落，含有血液、坏死蜕膜等组织经阴道排出称为恶露。恶露有血腥味，但无臭味，持续4～6周，总量250～500ml。根据颜色、内容物及持续时间不同，依次分为血性恶露、浆液性恶露、白色恶露。①血性恶露：色鲜红，量多，含大量血液及少量胎膜及坏死蜕膜组织，持续3～4d。②浆液性恶露：色淡红似浆液，含少量血液、较多的坏死蜕膜组织、宫颈黏液及细菌等，可持续约10d。③白色恶露：黏稠，色泽较白，含大量白细胞、坏死蜕膜组织、表皮细胞及细菌等，持续约3周。若子宫复旧不全或宫腔内残留胎盘、胎膜或合并感染时，血性恶露持续时间延长、量多并有臭味。

4. 产后宫缩痛 在产褥早期因宫缩引起下腹部阵发性疼痛称产后宫缩痛，于产后1～2d出现，持续2～3d自然消失。哺乳时加重，多见于经产妇，不需用药。

5. 褥汗　产后 1 周内,产妇皮肤排泄功能旺盛,排出大量汗液,以夜间睡眠与初醒时明显,称为褥汗,不属于病态。

6. 乳房

(1) 乳汁的质和量:产后 3d,每次哺乳可吸出淡黄色质稠初乳 2~20ml。过渡乳和成熟乳呈白色。乳汁量能否满足婴儿需要,主要评估指标是两次哺乳间婴儿满足、安静,婴儿尿布 24h 湿 6 次以上,大便 2~4 次,体重增长理想等。

(2) 影响母乳喂养的因素:①生理因素,包括产妇全身性疾病、伤口疼痛、服用药物、乳头皲裂或乳腺炎等。②心理因素,包括不良妊娠或分娩体验,产后疲劳、抑郁等。③社会因素,包括缺乏家人关心和支持、缺乏母乳喂养知识与技能、工作负担过重等。

(3) 乳房胀痛及乳头疼痛:产后最初几日,因淋巴和静脉充盈,乳腺管不畅,乳房内乳汁淤积导致乳房胀痛,乳房有坚硬感及明显触痛,可有轻度发热,一般于产后 1 周乳腺管畅通后消失。另外,哺乳方法不当、孕期乳房护理不良、使用肥皂清洗乳头等因素,可导致乳头皲裂及疼痛。

7. 排泄　注意产妇第一次排尿时间和量,若产后 4h 未排尿或第一次排尿量少,应警惕尿潴留甚至影响宫缩导致产后出血。产后 1~2d 多不排大便,可能与卧床时间长,进食少有关,但应预防产后便秘。

(三) 心理 – 社会状况

初为人母的产妇可表现出兴奋和喜悦,产后最初数日产妇情绪波动较大,如新生儿性别是否理想、健康状况是否良好、新生儿哭闹造成产妇睡眠不足以及丈夫及其亲属关心程度,对产妇精神状态、身体恢复、母乳喂养都有很大的影响。

(四) 辅助检查

必要时行血、尿常规检查,B 超检查等。

(五) 治疗要点

为产妇和家属提供支持和帮助,促进舒适,预防并发症。

【常见护理诊断 / 问题】

1. 母乳喂养无效　与母乳供给不足或母亲喂养技能不熟悉有关。

2. 舒适的改变　与产后宫缩痛、伤口疼痛、褥汗及分娩疲劳等有关。

3. 潜在并发症:产后出血、产褥感染、尿潴留。

【护理目标】

产妇学会母乳喂养知识和技能,母乳喂养成功;舒适度增加,能正确应对疼痛、疲劳等不适;未发生产后出血等并发症或得到及时有效的处理。

【护理措施】

(一) 一般护理

1. 饮食　产后 1h 产妇进流食或清淡半流食,以后进食富含蛋白质、维生素及铁剂等的多汤汁饮食,保证充足营养。建议补充铁剂 3 个月。

2. 清洁卫生　产妇因出汗多,可用温水擦浴,勤换内衣、被褥,坚持每天洗漱,饭前便后、哺乳前洗手。

3. 休息与活动　产后 24h 内充分休息,睡眠以侧卧、高枕为宜。经阴道分娩者 6～12h 内即可下床轻微活动,产后第 2d 可在室内随意走动。会阴切开或剖宫产者可适当推迟下床活动时间,鼓励产妇床上活动,预防下肢静脉血栓形成。产褥期应避免腹压高、过久下蹲及重体力劳动,预防子宫脱垂。

4. 排尿与排便　产后 4h 内鼓励产妇排尿,避免尿潴留。若排尿困难,可协助产妇采取蹲式、暗示(听流水声诱导)、温开水冲洗外阴及尿道外口、热敷及按摩下腹部、针灸等方法促其排尿,必要时遵医嘱肌内注射新斯的明或导尿。鼓励产妇早日下床活动,多饮水、多吃蔬菜和高纤维素食物,保持大便通畅。若发生便秘,必要时遵医嘱口服缓泻剂。

（二）预防并发症

1. 预防产后出血　产后 2h 易发生产后出血,应严密观察产妇血压、脉搏、阴道流血量、子宫收缩情况、宫底高度及膀胱充盈度等。协助产妇 30min 内母婴接触及首次哺乳,可促进宫缩。

2. 预防产褥感染

(1) 观察生命体征:测体温、脉搏、呼吸,每日 2 次。若体温超过 37.5℃,应每隔 4h 测1 次,直至正常;若脉搏加快,应注意有无出血、感染;正常产妇每日测血压 1 次。

(2) 观察子宫复旧及恶露:每日应在同一时间、产妇排尿并按摩子宫后,手测其宫底高度,了解子宫复旧情况。每日观察恶露量、颜色及气味。若子宫复旧不全,恶露增多,色红,持续时间延长,或恶露有臭味且子宫有压痛,应遵医嘱给予宫缩剂或抗生素控制感染。

(3) 会阴护理:保持外阴清洁干燥,0.05% 碘伏擦洗外阴,每日 2 次;会阴水肿者用50% 硫酸镁湿热敷;会阴伤口红肿者产后 24h 以后可用红外线照射;会阴有缝线者,每日检查伤口周围有无渗血、红肿、硬结及分泌物,嘱产妇向会阴伤口对侧(健侧)卧位,丝线缝合者产后 3～5d 拆线,可吸收线缝合无需拆线。若伤口感染,应提前拆线引流,并定时换药。

（三）母乳喂养指导

世界卫生组织已将帮助母亲在产后 1h 内开始哺乳、实施 24h 母婴同室,坚持纯母乳喂养 6 个月,提倡母乳喂养 2 年以上等纳入促进母乳喂养成功的措施中。

1. 母乳喂养的优点　母乳喂养可以满足新生儿营养的需要,提高新生儿的免疫力,增进母子感情;促进产妇子宫复旧;经济、方便、安全等。

2. 哺乳方法指导　产妇选择舒适体位(坐位或卧位),新生儿吸吮时含接乳头及大部分乳晕,吸完一侧再吸另一侧。详见"实训 4　母乳喂养指导"。

3. 哺乳时间和次数　遵循按需哺乳的原则,产后半小时内开始哺乳。产后 1 周内,是母体泌乳的过程,哺乳次数应频繁,每 1～3h 哺乳 1 次;吸吮时间从每次 3～5min 开始,逐渐延长,一般不超过 15～20min,以免乳头皲裂或养成婴儿含乳头睡觉的习惯。

4. 哺乳异常的护理

（1）平坦及凹陷乳头：指导产妇乳头伸展与乳头牵拉练习，每日两次。

（2）乳房胀痛：①清淡饮食，尽早哺乳，哺乳时先吸吮胀痛严重的一侧。②外敷乳房，哺乳前热敷，两次哺乳间冷敷。③从乳房边缘向乳头中心按摩乳房。④穿戴乳罩，扶托乳房，减轻沉重感。⑤口服维生素 B_6 或散结通乳的中药，常用方剂为柴胡（炒）、当归、王不留行、木通、漏芦各 15g，水煎服。

（3）乳腺炎：轻度乳腺炎时在哺乳前湿热敷乳房 3～5min，并按摩乳房，轻轻拍打和抖动乳房，哺乳时先喂患侧，每次哺乳应吸空乳汁，同时增加哺乳次数，每次哺乳至少20min。若持续发热，应暂停哺乳，遵医嘱用抗生素，定时吸出乳汁，热敷乳房，促进炎症消散。哺乳后充分休息，饮食要清淡。

（4）乳头皲裂：多见于初产妇。应指导产妇采取正确的哺乳姿势，新生儿吸吮时含住乳头和大部分乳晕。轻者可继续哺乳，哺乳前湿热敷乳房 3～5min，挤出少许乳汁使乳晕变软，让乳头和大部分乳晕含吮在婴儿口中，哺乳后挤出少许乳汁涂在乳头乳晕上，有抑菌和修复表皮的作用。哺乳时先吸吮损伤程度轻的一侧。

（5）催乳：指导正确哺乳，按需哺乳，夜间哺乳，调节饮食。

（6）退乳：停止哺乳，不排空乳房，少进汤汁。生麦芽 60～90g 水煎服，每日 1 剂，连服 3～5d；芒硝 250g 分装于两个布袋内，敷于两侧乳房并包扎固定，湿硬后及时更换，直至乳房不胀为止；维生素 B_6 200mg 口服，每日 3 次，共 5～7d。

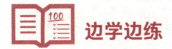 **边学边练**

实训 4　母乳喂养指导

（四）促进产后心理调适

1. 依赖期　产后 3d 内，让产妇充分休息，鼓励家人参与，协助完成产妇及新生儿的日常护理，给予产妇自我护理指导及常见问题的应对方法。

2. 依赖 – 独立期　关心产妇，指导并鼓励产妇参与照护新生儿，培养母子感情，鼓励产妇表达自己的情绪并与他人交流等，提高产妇自信心和自尊感，促其接纳自己和孩子，平稳应对压抑状态。

3. 独立期　指导产妇及丈夫正确应对各种压力，包括家庭运作模式的转变、哺育孩子、工作与家庭的矛盾、承担家务等，培养新的家庭观念。

（五）健康指导

1. 产后健身操　产后健身操可促进产妇腹壁、盆底肌张力的恢复，预防尿失禁、膀胱直肠膨出及子宫脱垂。一般在产后第 2d 开始，每 1～2d 增加 1 节，每节重复 8～16 次。指导产妇出院后坚持做产后保健操，运动量由小到大、由弱到强循序渐进练习，直至产后

6周(图6-1)。

第1节:仰卧,深吸气,收腹部,然后呼气。

第2节:仰卧,两臂直放于身旁,进行缩肛与放松动作。

第3节:仰卧,两臂直放于身旁,双腿轮流上举和并举,与身体呈直角。

第4节:仰卧,髋与腿放松,分开稍屈,脚底放在床上,尽力抬高臀部和背部。

第5节:仰卧起坐。

第6节:跪姿,双膝分开,肩肘垂直,双手平放床上,左右腿交替向背后高举。

第7节:全身运动,跪姿,双臂支撑在床上,左右腿交替向背后高举。

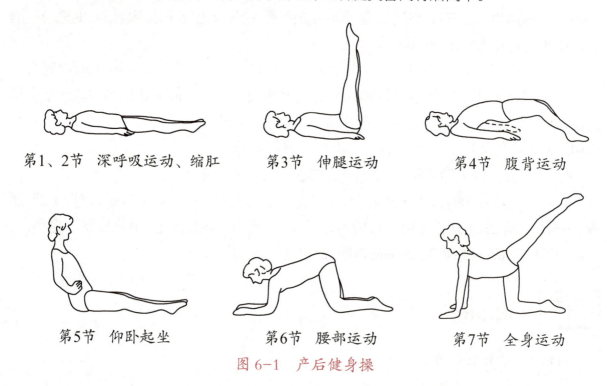

第1、2节 深呼吸运动、缩肛　　第3节 伸腿运动　　第4节 腹背运动

第5节 仰卧起坐　　第6节 腰部运动　　第7节 全身运动

图6-1 产后健身操

2. 计划生育指导 产褥期内禁止性生活。产后42d开始采取避孕措施,哺乳者以工具避孕为宜,不哺乳者可选用药物避孕。

3. 产后检查 包括产后访视和产后健康检查。产后访视至少3次,分别为产妇出院后3d内、产后14d、28d;了解产妇饮食、大小便、恶露、哺乳及新生儿健康状况,检查乳房、会阴伤口、剖宫产腹部伤口等。产后6周携新生儿到医院进行产后健康检查,了解产妇全身各系统及生殖器官的恢复情况,乳房泌乳及新生儿喂养和生长发育情况,发现异常,给予指导和及时处理。

【护理评价】

产妇母乳喂养是否成功;舒适度是否增加,能否正确应对疼痛、疲劳等不适;是否发生产后出血等并发症或得到及时有效的处理。

本章学习重点为产褥期妇女的护理评估和护理措施,难点为母乳喂养指导。应掌握的核心要点:①产后24h内产妇体温略升高,一般不超过38℃;产后3~4d体温可升高至37.8~39℃,发生泌乳热,持续4~16h。②子宫复旧的过程即产后第1d宫底平脐,以后每日下降1~2cm,产后10d降至盆腔,产后6周恢复正常大小。③恶露的分类包括血性恶露(持续3~4d)、浆液性恶露(持续10d)和白色恶露(持续3周)。子宫复旧不全或感染,恶露持续时间延长、量多、有臭味。④指导产妇产后4h内排尿,以免尿潴留。⑤会阴护理即会阴擦洗每日2次,会阴水肿用50%硫酸镁湿热敷,产后3~5d拆线,化脓者提前拆线引流,产妇向伤口对侧卧位。⑥学会母乳喂养指导。

(余 欣)

思考题

1. 李女士,32岁,经产妇。产后第2d,自诉下腹部阵发性坠痛,哺乳时加剧。查体:T37.3℃、P84次/min、Bp113/83mmHg。乳房无胀痛。子宫底脐下2指,收缩良好,红色恶露、量少,会阴切口无红肿。

(1) 李女士下腹痛的原因是什么? 子宫复旧是否正常?

(2) 如何对李女士进行产褥期健康指导?

2. 王女士,30岁,初产妇,自然分娩一健康女婴,产后身体恢复良好,但对是否母乳喂养犹豫不决。经进一步沟通,了解王女士担心母乳喂养可能影响体形及工作。

(1) 母乳喂养有哪些优点?

(2) 如何帮助王女士消除对母乳喂养的顾虑?

第七章 ｜ 高危妊娠管理

07章 数字内容

第一节 高危妊娠监护

 工作情景与任务

导入情景：

刘女士，38 岁，G₃P₀，自然流产 2 次。妊娠 30 周首次产前检查。查体：血压 150/90mmHg，脉搏 89 次 /min，双下肢水肿；宫高 29cm，腹围 92cm，头先露，胎心率 135 次 /min。

工作任务：

1. 列举刘女士存在的高危因素。
2. 对刘女士进行产前检查指导。

高危妊娠（high risk pregnancy）是指在妊娠期有个人或社会不良因素及存在某种并发症或合并症，可能危害孕妇、胎儿、新生儿或导致难产的妊娠。具有高危妊娠因素的孕妇称为高危孕妇。

一、高危妊娠的范畴

1. **社会经济因素及个人条件** 孕妇年龄 <18 岁或者≥35 岁、身高 <145cm、孕前体重过轻或超重、先天发育异常、营养不良、未婚或独居、精神异常、家族中有遗传性疾病等。孕妇有吸烟、饮酒、吸毒等不良嗜好。孕妇及其丈夫收入低下、职业不稳定、未定期产前检查、居住条件差及交通不便等。

2. **疾病因素** ①有异常孕产史：如自然流产、早产、死胎、死产、异位妊娠、新生儿死亡、难产、新生儿先天畸形、先天缺陷或遗传性疾病等；②妊娠期并发症：如前置胎盘、胎盘早剥、妊娠期高血压疾病、羊水量异常、过期妊娠等；③妊娠合并症：如心脏病、糖尿病、病毒性肝炎、血液病等；④可能发生分娩异常：如骨盆狭窄、胎位异常、巨大胎儿等；⑤其他：如妊娠早期病毒感染，接触大量放射线、化学毒物或服用过对胎儿有影响的药物等。

3. **心理因素** 孕妇有焦虑、抑郁、恐惧等。

二、胎儿健康状况评估

（一）胎儿宫内情况监测

1. **确定孕龄** 根据末次月经、早孕反应或第一次胎动出现时间、B 超检查等方法推算孕龄。妊娠早期测量胎儿头臀长度，能较为准确地估计孕周。

2. **宫高和腹围** 判断胎儿大小与孕周是否相符，间接了解胎儿发育情况。将每次产前检查测量的宫高和腹围，绘制在妊娠图上，观察其动态变化。

3. **胎动计数** 胎动监测是孕妇自我监测胎儿宫内安危简单、有效的方法。孕妇可取卧位或坐位监测胎动。胎动计数时应避开胎儿的睡眠周期。

4. **B 超检查** 评估胎儿大小，检查胎方位、胎心率、羊水量、胎盘位置以及胎儿有无畸形等。妊娠 22 周开始，胎头双顶径每周约增加 0.22cm，胎头双顶径≥8.5cm 提示胎儿成熟。足月胎头双顶径平均 9.3cm。

5. **胎心音听诊** 通过腹壁听诊胎心，了解胎儿宫内情况。正常胎心率为 110~160 次/min，如胎心率 <110 次/min 或 >160 次/min 提示胎儿宫内缺氧，应及时处理。

6. **电子胎心监护（electronic fetal monitoring，EFM）** 能够连续观察和记录胎心率（fetal heart rate，FHR）的动态变化，同时记录子宫收缩和胎动，观察胎动、宫缩对胎心率的影响，客观监测胎心率和预测胎儿宫内储备能力。

（1）胎心率基线：正常胎心率基线为 110~160 次/min，胎心率基线 >160 次/min 或 <110 次/min，历时 10min 以上为胎儿心动过速或心动过缓。

（2）基线变异：指每分钟胎心率自波峰到波谷的振幅改变。正常变异的振幅波动为 6~25 次/min。胎心率基线的变异是评估胎儿心脏功能的重要指标。

（3）加速：指胎动时胎心率增加≥15次/min，持续时间≥15s，说明胎儿情况良好。

（4）减速：胎心率减速根据出现时间与宫缩的关系分为3种类型。①早期减速是指胎心率对称性地、缓慢地下降到最低点再恢复到基线，减速的开始、最低值及恢复与宫缩的起始、峰值及结束同步（图7-1）。宫缩时胎头受压可能是引起早期减速的主要原因。②晚期减速是指胎心率对称性地、缓慢地下降到最低点再恢复到基线，减速的开始、最低值及恢复分别延后于宫缩的起始、峰值及结束（图7-2）。子宫胎盘循环功能不良是晚期减速的主要原因。③变异减速是指突发的显著的胎心率急速下降，减速的起始、深度和持续时间与宫缩之间无固定规律（图7-3）。脐带受压是变异减速的主要原因。

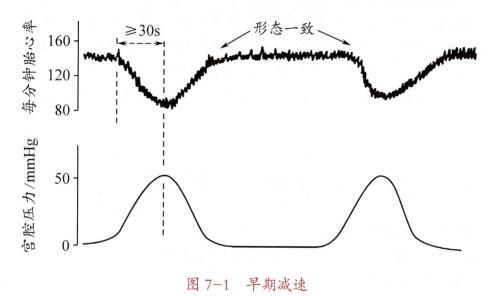

图7-1　早期减速

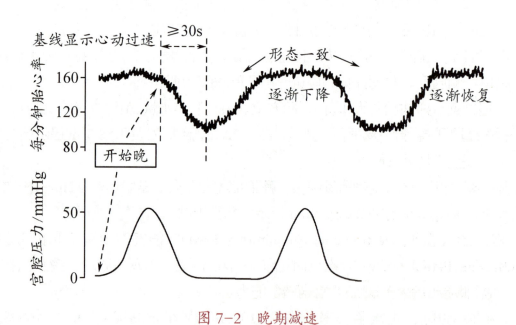

图7-2　晚期减速

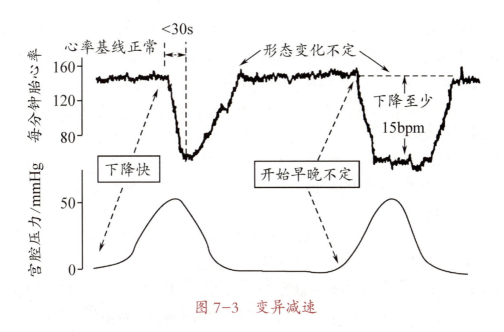

图 7-3　变异减速

7. 预测胎儿宫内储备能力

（1）无应激试验（none stress test，NST）：用于产前监护。妊娠期用电子胎心监护仪在孕妇无规律宫缩、无其他刺激时，观察胎心率基线的变异及胎动后胎心率的情况。通过胎动时胎心率的变化，了解胎儿的储备能力。胎动时胎心率加速≥15 次 /min，持续时间≥15S 为 NST 反应型，提示胎儿在宫内目前比较安全，在短时间内不会有生命危险；若胎动时无胎心率加速，胎动时胎心率加速≤15 次 /min，持续时间 <15s 为 NST 无反应型，应尽快找医生咨询并处理。NST 结果假阳性率较高，异常 NST 需要复查，延长监护时间。

（2）缩宫素激惹试验（oxytocin challenge test，OCT）：用缩宫素诱导宫缩并用电子胎心监护仪记录宫缩时胎心率的变化。OCT 可用于产前监护及引产时胎盘功能的评价。OCT 图形的判读主要基于是否出现晚期减速和变异减速。①阴性：没有晚期减速或重度变异减速；②可疑（有下述任一种表现）：间断出现晚期减速或重度变异减速；宫缩过频（>5 次 /10min）；宫缩伴胎心率减速，时间 >90s；出现无法解释的监护图形；③阳性：≥50%的宫缩伴随晚期减速。

（二）胎盘功能监测

1. 孕妇尿雌三醇（estriol，E_3）测定　妊娠晚期孕妇 24h 尿 E_3<10mg，或测定值突然减少达 50% 以上，提示胎盘功能减退。

2. 雌激素与肌酐比值（E/C）测定　取任意尿测 E/C，若 E/C>15 为正常值，10～15 为警戒值，≤10 为危险值。

3. 孕妇血清胎盘生乳素及妊娠特异性 β1 糖蛋白测定，有助于胎盘功能检测。

4. 脐动脉血流监测　利用彩色多普勒超声，测定脐动脉血流 S/D 比值，S/D 为收缩期峰值流速（S）/ 舒张末期流速（D），可以反映胎盘血流动力学改变，判断胎儿宫内状况，为临床选择终止妊娠的适宜时机提供依据。

（三）胎儿成熟度监测

1. B超检查　胎头双顶径≥8.5cm，提示胎儿已成熟；双顶径>10cm，提示巨大胎儿。

2. 胎龄与胎儿体重估计　胎龄<37周为早产儿；胎儿体重(g)=宫高(cm)×腹围(cm)+200。

3. 胎肺成熟度的监测

（1）孕周：妊娠满34周（经妊娠早期超声核对）胎儿肺发育基本成熟。

（2）卵磷脂/鞘磷脂(lecithin/sphingomyelin，L/S)比值：羊水卵磷脂/鞘磷脂比值(L/S)≥2，提示胎儿肺成熟。

（3）磷脂酰甘油(phosphatidyl glycerol，PG)：PG阳性提示胎肺成熟。

（四）胎儿结构畸形及遗传性疾病的产前诊断

1. B超检查　临床上通常选择妊娠18~24周进行B超检查，筛查胎儿结构畸形。

2. 羊膜腔内胎儿造影　可诊断胎儿体表畸形、泌尿系统及消化系统畸形。

3. 胎儿镜检查　对胎儿进行直接体表检查或取血检查。

4. 绒毛细胞染色体检查　妊娠10~12周绒毛活检取绒毛细胞培养，做染色体核型分析，了解胎儿染色体数目及结构有无异常。

5. 羊水检查　妊娠16~21周，羊膜腔穿刺抽取羊水检查胎儿染色体，有助于诊断唐氏综合征。甲胎蛋白(alpha-fetal protein，AFP)测定，有助于诊断开放性神经管畸形。

 知识拓展

唐氏综合征筛查

唐氏综合征即21-三体综合征，又称先天愚型或Down综合征，系染色体异常所致，60%于妊娠早期自然流产，存活者表现为智能低下、生长发育障碍和多发畸形。高龄初产妇是高危人群。筛查方法：① NT检查。妊娠11~13⁺⁶周B超检查测量胎儿颈项透明层厚度，用于早期风险评估。②孕妇血清学筛查是最常用方法。妊娠14~21周检测孕妇血清中甲胎蛋白、hCG、游离雌三醇含量，结合孕妇年龄、孕周、体重等，通过风险评估软件计算唐氏综合征风险。高危者进一步选择羊水检查或无创产前检测。③无创产前检测。妊娠12周后采母体血检测胎儿染色体异常，准确率达70%~99%。

三、高危妊娠妇女的护理

【护理评估】

（一）健康史

通过采集病史了解孕妇年龄、既往史、手术史、月经史、不良孕产史，本次妊娠有无接触过对胎儿有害的物质、放射线及病毒感染等。

（二）身体状况

1. 全身体格检查　了解孕妇的体重、身高、血压、心脏功能、有无水肿等。

2. 产科检查　通过腹部四步触诊了解胎儿大小、胎方位、胎先露等，评估胎儿大小与孕周是否相符；进行胎心听诊，了解胎动情况，以早期发现胎儿缺氧情况。

3. 妊娠合并症及并发症评估　重视孕妇主诉并结合相关检查，了解有无妊娠合并症及并发症。

（三）辅助检查

详见本章第一节"高危妊娠监护"。

（四）心理－社会状况

高危妊娠的孕妇及家属因担心孕妇和胎儿的健康，常存在焦虑、紧张、无助、失落等情绪，注意评估孕妇及家属的心理变化、社会支持系统和应对策略。

（五）治疗要点

查明原因，对因处理。积极治疗妊娠合并症和并发症，提高胎儿对缺氧的耐受能力，适时终止妊娠，做好新生儿抢救准备。

【常见护理诊断 / 问题】

1. 知识缺乏：缺乏对定期产前检查重要性和高危妊娠对母儿影响的相关知识。

2. 焦虑　与担心自身及胎儿安危有关。

3. 潜在并发症：胎儿生长受限、胎儿窘迫。

【护理措施】

1. 一般护理　加强营养，合理饮食，注意补充维生素、钙和铁。指导孕妇左侧卧位休息。

2. 病情观察　指导孕妇定期产前检查，酌情增加检查项目和次数。严密观察孕妇有无阴道流血、水肿、腹痛等症状和体征，观察胎儿生长发育是否正常，加强胎儿监护如胎心、胎动变化并做好记录，有异常及时报告医生。

3. 治疗配合

（1）提高胎儿对缺氧的耐受能力，10% 葡萄糖溶液 500ml 加维生素 C 2g，静脉滴注，每日 1 次，5～7d 为 1 疗程。

（2）吸氧，每日 2～3 次，每次 30～60min。

（3）结合母儿情况，适时终止妊娠。

（4）加强产程监护，做好产后出血、子痫、新生儿窒息等急救物品准备。

4. 心理护理　引导孕妇积极应对健康相关问题，缓解其心理压力与焦虑、紧张的情绪。各种检查和操作之前向孕妇解释，提供指导，告知全过程及注意事项，提供有利于孕妇倾诉和休息的环境。

5. 健康指导　鼓励孕妇及丈夫定期参加孕妇学校学习，指导孕妇加强自我监护及管理能力。与孕妇讨论食谱及烹饪方法,提出恰当建议,增加营养,保证胎儿生长发育的需要。休息时宜取左侧卧位。保持室内空气新鲜,通风良好。

四、高危妊娠管理

高危妊娠管理是围生期保健工作的重点,早期筛查高危孕妇并对其进行系统管理是保障母儿健康的重要措施,能有效降低围生期母婴发病率、死亡率和伤残率。对不宜结婚及不宜生育者做好解释、劝导工作,为计划受孕者实施孕前保健措施。所有孕妇应在辖区医疗保健机构建册(卡),按规范认真预约产前检查,做到早期发现妊娠并发症和合并症。对高危孕妇进行专册登记,严格执行高危转诊制度。根据高危因素对孕产妇影响的严重程度,结合胎盘功能和胎儿成熟度的检测,选择对母儿最有利的分娩方式,实施有计划的分娩。

第二节　高危儿护理

 工作情景与任务

导入情景:

王女士,28岁。因妊娠42周临产、急性胎儿窘迫行剖宫产术。新生儿出生后面色苍白,呼吸、心跳微弱,肌张力松弛,Apgar评分3分。产妇及家属焦虑不安。

工作任务:

1. 做好新生儿窒息抢救准备,稳定产妇情绪。

2. 配合医生进行新生儿窒息的复苏抢救。

一、胎 儿 窘 迫

胎儿窘迫(fetal distress)指胎儿在子宫内因急性或慢性缺氧危及其健康和生命的综合症状,发生率为2.7%~38.5%。急性胎儿窘迫多发生在分娩期;慢性胎儿窘迫常发生在妊娠晚期,临产后常表现为急性胎儿窘迫。

【护理评估】

(一)健康史

1. 母体因素　孕妇合并高血压、慢性肾炎、严重心肺功能不全或重度贫血;高热或创伤;妊娠期高血压疾病、产前出血性疾病或胎膜早破等;急产或子宫不协调性收缩;镇静剂、麻醉剂使用不当等。

2. 胎儿因素　胎儿严重的心血管疾病、胎儿畸形、母儿血型不合引起的胎儿溶血、胎儿宫内感染及颅脑损伤等。

3. 脐带、胎盘因素　脐带异常,如脐带缠绕、打结、扭转、脱垂、过长过短或帆状附着;胎盘因素如前置胎盘、胎盘早剥、胎盘功能减退等。

（二）身体状况

1. 急性胎儿窘迫　主要发生在分娩期,多因脐带异常、胎盘早剥、宫缩过强或产程延长等因素引起。

（1）胎心率异常:产时胎心率变化是急性胎儿窘迫的重要征象,应定时胎心听诊或进行连续电子胎心监护。缺氧初期通常表现为胎心率加快;长时间或严重缺氧时,胎心率减慢,若胎心率 <100 次 /min,提示胎儿缺氧严重。

（2）羊水胎粪污染:10% ~ 20% 的分娩中会出现羊水胎粪污染,但并非一定是胎儿窘迫的征象。依据胎粪污染的程度不同,羊水污染分 3 度:Ⅰ度浅绿色;Ⅱ度黄绿色、浑浊;Ⅲ度棕黄色、稠厚。

（3）胎动异常:缺氧初期为胎动频繁,继而减弱及次数减少,进而消失。单纯的胎动频繁不属于胎动异常。

知识拓展

羊水胎粪污染及处理

胎儿可在宫内排出胎粪,尽管胎儿宫内缺氧可能促发胎儿排出胎粪,但影响胎粪排出的主要因素是孕周,孕周越大羊水胎粪污染的概率越高。某些高危因素也会增加胎粪排出的概率,如妊娠期肝内胆汁淤积症。出现羊水胎粪污染时,可考虑连续电子胎心监护,如果胎心监护正常,不需要进行特殊处理;如果胎心监护异常,存在宫内缺氧情况,可引起胎粪吸入综合征,造成不良胎儿结局,需紧急处理。

2. 慢性胎儿窘迫　主要发生于妊娠晚期,常延续至临产并加重。多因妊娠期高血压疾病或合并慢性肾炎、糖尿病等因素所致。

（1）胎动减少或消失:胎动减少为胎儿缺氧的重要表现,应予警惕。临床常见胎动消失 24h 后胎心消失。妊娠 28 周以后,胎动计数 <10 次 /2h 或突然减少 50% 者提示胎儿缺氧可能。

（2）常伴有胎儿生长受限。

（三）辅助检查

1. 电子胎心监护　急性胎儿窘迫时出现反复的晚期减速或变异减速。慢性胎儿窘迫时,NST 基线变异缺失,OCT 出现反复晚期减速。

2. 胎儿头皮血血气分析　pH<7.20，若 pH<7.20（正常值 7.25～7.35）、PO₂<10mmHg（正常值 15～30mmHg）、PCO₂>60mmHg（正常值 35～55mmHg），可诊断为胎儿酸中毒。但该方法目前应用较少。

（四）心理－社会状况

胎儿缺氧，孕产妇及家人因担心胎儿安全而紧张、焦虑；对胎儿窘迫需要手术分娩产生犹豫及无助感。

（五）治疗要点

1. 急性胎儿窘迫　立即改善胎儿缺氧状态。

（1）一般处理：立即采取左侧卧位、吸氧、停止缩宫素使用、抑制宫缩等措施，迅速查找病因。对可疑胎儿窘迫者应综合考虑临床情况或持续电子胎心监护，判定胎儿有无缺氧。

（2）病因治疗：若为不协调性子宫收缩过强，或因缩宫素使用不当引起宫缩过频过强，应停用缩宫素，给予 β 受体兴奋剂特布他林等抑制宫缩。

（3）尽快终止妊娠：根据产程进展情况，采取剖宫产或助产术。

2. 慢性胎儿窘迫　根据孕周、胎儿成熟度及缺氧程度决定处理方案。

（1）一般处理：左侧卧位，低流量吸氧，积极治疗妊娠合并症及并发症，加强胎儿监护，注意胎动变化。

（2）期待疗法：孕周小，估计胎儿娩出后存活可能性小，尽量保守治疗延长胎龄，同时促胎肺成熟，争取胎儿成熟后终止妊娠。强调期待过程中可能发生胎死宫内，胎盘功能低下者可影响胎儿发育，预后不良。

（3）终止妊娠：妊娠近足月或胎儿已成熟，胎动减少，胎盘功能进行性减退，电子胎心监护出现胎心率基线异常伴基线变异异常、OCT 出现频繁晚期减速或重度变异减速，应行剖宫产术终止妊娠。

【常见护理诊断／问题】

1. 气体交换受损（胎儿）　与胎盘功能减退或血流改变（脐带受压）有关。
2. 焦虑　与担心胎儿安全有关。

【护理目标】

胎儿缺氧情况改善，胎心率恢复正常。孕产妇焦虑缓解，主动配合治疗与护理。

【护理措施】

1. 一般护理　①卧床休息，左侧卧位，停用缩宫素。②间断吸氧：急性胎儿窘迫，孕妇面罩或鼻导管吸氧，流量 10L/min，每次 30min；慢性胎儿窘迫，孕妇低流量吸氧，每次 30min，每日 2 次。

2. 严密监测胎儿情况　密切观察胎心、胎动及产程进展情况。

3. 治疗配合　经以上处理未见好转者，做好阴道助产及剖宫术前准备，迅速结束分娩。做好新生儿窒息抢救准备。

4. 心理护理　向孕产妇提供相关信息,解释胎儿情况、产程进展、治疗措施及预期结果,以减轻其焦虑并积极配合处理。

5. 健康指导　指导孕妇休息时采取左侧卧位,改善胎盘血供。教会孕妇妊娠 28 周以后开始胎动计数,发现异常及时就诊。加强产前检查,高危孕妇酌情提前入院待产。

【护理评价】

胎儿缺氧状况是否得到改善,胎心率是否恢复正常。孕妇焦虑是否缓解,能否主动配合治疗与护理。

二、新生儿窒息

新生儿窒息(asphyxia)是指新生儿出生后 1min,仅有心跳而无呼吸或未建立规律呼吸的缺氧状态,是围生期新生儿死亡和致残的主要原因之一。正确复苏是降低新生儿窒息死亡率和伤残率的主要手段。

【护理评估】

(一)健康史

评估是否有下列原因存在:①胎儿窘迫。②呼吸中枢受抑制或损伤。急产、产程延长、宫缩过强或因产钳助产等原因,导致胎儿脑部长时间缺氧及颅内出血。③分娩过程中不恰当使用麻醉剂、镇静剂。④胎儿在分娩过程中吸入羊水、胎粪、黏液等致呼吸道阻塞,造成气体交换受阻。⑤其他情况如早产、肺发育不良、呼吸道畸形等。

(二)身体状况

根据 Apgar 评分将新生儿窒息分为轻度窒息和重度窒息。

1. 轻度窒息　又称青紫窒息,Apgar 评分 4~7 分。新生儿全身皮肤青紫;呼吸表浅或不规则;心跳规则而有力,心率多减慢(80~120 次 /min);对外界刺激有反应;喉反射存在;肌张力较好,四肢稍屈。

2. 重度窒息　又称苍白窒息,Apgar 评分 0~3 分。新生儿口唇青紫,皮肤苍白;呼吸微弱或无呼吸;心跳不规则,弱而慢(<80 次 /min);对外界刺激无反应;喉反射消失;肌张力松弛。

(三)心理-社会状况

产妇及家属担心新生儿的安危而出现焦虑、恐惧、悲伤心理。

(四)治疗要点

预防为主,做好新生儿窒息复苏准备。一旦发生,按流程实施 ABCDE 步骤进行复苏:A. 清理呼吸道(是根本);B. 建立呼吸,增加通气(是关键);C. 维持正常循环;D. 药物治疗;E. 评价。及时复苏,降低新生儿死亡率,预防远期后遗症。

【常见护理诊断/问题】

1. 自主呼吸障碍　与羊水、胎粪、黏液等阻塞呼吸道,造成气体交换受阻有关。

2. 有受伤的危险（新生儿）　与未建立自主呼吸导致脑缺氧有关。

【护理措施】

（一）复苏前的准备工作

1. 检查物品　准备复苏所需要的所有仪器和材料,确保齐全且功能良好。

2. 检查复苏常用药物　如肾上腺素等。

3. 组成团队　每次分娩时至少有 1 名熟练掌握新生儿复苏技术的医务人员在场,负责处理新生儿。如有高危因素,则需组建一个完整掌握新生儿复苏技术的团队。复苏开始前,团队人员要安排好小组成员的工作任务和所负的责任,做好复苏计划。

（二）配合医生进行新生儿复苏

1. 快速评估　新生儿出生后立即快速评估 4 项指标:足月吗? 羊水清吗? 有呼吸或哭声吗? 肌张力好吗? 如以上任何一项为"否"则进行初步复苏。

2. 初步复苏步骤　30s 内完成。

（1）保暖:产房温度设置为 24~26℃。提前预热辐射保暖台,温度设置为 32~34℃,用预热毛巾包裹新生儿放在辐射保暖台上。

（2）体位:置新生儿头轻度仰伸位(鼻吸气位)。

（3）保持呼吸道通畅:吸净呼吸道黏液及羊水,先口咽后鼻,清理分泌物。

（4）羊水胎粪污染时的处理:当羊水胎粪污染时,仍首先评估新生儿有无活力。呼吸规则、肌张力好、心率 >100 次 /min 定义为有活力。新生儿有活力时,继续初步复苏;无活力时,应在 20s 内完成气管插管及用胎粪吸引管吸引胎粪。如果不具备气管插管条件,而新生儿无活力时,应快速清理口鼻后立即开始正压通气。

（5）擦干和刺激:快速彻底擦干头部、躯干和四肢,拿掉湿毛巾,用手轻拍或手指弹患儿足底或摩擦背部 2 次,以诱发自主呼吸。

（6）评估心率:新生儿摆好体位,用听诊器评估心率(图 7-4)。

3. 正压通气　新生儿复苏成功的关键是建立充分的通气。若新生儿出现呼吸暂停或喘息样呼吸,心率 <100 次 /min,实施有效的正压通气。压力 20~25cmH$_2$O,频率 40~60 次 /min。调整头位为鼻吸气位,清理分泌物,使新生儿口张开,面罩的放置应使其覆盖新生儿口鼻,检查面罩和面部之间的密闭性(图 7-5)。经 30s 有效正压通气后,如有自主

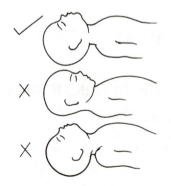

图 7-4　新生儿复苏评估心率体位

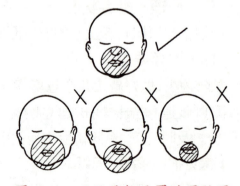

图 7-5　正压通气面罩放置位置

呼吸且心率≥100次/min,可逐步减少并停止正压通气,根据脉搏、血氧饱和度值决定是否常压给氧;如心率<60次/min,应气管插管正压通气并开始胸外按压。

4. 胸外心脏按压　如有效正压通气30s后心率仍<60次/min,在正压通气同时需进行胸外心脏按压。用双拇指(图7-6)或右示指、中指(图7-7)按压胸骨体下1/3,按压深度为胸廓前后径的1/3,避开剑突。胸外心脏按压和正压通气的比例为3:1,即胸外按压90次/min,正压通气30次/min。

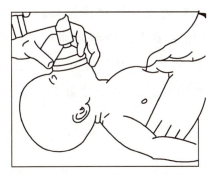 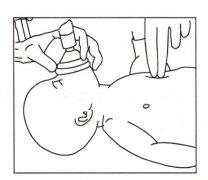

图7-6　复苏气囊面罩正压通气,双拇指胸外心脏按压　　　图7-7　复苏气囊面罩正压通气,右示指、中指胸外心脏按压

5. 药物治疗

(1)肾上腺素:30s有效的正压通气(胸廓有起伏)和60s胸外按压配合100%浓度的氧正压通气后,新生儿心率仍<60次/min,应立即给予肾上腺素。首选脐静脉给药,剂量为1:10 000的肾上腺素0.1～0.3ml/kg静脉给药或0.5～1ml/kg气管内注入。

(2)碳酸氢钠:复苏过程中一般不推荐使用,严重代谢性酸中毒时可考虑。

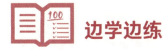 **边学边练**

实训5　新生儿窒息复苏技术

6. 复苏后监护及护理　复苏后的新生儿可能有多器官损害的危险,应继续监护,包括体温管理、生命体征监测、早期发现并发症等。复苏后加强新生儿护理,保持呼吸道通畅,密切观察面色、呼吸、心率、体温,预防感染,做好记录。患儿暂时不宜沐浴,延迟哺乳,减少刺激。

(三)心理护理

提供情感支持,抢救紧张有序,避免大声喧哗,以免加重产妇焦虑。抢救无效,新生儿死亡时,选择合适的语言和时机告知产妇,使产妇能接受现实。

(四)健康指导

指导产妇及家属学会观察新生儿的面色、呼吸、哭声、精神状态,发现异常及时就诊。选择适宜的时间向家长讲解本病预后,对有后遗症的患儿应指导家长学会康复护理的方法。

本章重点是高危儿护理,难点是电子胎心监护。掌握的核心要点:①胎动监测是孕妇判断胎儿宫内状况简便有效的方法,取卧位或坐位监测胎动。②电子胎心监护能客观监测胎心率和预测胎儿宫内储备能力。宫缩时胎头受压表现为早期减速,脐带受压表现为变异减速,反复性晚期减速是胎盘功能不良、胎儿缺氧的表现。基线变异是评价胎儿安危较为重要的评价指标。③急性胎儿窘迫主要征象为胎心率异常,慢性胎儿窘迫主要表现为胎动减少,应取左侧卧位、吸氧、尽早结束分娩。④新生儿窒息复苏清理呼吸道是根本;建立呼吸,增加通气是关键;复苏后暂时不宜沐浴,延迟哺乳。⑤学会对新生儿窒息的评估及抢救。

(郭晓辉)

思考题

1. 王女士,36 岁,G_1P_0,妊娠 28 周产前检查,护士指导其胎动计数。

(1)告知孕妇,胎动出现何种情况时需立即就诊?

(2)建议该孕妇休息时的最佳体位是什么?

2. 新生儿出生后 1min,评估时发现全身皮肤青紫,心率 <80 次 /min,弱而不规则,呼吸微弱,肌张力松弛,喉反射消失。

(1)该新生儿进行 Apgar 评分是多少?

(2)该新生儿主要的护理诊断是什么?

(3)应对新生儿采取的护理措施有哪些?

3. 章女士,26 岁,初孕妇。因妊娠 39 周,自觉胎动频繁,急诊入院。护士监测其胎心率为 180 次 /min,遂采取紧急措施并通知医生。

(1)评估孕妇上述表现的可能原因是什么?

(2)护士应立即采取哪些护理措施?

第八章 | 异常妊娠妇女的护理

08章 数字内容

第一节 自 然 流 产

 工作情景与任务

导入情景:

王女士,32岁,已婚,既往月经规律。现停经60d,阴道少量出血1d,伴下腹部轻微坠痛。妇科检查:阴道有少量暗红色血液,宫口未开,子宫如孕8周大小、质软。

工作任务:

1. 测生命体征,配合医生对王女士进行各项检查。
2. 对王女士进行护理评估,分析主要护理问题,制定护理措施。
3. 进行心理护理及健康教育。

凡妊娠不足28周、胎儿体重不足1 000g而终止者,称为流产(abortion)。发生于妊娠12周以前者称为早期流产,发生于妊娠12周至不足28周之间者称为晚期流产。流产又可分为自然流产（spontaneous abortion）和人工流产（artificial abortion）。胚胎着床后约31%发生自然流产，其中80%为早期流产。早期流产中，约2/3为隐性流产，即发生于月经期前的流产，又称生化妊娠。本节仅阐述自然流产。

【病因病理】

（一）病因

1. 胚胎因素　染色体异常是自然流产最常见的原因，约占早期流产的50%~60%。染色体异常多为数目异常，如X单体、三倍体、多倍体等；其次为结构异常，如染色体断裂、易位或缺失等。另外，药物、病毒感染等因素也可引起胚胎发育异常。

2. 母体因素

（1）全身性疾病：如严重感染、高热疾病、严重贫血或心力衰竭、血栓性疾病、慢性肝肾疾病等，均可能导致流产。

（2）生殖器官异常：子宫畸形、子宫肌瘤、子宫发育不良、宫腔粘连等可影响胎儿的发育而导致流产。宫颈内口松弛、宫颈重度裂伤所致的宫颈功能不全，易导致胎膜早破而引起晚期流产。

（3）内分泌异常：女性内分泌功能异常（如黄体功能不全、高催乳素血症、多囊卵巢综合征等），甲状腺功能减退，糖尿病血糖控制不良等，亦可导致流产。

（4）免疫因素：母胎双方免疫不适应，导致母体排斥胎儿而诱发流产。

（5）强烈应激与不良习惯：孕妇躯体创伤（如手术或腹部受撞击）、性交过频、不良心理刺激（如过度紧张、焦虑、恐惧、忧伤等）、过量吸烟、酗酒或吸毒等，均可能导致流产。

3. 父亲因素　有研究证实精子的染色体异常可导致自然流产。

4. 环境因素　过多接触有害的化学物质（如铅、镉、有机汞等）和物理因素（如高温、噪声、放射性物质等），可直接或间接损害胚胎或胎儿而导致流产。

（二）病理

妊娠8周以前发生的流产，胚胎多先死亡，随后底蜕膜出血，绒毛与蜕膜层剥离，引起子宫收缩而被排出；此时胎盘绒毛与子宫蜕膜的联系尚不牢固，妊娠产物多可完整从子宫壁剥离而排出，出血不多。妊娠8~12周，胎盘绒毛与底蜕膜联系牢固，一旦发生流产，常不易完整剥离，易导致不全流产，出血较多且经久不止。妊娠12周以后，胎盘已完全形成，流产时往往先有腹痛，然后排出胎儿及其附属物，过程与足月分娩相似。

【护理评估】

（一）健康史

详细询问孕妇的停经史、早孕反应情况，阴道出血时间、量及颜色，腹痛的部位、程度及性质，是否有水样排液、烂肉样组织排出等。同时了解孕妇有无全身性疾病、生殖器官疾病或接触有害物质等，以帮助识别流产诱因。

（二）身体状况

停经后阴道流血和腹痛是流产的主要症状。按自然流产发展的不同阶段，分为下述

4 种临床类型。

1. 先兆流产　表现为停经后少量阴道流血,有时伴有下腹部轻微疼痛。妇科检查:子宫大小与孕周相符,宫颈口未开,胎膜未破。此时经保胎尚有继续妊娠的希望,若病情加重则发展为难免流产。

2. 难免流产　由先兆流产发展而来,流产已不可避免。表现为阴道流血量增多、阵发性腹痛加剧或胎膜已破。妇科检查:子宫大小与孕周相符或略小,宫颈口扩张,有时可见胚胎组织或羊膜囊堵塞于宫颈口。

3. 不全流产　由难免流产发展而来,妊娠产物部分排出宫腔,尚有部分残留于宫腔内或嵌顿于宫颈口处。表现为阴道持续流血,严重时可引起失血性休克,下腹痛减轻。妇科检查:子宫小于孕周,宫颈口已扩张,有时可见妊娠产物堵塞于宫颈口或部分妊娠产物已排出于阴道。

4. 完全流产　妊娠产物已完全排出,阴道流血逐渐停止,腹痛逐渐消失。妇科检查:子宫接近正常大小或略大,宫颈口已关闭。

5. 稽留流产　又称过期流产,是指胚胎或胎儿已死亡滞留在宫腔内尚未自然排出者。表现为子宫不再增大或反而缩小,曾有的早孕反应或胎动消失。妇科检查:子宫小于孕周,宫颈口未开。稽留流产可能发生凝血功能障碍,导致弥散性血管内凝血(disseminated intravascular coagulation,DIC),造成严重出血。

6. 复发性流产　指同一性伴侣连续发生 3 次或 3 次以上的自然流产。其临床经过与一般流产相同,每次流产多发生于同一妊娠月份。

7. 流产合并感染　流产过程中,若阴道出血时间过长、组织残留或非法堕胎等,可能引起宫腔内感染,出现发热、下腹痛等症状。严重时可引起盆腔炎、腹膜炎、败血症等,称为流产合并感染。

（三）心理－社会状况

焦虑和恐惧是流产孕妇的主要心理特征。面对阴道流血,孕妇往往不知所措;同时,因担心失去胎儿或影响今后生育而悲伤、忧郁;需手术治疗的孕妇可能出现紧张、害怕等情绪。

（四）辅助检查

1. 实验室检查　连续测定血 β-hCG、孕激素动态变化,有助于流产的诊断和预后判断。血常规、凝血功能检查,可了解有无贫血、感染及凝血情况。

2. B 超检查　显示宫腔内有无胎囊、胎心或残留组织,有助于判断流产类型。

（五）治疗要点

根据流产类型的不同给予相应的处理。

1. 先兆流产　保胎治疗,B 超检查及血 β-hCG 动态监测胎儿情况。

2. 难免流产及不全流产　尽快清除宫腔内容物,防止大出血和感染。

3. 完全流产　一般不必处理。

4. 稽留流产　检查凝血功能,及时促使胎儿和胎盘排出,防止发生 DIC。

5. 复发性流产　明确病因,预防为主,有针对性地给予个性化治疗。子宫颈功能不全所致者,一般建议于妊娠 12～14 周行预防性宫颈环扎术。

6. 流产合并感染　若阴道流血不多,先抗生素治疗 2～3d,控制感染后再手术清除宫腔内容物。若阴道流血多,应静脉滴注抗生素的同时用卵圆钳夹出大块组织,待感染控制后,再次行清宫术。注意勿搔刮宫壁,以免炎症扩散。

 知识拓展

稽留流产的危害与处理

稽留流产因胎盘组织机化,与子宫壁紧密粘连,致使刮宫困难。因稽留时间过长可能发生凝血功能障碍,导致弥散性血管内凝血,故稽留流产的处理应慎重。处理前应查血常规、血小板计数及凝血功能,并做好输血准备。若凝血功能正常,可口服 3～5d 雌激素,以提高子宫对缩宫素的敏感性。手术应谨慎操作,避免子宫穿孔。一次不能刮净者,可于 5～7d 后再次刮宫。若凝血功能异常,应予以纠正后再行刮宫。

【常见护理诊断/问题】

1. 潜在并发症:失血性休克。

2. 有感染的危险　与阴道流血时间长、宫腔内有残留组织有关。

3. 恐惧/焦虑　与担心自身安全及失去胎儿有关。

【护理目标】

孕妇失血性休克得到有效防治;体温、血象正常,无感染发生;情绪稳定,能够配合治疗与护理。

【护理措施】

1. 一般护理　先兆流产保胎孕妇应卧床休息,进食高营养、高蛋白、高纤维素饮食,禁止性生活、灌肠及抬举重物等动作,保持大便通畅。流产合并感染孕妇应半卧位,有利于炎症局限于盆腔。

2. 病情观察　严密监测孕妇体温、脉搏及血压,密切观察阴道流血及腹痛情况,注意阴道分泌物的量、颜色和气味,有感染征象及时报告医生。

3. 治疗配合

(1)大量阴道流血伴休克时,协助孕妇中凹位,吸氧,保暖,监测生命体征,迅速建立静脉通路,遵医嘱输血输液。

(2)手术配合及护理:需要清宫手术者,应做好术前准备、术中配合及术后观察。

(3)用药护理:指导孕妇遵医嘱正确用药,观察药物副作用。如黄体功能不全者用黄体酮 10～20mg 肌内注射,每日或隔日 1 次;必要时遵医嘱口服镇静剂地西泮。

（4）预防感染:注意会阴清洁,手术严格无菌操作,术后监测孕妇体温、腹痛、阴道流血或分泌物情况,遵医嘱用抗生素。

4. 心理护理 对孕妇出现的焦虑紧张等情绪,护士应充分理解,予以同理心。向孕妇及家属解释病情、治疗方案及孕期保健知识,使其顺利度过这一时期。

5. 健康指导 先兆流产保胎成功者,指导其按时进行产前检查。清宫术后如有阴道流血量多、发热、腹痛等应及时就诊。术后 1 个月内禁止性生活和盆浴。有复发性流产史的孕妇确诊妊娠后应卧床休息,禁止性生活,保胎至超过以往发生流产的妊娠月份。宫颈环扎术者术后定期随诊,提前住院,临产前拆除缝线。

【护理评价】

孕妇的失血性休克是否得到有效防治,是否有感染发生,恐惧 / 焦虑情绪是否缓解。

第二节 异 位 妊 娠

 工作情景与任务

导入情景:

刘女士,32 岁,G_2P_1。既往月经规律。因停经 40d,突发左下腹撕裂样疼痛 2h 入院。途中晕厥一次。发病前阴道有少量流血,伴左下腹隐痛,未诊治。查体:痛苦貌,血压 90/60mmHg,脉搏 100 次 /min。腹部压痛,以左下腹为著,叩诊移动性浊音阳性。医生以"宫外孕"收入院。病人及家属紧张不安。

工作任务:

1. 接诊病人,测量生命体征,提供心理支持。

2. 遵医嘱开通静脉输液,协助阴道后穹隆穿刺术,做好手术准备。

受精卵在子宫体腔以外着床,称为异位妊娠(ectopic pregnancy),习称宫外孕(extrauterine pregnancy)。异位妊娠是产科常见急腹症,发病率 2%～3%,是早期妊娠孕妇死亡的主要原因。根据受精卵着床部位不同分为输卵管妊娠、卵巢妊娠、腹腔妊娠、宫颈妊娠等,以输卵管妊娠最多见,占 95% 左右(图 8-1)。输卵管妊娠因其发生部位不同分为间质部、峡部、壶腹部和伞部妊娠,以壶腹部妊娠最多见,约占 78%。本节主要讨论输卵管妊娠。

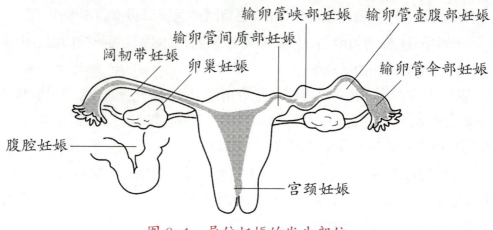

图 8-1　异位妊娠的发生部位

【病因病理】

（一）病因

1. 输卵管炎症　是输卵管妊娠的主要病因。炎症引起输卵管管腔粘连狭窄、纤毛功能受损及管壁蠕动功能减弱等，影响受精卵运行而停留在输卵管内着床。

2. 输卵管妊娠史或手术史　曾有输卵管妊娠史保守治疗者，再次异位妊娠概率达10%。有输卵管绝育史或手术史者，输卵管妊娠发生率为 10%～20%。

3. 其他　输卵管发育异常或功能异常、辅助生殖技术、宫内节育器或口服紧急避孕药避孕失败、子宫内膜异位症等，亦可增加异位妊娠的概率。

（二）病理

1. 输卵管妊娠的结局　输卵管管腔狭小、管壁薄且缺乏黏膜下组织，受精卵发育不良且易穿透内膜或管壁，发生以下结局：

（1）输卵管妊娠流产：多见于壶腹部，常发生于妊娠 8～12 周。因输卵管管壁蜕膜形成不完整，胚泡与管壁分离，导致输卵管妊娠流产（图 8-2）。如胚泡完整剥离经输卵管逆蠕动由伞端排入腹腔，形成输卵管妊娠完全流产，出血一般不多。如胚泡剥离不完整，尚有部分组织附着于管壁，则形成输卵管妊娠不完全流产，绒毛继续侵蚀输卵管管壁，导致反复出血。血液首先积聚于盆腔内直肠子宫陷凹，量多时流入腹腔。

（2）输卵管妊娠破裂：以峡部妊娠多见，常发生于妊娠 6 周左右。胚泡发育过程中，绒毛侵蚀、穿透输卵管管壁，形成输卵管妊娠破裂（图 8-3），短期内即可发生大量腹腔内积血。

（3）陈旧性宫外孕：输卵管妊娠流产或破裂后，若胚胎死亡，反复内出血形成盆腔血肿，血肿机化并与周围组织粘连形成包块，临床上称为陈旧性宫外孕。

（4）继发性腹腔妊娠：输卵管妊娠流产或破裂后，胚胎排入腹腔，多数死亡。偶有存活者，其绒毛组织附着于原着床处或重新种植，胚胎继续生长发育，形成继发性腹腔妊娠。

（5）输卵管妊娠胚胎停止发育并吸收：临床表现不明显，容易被忽略。

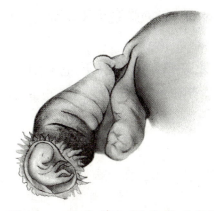

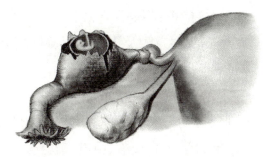

图 8-2　输卵管妊娠流产示意图　　　　图 8-3　输卵管妊娠破裂示意图

2. 子宫的变化　子宫略大而软,子宫内膜发生蜕膜反应。如胚胎死亡或受损,滋养细胞活力消失,蜕膜自宫壁剥离而发生阴道流血。因着床部位在输卵管,故经阴道排出的组织见不到绒毛,组织学检查无滋养细胞。

近年来,早期输卵管妊娠行腹腔镜保守性手术机会增多。若术中未完全清除妊娠物,或残留有存活滋养细胞生长,导致术后 β-hCG 不下降或上升,称为持续性异位妊娠。

【护理评估】

（一）健康史

询问月经生育史,有无停经及停经时间。是否有盆腔炎性疾病、紧急避孕及输卵管手术史等异位妊娠高危因素。

（二）身体状况

异位妊娠的表现与部位、有无流产或破裂及出血量多少有关。输卵管妊娠早期流产或破裂发生前,症状不明显,过程与早孕或先兆流产相似。

1. 症状　典型症状为停经、腹痛与阴道流血三联征。

（1）停经:多有 6~8 周停经史,间质部妊娠停经时间较长。20%~30% 的病人无明显停经史,可能将异位妊娠引起的不规则阴道流血误认为月经;或因月经过期仅数日,而不认为是停经。

（2）腹痛:病人就诊的主要症状。输卵管妊娠流产或破裂前,因输卵管内局部压力增高而表现为下腹一侧隐痛或酸胀感。输卵管妊娠流产或破裂时,病人突感下腹一侧撕裂样疼痛,迅速扩散至全腹,常伴恶心、呕吐。血液积聚于直肠子宫陷凹时,伴肛门坠胀感。

（3）阴道流血:60%~80% 的病人有不规则阴道流血,量少呈点滴状,暗红或深褐色,一般不超过月经量。

（4）晕厥与休克:因剧烈腹痛及腹腔内出血,病人可发生晕厥或失血性休克。休克程度与腹腔内出血的量及速度有关,与阴道流血量不成正比。

2. 体征

（1）一般情况:出血较多者,可出现面色苍白、脉搏细速、血压下降等贫血或失血性休克表现。

（2）腹部检查：下腹部有明显压痛、反跳痛，以患侧为著，轻微腹肌紧张。出血较多时，叩诊有移动性浊音。

（3）妇科检查：阴道后穹隆饱满，宫颈举痛或摇摆痛，子宫稍大而软，出血多时有漂浮感，子宫一侧或后方触及边界不清、触痛明显的包块。宫颈举痛或摇摆痛为输卵管妊娠的典型体征。

（三）心理－社会状况

因剧烈腹痛与失血性休克，病人及家属担心有生命危险而恐惧。病人因失去胎儿并担心未来能否受孕而失落、自责或悲伤。

（四）辅助检查

1. hCG 测定　放射免疫法测定血 β-hCG，对早期诊断异位妊娠及保守治疗病人的治疗效果评价具有重要意义。异位妊娠时，hCG 水平较正常宫内妊娠低。尿妊娠试验阴性不能排除异位妊娠。

2. B 超检查　有助于诊断异位妊娠及腹腔内出血。早期异位妊娠需结合临床表现与血 β-hCG 测定综合判断。

3. 阴道后穹隆穿刺　是一种简单可靠的诊断方法，适于疑腹腔内出血者。若抽出暗红色不凝血，有助于诊断。

4. 腹腔镜检查　有助于确诊异位妊娠，临床上主要用于早期异位妊娠的手术治疗。

5. 诊断性刮宫　宫腔内容物病理检查仅见蜕膜组织而不见绒毛，有助于异位妊娠的诊断。临床较少使用。

（五）治疗要点

1. 手术治疗　主要适于腹腔内出血、生命体征不稳定或药物治疗禁忌者。根据病情及有无生育要求，选择患侧输卵管切除根治手术，或保留输卵管的保守手术。腹腔镜手术已成为治疗早期异位妊娠的主要方法。腹腔内出血多者，应于纠正休克的同时行剖腹探查术。

2. 药物治疗　采用化学药物治疗，适于早期输卵管妊娠或病情稳定者。甲氨蝶呤（MTX）0.4mg/（kg·d），肌内注射，5d 为一疗程，可抑制滋养细胞增生，破坏绒毛，使胚胎组织坏死、脱落及吸收。动态监测血 β-hCG 及病情变化，如突发破裂出血或病情有进展应及时手术治疗。

3. 期待治疗　适于病情稳定、血 β-hCG 水平较低（<1 500U/L）且呈下降趋势者，需向病人及家属说明病情并征得同意。

【常见护理诊断／问题】

1. 潜在并发症：失血性休克。

2. 疼痛：腹痛　与输卵管妊娠流产、破裂及血液刺激腹膜有关。

3. 恐惧／焦虑　与担心生命安危及能否再次妊娠有关。

【护理目标】

病人休克得到有效防治;腹痛减轻或消失;恐惧或焦虑缓解,情绪稳定。

【护理措施】

1. 非手术治疗病人的护理

(1)一般护理:卧床休息,避免剧烈活动,避免性生活或增加腹压的动作(如咳嗽、便秘),保持大便通畅,以免诱发输卵管妊娠流产或破裂。

(2)病情观察:保守治疗过程中,仍有可能发生输卵管妊娠流产或破裂,应严密监测病人生命体征,注意腹痛及阴道流血情况。如腹痛加剧或出现面色苍白、血压下降、脉搏细速等表现,应及时报告医生,做好抢救及手术准备。血 β-hCG 动态测定,有助于判断非手术治疗的效果。

(3)用药护理:氨甲蝶呤毒副作用较大,应根据体重准确计算剂量,按化疗药物使用的注意事项正确用药。定期血常规检查,注意观察化疗药物的毒副反应。

2. 手术治疗病人的护理

(1)失血性休克的急救护理:①去枕平卧,取中凹位,吸氧,保暖。②严密监测生命体征,尤其血压变化。③遵医嘱查血常规、血型,备血,建立静脉通道,输液、输血,补充血容量。

(2)病情观察:严密监测病人血压和脉搏,注意观察神志、腹痛、失血征象及伴随症状,病情进展应立即报告医生并配合抢救。

(3)手术配合及护理:遵医嘱及时准确给药,积极防治休克的同时,迅速做好术前准备,急诊手术。术后按妇科腹部手术常规护理。

3. 心理护理 解释病情及治疗方案,稳定病人及家属情绪。安慰病人,解释异位妊娠的相关知识,帮助病人正视现实,以积极心态配合治疗,加强自我保健意识。

4. 健康指导 注意休息,术后禁止性生活1个月。注意经期卫生,积极防治盆腔炎性疾病,消除异位妊娠诱因。再次妊娠后及时就诊。

【护理评价】

病人的休克是否得到有效防治,疼痛是否减轻,恐惧/焦虑情绪是否缓解。

第三节 前 置 胎 盘

 工作情景与任务

导入情景:

郭女士,34岁,妊娠32周,曾人工流产2次。最近半个月反复少量阴道流血,无腹痛。1h前阴道流血增多急诊来院。检查:血压 90/60mmHg,胎方位 LSA,胎先露高浮,胎心

140次/min。B超检查胎盘位于子宫前壁,其下缘遮盖部分宫颈内口。医生以"前置胎盘"收入院。孕妇及家属非常紧张。

工作任务:

1. 接诊孕妇,遵医嘱开通静脉输液,补充血容量,并提供心理支持。

2. 对孕妇进行护理评估,分析主要护理问题,并制定护理措施。

正常胎盘附着于子宫体的前壁、后壁或侧壁。妊娠 28 周后,若胎盘附着于子宫下段,甚至胎盘下缘达到或覆盖宫颈内口,位置低于胎儿的先露部,称为前置胎盘(placenta previa)。前置胎盘是妊娠晚期出血的常见原因之一。

【病因及分类】

(一)病因

1. **子宫内膜病变或损伤** 是引起前置胎盘的常见原因。多次流产、刮宫、分娩、剖宫产、产褥感染等可导致子宫内膜损伤或瘢痕,再次妊娠时子宫蜕膜血管生长不良造成胎盘血供不足,致使胎盘为摄取足够的营养扩大面积而伸展到子宫下段。

2. **胎盘异常** 胎盘面积过大,膜状胎盘大而薄延伸至子宫下段,或有副胎盘位于子宫下段接近宫颈内口。

3. **受精卵滋养层发育迟缓** 受精卵运送到子宫腔后,滋养层尚未发育到能着床的阶段,继续下移至子宫下段才着床,形成前置胎盘。

4. **辅助生殖技术** 使用的促排卵药,改变了体内性激素水平;由于受精卵的体外培养和人工植入,造成子宫内膜与胚胎发育不同步;人工植入时可诱发宫缩,导致其着床于子宫下段。

(二)分类

根据胎盘下缘与子宫颈内口的关系,前置胎盘可分为 4 种类型(图 8-4)。由于子宫下段形成、宫颈管消失及宫口扩张等因素,胎盘边缘与宫颈内口的关系常随孕周的不同时期而改变,目前临床上以处理前最后一次检查结果来确定其分类。

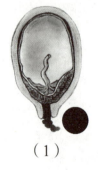 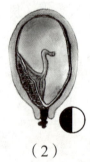 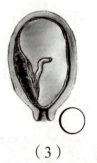 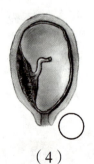

(1)　　　　　　(2)　　　　　　(3)　　　　　　(4)

图 8-4　前置胎盘的类型

(1)完全性前置胎盘;(2)部分性前置胎盘;(3)边缘性前置胎盘;(4)低置胎盘。

1. **完全性前置胎盘** 胎盘组织完全覆盖子宫颈内口,又称中央性前置胎盘。

2. 部分性前置胎盘　胎盘组织部分覆盖子宫颈内口。

3. 边缘性前置胎盘　胎盘附着于子宫下段,下缘达到宫颈内口,但未超越宫颈内口。

4. 低置胎盘　胎盘附着于子宫下段,边缘距宫颈内口 <2cm。

既往有剖宫产史或子宫肌瘤剔除史,此次妊娠为前置胎盘,胎盘附着于原手术瘢痕部位者,发生胎盘粘连、植入和致命性大出血的风险高,称为凶险性前置胎盘。

【护理评估】

（一）健康史

评估孕妇有无前置胎盘的高危因素,了解阴道流血的经过及产前检查记录等。

（二）身体状况

1. 症状　典型症状是妊娠晚期或临产后发生无诱因、无痛性、反复阴道流血。出血前一般无明显诱因,初次出血量较少,血液凝固出血可停止;但不排除有初次出血即发生致命性大出血而导致休克的可能性。由于子宫下段不断伸展,前置胎盘出血常频繁出现,出血量也增多。阴道流血发生的时间、次数、出血量的多少与前置胎盘的类型有关。

2. 体征　一般情况与出血量、出血速度密切相关。如反复或大量出血,孕妇可出现面色苍白、脉搏细速、血压下降等贫血或休克征象。腹部检查:子宫软,无压痛,大小与孕周相符,胎位清楚,出血不多者胎心正常。胎盘附着于子宫下段影响胎先露入盆,胎先露常高浮或胎位异常。

3. 对母儿的影响

（1）对孕妇的影响:①子宫下段蜕膜发育不良,胎盘绒毛可穿透底蜕膜,侵入子宫肌层,易形成植入性胎盘。②附着于前壁的胎盘行剖宫产时,切口往往避不开胎盘,出血明显增多;胎儿娩出后,子宫下段肌组织菲薄,收缩力差,易发生产后出血。③前置胎盘剥离面接近宫颈外口,细菌易经阴道上行侵入剥离面,加之产妇因反复出血而贫血,抵抗力差,容易发生产褥感染。

（2）对围生儿的影响:反复出血或一次出血量过多,易使胎儿宫内缺氧,严重者胎死宫内。早产率和新生儿死亡率也增加。

（三）心理－社会状况

孕妇及家属因突然发生的阴道出血而感到紧张、害怕,担心孕妇健康和胎儿安危。

（四）辅助检查

1. B超检查　可显示子宫壁、胎盘、胎先露及宫颈的位置,确定前置胎盘的类型,是确诊前置胎盘安全有效的方法。

2. 产后检查胎盘胎膜　对产前出血的孕妇,产后应仔细检查胎盘。如胎盘母体面有陈旧性黑紫色血块附着,或胎膜破裂口距胎盘边缘距离 <7cm,可诊断为前置胎盘。

（五）治疗要点

治疗原则是抑制宫缩、纠正贫血、预防感染,适时终止妊娠。

1. 期待疗法　适于妊娠 <36 周、一般情况好、阴道流血量少、胎儿存活者,在保证孕

妇安全的前提下,尽量延长孕周,提高围生儿存活率。以住院治疗为宜。

2. 终止妊娠　如孕妇出血多、有生命危险,或胎儿已近足月者,可终止妊娠。结合病情选择剖宫产或阴道分娩,剖宫产为终止妊娠的主要手段。

【常见护理诊断/问题】

1. 潜在并发症:失血性休克。

2. 有感染的危险　与反复阴道出血、胎盘剥离面靠近子宫颈口有关。

3. 恐惧/焦虑　与担心自己及胎儿的安危有关。

4. 有受伤的危险(胎儿)　与大量出血导致胎儿窘迫及早产有关。

【护理目标】

孕妇出血得到控制,循环血量维持在正常水平;产前和产后未发生感染;恐惧/焦虑情绪缓解。胎儿窘迫被及时发现和纠正,早产得以及时处理。

【护理措施】

1. 期待疗法孕妇的护理

(1) 一般护理:卧床休息,宜采取左侧卧位。保持病室内空气流通,指导孕妇保持外阴清洁。摄入高蛋白、高维生素及含铁丰富的饮食;多食粗纤维食物,保持大便通畅,避免用力排便;禁止做阴道和肛门检查,禁止性生活,防止诱发出血。

(2) 病情观察:监测生命体征、阴道出血量、胎心率、胎动计数并记录。加强巡查,发现异常情况及时报告医生。

(3) 治疗配合:①注意观察孕妇体温、阴道分泌物性状、有无腹痛以及血象变化,有感染征象及时报告医生。②吸氧,每日 3 次,每次 20min,以提高胎儿血氧供应。③遵医嘱给予硫酸镁抑制宫缩;如反复出血或胎儿窘迫,需提前终止妊娠者,遵医嘱用地塞米松促进胎儿肺成熟。

2. 终止妊娠孕妇的护理　在抢救休克的同时做好剖宫产术前准备。严密监测母儿情况,做好新生儿窒息抢救准备。胎儿胎盘娩出后,遵医嘱及时应用缩宫素;术后严密观察生命体征与阴道流血情况,预防产后出血。

3. 心理护理　安抚孕妇的情绪,减少其恐惧心理。耐心解释和答复孕妇及家属提出的问题,使其获得所需要的信息,鼓励其配合治疗和护理。

4. 健康指导　采取有效避孕措施,避免多产、多次刮宫导致子宫内膜损伤。指导避孕,剖宫产术后 2 年方可再孕。加强产前检查,有异常出血者,应及时就诊和处理。

【护理评价】

孕妇出血是否得到有效控制;感染是否及时预防或控制;恐惧/焦虑情绪是否缓解;胎儿窘迫、早产是否得到及时发现和处理。

第四节　胎盘早剥

 工作情景与任务

导入情景：

李女士,30 岁,G_1P_0,妊娠 35 周。2h 前因腹部遭受撞击而出现持续性腹痛,进行性加剧,并伴有少量阴道流血,急诊来院。检查:血压 80/50mmHg,子宫大于孕周,硬如板状,压痛明显,胎心音消失。B 超检查显示胎盘后有血肿存在。医生以"胎盘早剥"收入院。

工作任务：

1. 接诊孕妇,监测生命体征及阴道流血、腹痛情况。

2. 遵医嘱迅速建立静脉通路,并做好手术准备。

3. 对李女士进行护理评估,分析主要护理问题,制定护理措施。

妊娠 20 周后或分娩期,正常位置的胎盘在胎儿娩出前部分或全部从子宫壁剥离,称为胎盘早剥(placental abruption)。胎盘早剥是妊娠中晚期出血常见原因之一,起病急,进展快,如不及时处理可威胁母儿生命,是妊娠期严重并发症。

【病因病理】

（一）病因

1. **血管病变**　孕妇有妊娠期高血压疾病、慢性高血压、慢性肾炎等疾病时,底蜕膜螺旋小动脉痉挛或硬化,引起远端毛细血管缺血坏死以致破裂出血,形成胎盘后血肿,导致胎盘剥离。

2. **宫腔内压力突然下降**　羊水过多者破膜时羊水流出过快,双胎妊娠第一个胎儿娩出后,均可使宫腔压力骤减,而发生胎盘早剥。

3. **子宫静脉压突然升高**　孕妇长时间仰卧位,增大的子宫压迫下腔静脉,使血液回流受阻导致子宫静脉压升高,引起底蜕膜静脉淤血或破裂,可导致胎盘剥离。

4. **机械性因素**　孕妇腹部受到撞击、挤压或摔伤等,可造成血管破裂而发生胎盘早剥。此外,脐带过短或脐带绕颈时,分娩过程中胎儿下降牵拉脐带也可造成胎盘早剥。

5. **其他**　如高龄初产、剖宫产史、胎盘早剥史、吸烟、吸毒、子宫肌瘤(尤其是胎盘附着部位肌瘤)等。

（二）病理

主要病理变化是底蜕膜出血,形成血肿,使该处胎盘自附着处剥离。如剥离面积小,血液易凝固而出血停止,临床可无症状或症状轻微。如继续出血,胎盘剥离面也随之扩大,血液可冲开胎盘边缘及胎膜经宫颈管流出,称为显性剥离(revealed abruption)。如胎盘边缘或胎膜与子宫壁未剥离,或胎头进入骨盆入口压迫胎盘下缘,使血液积聚于胎盘与子宫壁之间而不能外流,无阴道流血表现,称为隐性剥离(concealed abruption)(图8-5)。当隐性剥离内出血严重时,胎盘后血液积聚于胎盘与子宫壁之间,压力不断增加,血液浸入子宫肌层,引起肌纤维分离、断裂乃至变性。血液浸入浆膜层时,子宫表面呈现紫蓝色瘀斑,尤其在胎盘附着处更明显,称为子宫胎盘卒中(uteroplacental apoplexy)。

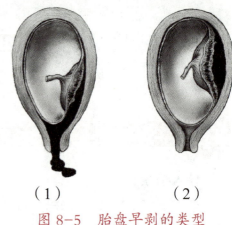

（1）　　　　　　（2）

图8-5　胎盘早剥的类型
（1）显性剥离；（2）隐性剥离。

【护理评估】

（一）健康史

全面评估孕妇既往史与产前检查记录,详细了解有无诱发胎盘早剥的高危因素,有无腹痛及阴道流血,腹痛的程度及性质,阴道流血的量、颜色、有无血块等。

（二）身体状况

1. 症状与体征　典型表现是阴道流血和腹痛,伴有子宫张力增高和压痛,程度与病理类型及剥离面积等因素有关。①早期表现通常以胎心率异常为首发变化,宫缩间歇期子宫呈高张状态,胎位触不清,子宫压痛,以胎盘剥离处最明显。②严重时孕妇持续性剧烈腹痛,可伴有恶心、呕吐、面色苍白、四肢厥冷、血压下降等休克症状。腹部检查:子宫底升高,子宫硬如板状,压痛明显,拒按,宫缩间歇期不缓解;胎位不清,胎心音消失。③阴道流血为陈旧性不凝血,但出血量与失血征象、疼痛程度及胎盘剥离程度不一定相符,尤其是后壁胎盘早剥的隐性剥离。④胎儿宫内死亡者胎盘剥离面积常超过50%,接近30%的胎盘早剥出现凝血功能障碍。

临床上推荐按照胎盘早剥的Page分级标准评估病情的严重程度(表8-1):

表8-1　胎盘早剥的Page分级标准

分级	标准
0级	分娩后回顾性产后诊断
Ⅰ级	外出血,子宫软,无胎儿窘迫
Ⅱ级	胎儿宫内窘迫或胎死宫内
Ⅲ级	产妇出现休克症状,伴或不伴弥散性血管内凝血

2. 对母儿的影响

（1）对孕妇的影响:①剥离部位的胎盘绒毛和蜕膜损伤,可释放大量的组织凝血活酶进入血液循环,激活凝血系统而引起弥散性血管内凝血(disseminated intravascular coagulation,DIC）。②羊水可经胎盘剥离面开放的子宫血管进入血液循环,诱发羊水栓塞。③子宫胎盘卒中和 DIC,易导致产后出血甚至失血性休克。④失血性休克及 DIC 可严重影响肾血流量,导致肾小管或肾皮质缺血坏死,引起急性肾衰竭。

（2）对围生儿的影响:胎儿窘迫、早产、新生儿窒息或死亡的发生率高。

（三）心理－社会状况

胎盘早剥病情变化迅速,孕妇及家属常措手不及,感到高度紧张和恐惧。子宫胎盘卒中孕妇甚至有切除子宫的可能,常表现出焦虑、悲哀等情绪反应。

（四）辅助检查

1. 实验室检查　包括血常规、凝血功能、肝肾功能、血气分析、DIC 筛选试验等。

2. B 超检查　有助于确诊,协助了解胎盘部位及胎盘早剥类型,并可明确胎儿存活情况。但是,B 超检查阴性结果不能完全排除胎盘早剥,尤其是位于子宫后壁的胎盘早剥。

3. 电子胎心监护　可出现胎心基线变异消失、变异减速、晚期减速、胎心过缓等缺氧征象。

（五）治疗要点

早期识别、纠正休克、及时终止妊娠、防治并发症。

【常见护理诊断／问题】

1. 有休克的危险　与胎盘早剥大量出血有关。

2. 潜在并发症:胎儿窘迫、弥散性血管内凝血、产后出血、急性肾衰竭。

3. 预感性悲哀　与胎儿死亡、子宫切除有关。

【护理目标】

孕妇出血得到有效控制,生命体征稳定;无并发症发生或得到及时处理;能够接受现实,情绪稳定。

【护理措施】

1. 纠正休克,协助终止妊娠　①严密观察生命体征,迅速开放静脉通道,遵医嘱补充血容量。②做好终止妊娠准备。0～Ⅰ级胎盘早剥、无胎儿窘迫、估计短时间内能结束分娩者,协助经阴道分娩;出现胎儿窘迫或者Ⅱ级、Ⅲ级胎盘早剥,短时间内不能结束分娩者,做好剖宫产准备。

2. 严密观察,预防并发症　①密切监测胎儿情况,有胎儿窘迫征象经处理不见好转者,立即做好剖宫产及抢救新生儿窒息的准备。②如发现孕妇皮下黏膜或注射部位出血、子宫出血不凝,有尿血、咯血及呕血等现象应考虑凝血功能障碍,应及时报告医生并配合处理。③胎儿娩出后及时给予宫缩剂,配合按摩子宫,预防产后出血。处理无效者需切除子宫。④孕妇尿少或无尿,应警惕急性肾衰竭,立即报告医生并配合抢救。

3. 心理护理　稳定孕妇及家属的情绪,介绍病情及采取的治疗措施,解答疑问,鼓励其积极配合治疗。对胎儿死亡甚至子宫切除者,应表示同情、理解,多陪伴,解除误解和顾虑,使其尽快接受现实,走出心理阴影。

4. 健康指导　加强产前检查,预防和及时治疗妊娠期高血压疾病、慢性肾炎等诱因,妊娠晚期避免腹部受伤及长时间仰卧位,预防胎盘早剥。注意休息,加强营养,纠正贫血,促使身体早日康复。保持外阴清洁,预防感染。新生儿存活者,指导哺乳及新生儿护理,新生儿死亡者,指导其回乳。

【护理评价】

孕妇出血是否得到有效控制,生命体征是否稳定在正常范围;有无并发症发生或被及时发现和纠正;能否接受现实,情绪是否稳定。

第五节　妊娠期高血压疾病

 工作情景与任务

导入情景:

姚女士,38 岁,G_2P_0。因妊娠 34 周,头痛、视物不清 2d,加重 1d 住院。检查:血压 160/95mmHg,有不规律宫缩,胎心率 134 次/min。尿蛋白(++)。孕妇及家属焦虑不安。

工作任务:

1. 接诊孕妇,配合医生完善各项检查。

2. 对孕妇进行护理评估,分析主要护理问题,制定护理措施。

3. 对孕妇进行心理护理。

妊娠期高血压疾病(hypertensive disorder in pregnancy)是妊娠与血压升高并存的妊娠期特有的一组疾病,包括妊娠期高血压、子痫前期、子痫、慢性高血压并发子痫前期和妊娠合并慢性高血压,发病率为 5%~12%,严重影响母婴健康,是孕产妇和围生儿病死率升高的主要原因。

【病因及病理生理】

(一)病因

1. 病因　尚不明确,多数学者认为是母体、胎儿、胎盘等多种因素作用的结果,主要有以下学说:子宫螺旋小动脉重铸不足;炎症免疫过度激活;血管内皮细胞受损;遗传因素;营养缺乏,如低蛋白血症、钙、镁、锌、硒等缺乏。

2. 高危因素　可能与以下因素有关:初产妇;年龄≥40 岁;精神过度紧张;寒冷季节或气温变化过大,特别是气温升高时;有子痫前期病史、家族史或慢性高血压、慢性肾炎、糖尿病病史;营养不良,如贫血、低蛋白血症者;体型矮胖,体重指数 >24 者;子宫张力过高,如羊水过多、双胎妊娠、巨大胎儿等。

（二）病理生理

基本病理生理变化是全身小血管痉挛和血管内皮损伤，表现为多脏器和系统损害。

1. 小血管痉挛，造成管腔狭窄，外周阻力增大，加之血管内皮细胞损伤，通透性增加，体液和蛋白渗漏，表现为血压升高、蛋白尿、水肿和血液浓缩等。简示如下：

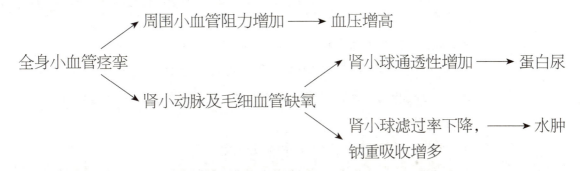

2. 全身组织器官血流灌注减少，因缺血缺氧造成不同程度的损害。

（1）脑：脑血管痉挛，通透性增加，导致脑水肿、充血、局部缺血、血栓形成及出血等，表现为头痛、头晕，甚至抽搐、昏迷等临床表现。

（2）肾脏：血浆蛋白自肾小球漏出形成蛋白尿。肾血流量及肾小球滤过量下降，导致血尿酸和肌酐水平升高。严重损害可致少尿及肾衰竭。

（3）肝脏：表现为血清转氨酶水平增高，严重时可有肝包膜下血肿形成，甚至肝破裂。

（4）心血管：可出现心肌缺血、间质水肿、心肌点状出血或坏死、肺水肿，严重时导致心力衰竭。

（5）子宫胎盘血流灌注：子宫螺旋动脉痉挛导致胎盘功能减退，引起胎儿生长受限、胎儿窘迫。若胎盘血管破裂可致胎盘早剥，严重时母儿死亡。

【护理评估】

（一）健康史

详细询问孕妇于孕前及妊娠 20 周前有无高血压、蛋白尿和／或水肿及抽搐等征象；既往病史中有无原发性高血压、慢性肾炎及糖尿病史；有无家族史；本次妊娠中有无头痛、视力改变、上腹不适等症状。

（二）身体状况

1. 分类与临床表现　妊娠期高血压疾病典型表现为妊娠 20 周后出现高血压、水肿、蛋白尿，可伴有上腹不适、头痛、视物模糊等自觉症状，严重时发生抽搐、昏迷。分类与临床表现见表 8-2。

表 8-2　妊娠期高血压疾病分类与临床表现

分类	临床表现
妊娠期高血压	妊娠 20 周后出现高血压，收缩压≥140mmHg 和／或舒张压≥90mmHg，于产后 12 周内恢复正常；尿蛋白（-）；产后方可确诊

分类	临床表现
子痫前期	妊娠 20 周后出现收缩压 ≥140mmHg 和 / 或舒张压 ≥90mmHg,伴有尿蛋白 ≥0.3g/24h,或随机尿蛋白 (+) 或虽无蛋白尿,但合并下列任何一项者: ◆ 血小板减少(血小板 <100×10^9/L) ◆ 肝功能损害(血清转氨酶水平为正常值 2 倍以上) ◆ 肾功能损害(血肌酐水平 >106μmol/L 或为正常值 2 倍以上) ◆ 肺水肿 ◆ 新发生的中枢神经系统异常或视觉障碍
子痫	子痫前期基础上发生不能用其他原因解释的抽搐
慢性高血压并发子痫前期	慢性高血压妇女妊娠前无蛋白尿,妊娠 20 周后出现蛋白尿;或妊娠前有蛋白尿,妊娠后蛋白尿明显增加,或血压进一步升高,或出现血小板减少 <100×10^9/L,或出现其他肝肾功能损害、肺水肿、神经系统异常或视觉障碍等严重表现
妊娠合并慢性高血压	妊娠 20 周前收缩压 ≥140mmHg 和 / 或舒张压 ≥90mmHg(除外滋养细胞疾病),妊娠期无明显加重;或妊娠 20 周后首次诊断高血压病持续到产后 12 周以后

2. 子痫　子痫包括产前、产时和产后子痫,以产前子痫多见,产后 24h 至 5d 内仍有发生子痫可能。首先表现为眼球固定,瞳孔散大,头扭向一侧,牙关紧闭,继而口角及面部肌肉颤动,数秒后全身及四肢肌肉强直,双手紧握,双臂伸直,发生强烈的抽动。抽搐时呼吸暂停,面色青紫,持续 1min 左右,抽搐强度减弱,全身肌肉松弛,随即深长吸气而恢复呼吸。抽搐期间孕妇神志丧失。病情转轻时,抽搐次数减少,抽搐后很快苏醒,但有时抽搐频繁且持续时间较长,孕妇可陷入深昏迷状态。抽搐过程中易发生唇舌咬伤、摔伤甚至骨折等多种创伤,昏迷时呕吐可造成窒息或吸入性肺炎。子痫抽搐进展迅速,脑血管意外是子痫孕妇死亡的最常见原因。

3. 对母儿的影响

(1) 对孕产妇的影响:孕妇全身各脏器各系统因缺血、缺氧而受到不同程度的损害,严重时可发生脑水肿、脑出血、心肾功能衰竭、肺水肿、肝细胞坏死及被膜下出血、胎盘早剥、DIC 等并发症,对孕产妇造成危害,甚至导致死亡。

(2) 对围生儿的影响:因胎盘功能减退,可能导致胎儿生长受限、胎儿窘迫、新生儿窒息甚至死亡。

(三) 心理 - 社会状况

孕妇的心理状态与病情轻重、病程长短、孕妇对疾病的认识、自身的性格特点及社会支持系统的情况有关。有些孕妇对自身及胎儿预后过分担忧和恐惧而紧张不安,有些孕妇则产生否认、愤怒、自责、悲观、失望等情绪。

(四)辅助检查

1. 尿液检查　包括尿常规检查和24h尿蛋白测定。

2. 血液检查　包括血常规、血液黏稠度、血细胞比容及血生化检查,了解有无血液浓缩及凝血功能;检查肝、肾功能;测定二氧化碳结合力及电解质,了解有无电解质紊乱及酸中毒。

3. 眼底检查　眼底视网膜小动脉变化是反映疾病严重程度的一项重要参考指标。眼底检查可见眼底小动脉痉挛,动静脉管径比例可由正常的 2:3 变为 1:2,甚至 1:4,或出现视网膜水肿、渗出、出血,严重者出现视网膜脱离和一时性失明。

4. 其他　如心电图、超声心动图、胎盘功能、胎儿成熟度、脑血流图检查等,视病情选择。

(五)治疗要点

1. 妊娠期高血压　门诊治疗。加强孕期检查,密切观察病情变化。注意休息和调节饮食,必要时给予镇静药。

2. 子痫前期　需住院治疗,目的是控制病情、延长孕周、保证母儿安全。治疗原则主要为解痉、降压、镇静等;密切监测母儿情况;适时终止妊娠。

(1)解痉:首选硫酸镁。镁离子抑制运动神经末梢乙酰胆碱的释放,阻断神经肌肉接头间的信息传导,使骨骼肌松弛从而达到预防和控制子痫的目的,同时具有解除血管痉挛和改善母儿氧代谢的作用。

(2)镇静:镇静剂兼有镇静和抗惊厥作用,常用地西泮和冬眠合剂,用于硫酸镁有禁忌或疗效不明显者。注意预防直立性低血压。分娩期慎用,以免药物抑制新生儿呼吸中枢导致新生儿窒息。

(3)降压:降压治疗目的是预防子痫、心脑血管意外和胎盘早剥等严重并发症。收缩压≥160mmHg 和 / 或舒张压≥110mmHg 时必须降压治疗;为保证子宫胎盘血供,血压不可低于 130/80mmHg。常用降压药物有拉贝洛尔、硝苯地平。拉贝洛尔降低血压而不影响子宫胎盘血流,还能对抗血小板凝聚,促进胎儿肺成熟。

(4)利尿:不主张常规应用,仅用于全身性水肿、急性心力衰竭、肺水肿、脑水肿者。用药过程中应严密监测孕妇的水和电解质平衡情况以及药物的不良反应。常用药物为呋塞米,脑水肿时可考虑快速静脉滴注甘露醇。

(5)适时终止妊娠:经积极治疗病情未见明显好转者,终止妊娠是最有效的处理措施。指征包括:①妊娠期高血压、轻度子痫前期的孕妇可期待治疗至 37 周终止妊娠。②重度子痫前期即妊娠 <24 周,经治疗病情不稳定者;妊娠 24～28 周根据母儿情况及医疗条件确定;妊娠 28～34 周,经积极治疗 24～48h,病情未见好转者;妊娠≥34 周,可考虑终止妊娠。

3. 子痫　控制抽搐和血压,降低颅内压,纠正缺氧和酸中毒,抽搐控制后(一般建议2h内)即可考虑终止妊娠。

1. 有受伤的危险　与子痫孕妇抽搐昏迷导致坠伤、唇舌咬伤、吸入性肺炎等有关。

2. 潜在并发症:胎盘早剥、急性肾衰竭、脑出血、DIC、胎儿窘迫等。

3. 焦虑　与担心疾病危及母儿健康甚至生命有关。

【护理目标】

孕妇病情得到及时控制,受伤危险性降至最低;并发症得到及时发现和正确处理;焦虑减轻,情绪稳定,能积极配合治疗和护理。

【护理措施】

1. 一般护理

(1)休息:保证充足睡眠,每日休息不少于10h,休息及睡眠时取左侧卧位为宜。

(2)饮食:进食富含蛋白质、维生素、铁、钙的食物及新鲜蔬果。食盐摄入不必严格限制,以免引起低钠血症。但水肿严重者适当限制食盐摄入。

(3)间断吸氧:增加血氧含量,改善全身主要脏器和胎盘氧气供应。

2. 病情观察　密切监护母儿状况,观察有无头痛、视力改变、上腹不适等自觉症状;有无胎盘早剥、胎儿窘迫、肝被膜下出血等征象;每日测体重及血压,每日或隔日复查尿蛋白;定期监测胎儿发育状况和胎盘功能。

3. 用药护理　硫酸镁为目前治疗子痫前期和子痫孕妇的首选解痉药物,应明确硫酸镁的用药方法、毒性反应及注意事项。

(1)用药方法:采用静脉给药结合肌内注射。负荷剂量硫酸镁4~6g,溶于25%葡萄糖20ml静推(15~20min),或者溶于5%葡萄糖100ml快速静滴(15~20min),继而硫酸镁1~2g/h静滴维持。晚间睡眠前可停用静脉给药,改为肌内注射一次,用法为25%硫酸镁20ml加2%利多卡因2ml中臀部深部肌内注射。24h硫酸镁总量一般不超过25g,用药时限一般不超过5d。

(2)毒性反应:硫酸镁的治疗浓度与中毒浓度比较接近,易引起中毒现象,首先表现为膝反射减弱或消失,随血镁浓度增加可出现全身肌张力减退及呼吸抑制,严重者心跳可骤停。

(3)注意事项:用药前及用药过程中应监测血压,同时监测以下指标:①膝腱反射必须存在;②呼吸≥16次/min;③尿量≥17ml/h或≥400ml/24h;④一旦发现中毒症状应立即停药,并静脉缓慢推注(5~10min)10%葡萄糖酸钙10ml。

4. 子痫孕妇的护理

(1)协助控制抽搐:硫酸镁为首选药物,产后继续用药24~48h,以预防产后子痫。必要时加用冬眠合剂。

(2)减少刺激,以免诱发抽搐:置孕妇于单间暗室,保持绝对安静,避免声、光刺激。

一切治疗和护理操作应相对集中,尽量轻柔,避免干扰孕妇。

(3)专人护理,防止受伤:①首先应保持呼吸道通畅,并立即吸氧。协助孕妇取平卧位,头偏向一侧,及时清理呼吸道分泌物和呕吐物,禁止给予饮食和口服药物,防止窒息或吸入性肺炎。②抽搐发生时,将开口器或压舌板置于上、下磨牙间,防止舌咬伤,并使用舌钳防止舌后坠。③加用床挡,以防从床上跌落,若有义齿应取出。

(4)严密监护:观察生命体征、记录24h出入量;观察抽搐的持续时间、间歇时间、次数及昏迷时间;观察胎心率、有无宫缩及产程进展情况。

(5)做好终止妊娠的准备:抽搐控制后可考虑终止妊娠。

5. 产科护理配合

(1)妊娠期:密切监护母儿状况,指导孕妇胎动计数,注意胎心监护。

(2)分娩期:经阴道分娩者严密观察产程进展及胎心变化,保持产妇安静和充分休息。宫口开全后行阴道助产术,缩短第二产程。胎肩娩出后立即肌内或静脉注射缩宫素,预防产后出血,禁用麦角新碱。

(3)产褥期:产后24h至5d内仍有发生子痫的可能,继续监测血压,遵医嘱给药,防止子痫发作;同时观察子宫复旧及恶露情况,预防产后出血和感染。

6. 心理护理　鼓励孕妇说出内心的感受和疑虑,耐心解释病情及提供相关信息,说明该病的病理变化可逆,解除思想顾虑,增强信心,主动配合治疗及护理。

7. 健康教育　对妊娠期高血压孕妇,应指导其饮食、休息和胎动计数,以左侧卧位为宜,加强产前检查。对住院的孕妇,应指导其学会识别异常症状及药物不良反应。告知重度子痫前期孕妇远期罹患高血压、肾病、血栓的风险增加,出院后应定期复查血压和尿蛋白。产后6周血压仍未恢复正常时,应于产后12周再次复查血压,以排除慢性高血压。指导健康的饮食和生活习惯,肥胖者控制体重,再次妊娠时应及早到医院检查,预防复发。

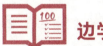 **边学边练**

实训6　异常妊娠妇女的护理(案例讨论)

【护理评价】

孕妇病情是否得到良好控制,有无母儿受伤;并发症是否得到及时发现和正确处理;焦虑是否减轻,能否积极配合治疗和护理。

第六节　早　产

早产(preterm birth)是指妊娠满28周至不满37足周(196～258d)之间分娩者。此时娩出的新生儿称早产儿,出生体重多不足2500g,各器官发育尚不成熟。据统计,国内早产分娩率为 5%～15%，早产儿中约 15% 于新生儿期死亡，出生 1 岁以内死亡的婴儿约 2/3 为早产儿。因此，防止早产是降低围生儿死亡率的重要环节之一。

【病因及分类】

早产的常见原因有孕妇、胎儿和胎盘方面的因素，可分为自发性早产和治疗性早产，前者又分为胎膜完整早产和胎膜早破早产。

1. 胎膜完整早产　最常见，约占 45%。高危因素有子宫过度膨胀，如羊水过多、多胎妊娠；母胎应激反应，如精神压力大、高强度劳动，内分泌激素紊乱诱发宫缩；另外，宫内感染，特别是下生殖道感染亦是诱发因素。

2. 胎膜早破早产　诱因有宫颈功能不全、营养不良、吸烟、子宫畸形、子宫过度膨胀、感染、辅助生殖受孕或既往早产史等。

3. 治疗性早产　多因母体或胎儿的健康原因不允许继续妊娠者，如子痫前期、胎儿窘迫、胎儿生长受限、羊水过少或过多、胎盘早剥、前置胎盘及其他妊娠合并症等。

【护理评估】

（一）健康史

询问有无流产、早产史；有无导致早产的高危因素，如合并感染性疾病（尤其性传播疾病）、子宫肌瘤、子宫畸形、外伤史、严重精神创伤等；询问本次妊娠有无异常，如宫内感染、前置胎盘、胎盘早剥、胎儿窘迫、胎膜早破、羊水过多、多胎妊娠等。

（二）身体状况

早产与足月分娩过程相似，临床上可分为先兆早产和早产临产两个阶段。

1. 先兆早产　有规则或不规则宫缩，伴有宫颈管进行性缩短。

2. 早产临产　①有规则宫缩（20min≥4 次，或 60min≥8 次），伴有宫颈的进行性改变；②宫颈扩张 1cm 以上；③宫颈容受≥80%。

（三）心理 - 社会状况

由于提前分娩，孕妇及家属没有思想及物质准备，同时担心新生儿的安全和健康，多有焦虑不安、自责等情绪反应。

（四）辅助检查

评估胎儿成熟度，孕妇进行阴道分泌物的生化指标检测，核实孕周。

（五）治疗要点

1. 胎膜完整者，在母胎情况允许下，尽量保胎至妊娠 34 周。

2. 若早产不可避免，应预防并发症，提高早产儿存活率。

【常见护理诊断 / 问题】

1. 潜在并发症：呼吸窘迫综合征、新生儿颅内出血。

2. 焦虑　与担心早产儿预后有关。

【护理措施】

1. 先兆早产保胎的护理

（1）一般护理：卧床休息，取左侧卧位；禁止性生活，勿刺激乳头及腹部，慎做肛诊和阴道检查，以避免诱发宫缩。

（2）病情观察：监测生命体征，严密观察并记录宫缩、阴道流血、胎膜破裂、胎心率等，发现异常及时报告医生。

（3）用药护理：遵医嘱用药，抑制宫缩、预防并发症。①抑制宫缩常用药物有 β2 肾上腺素受体激动剂（如利托君）、硫酸镁、钙通道阻滞剂（如硝苯地平）、阿托西班（一种缩宫素的类似物）等，用药期间密切观察孕妇主诉及心率、血压、宫缩变化，注意药物副作用，如利托君可引起恶心、头痛以及心率增快、血糖升高、血压下降等。②妊娠 <35 周、1 周内可能分娩者，遵医嘱给予糖皮质激素如地塞米松促胎儿肺成熟，预防早产儿呼吸窘迫综合征。③破膜超过 12h，抗生素预防感染。

2. 早产临产的护理　大部分早产儿可经阴道分娩。产程中给予吸氧，注意胎心监护，做好早产儿保暖和复苏准备。慎用镇静剂，避免新生儿呼吸抑制。尽量缩短第二产程，以预防早产儿颅内出血。早产儿应延长至分娩 60s 后断脐，可减少输血需要和颅内出血的发生率。

3. 心理护理　多与产妇沟通，使其了解早产的发生诱因，减轻负疚感。由于早产发生出乎意料，产妇常缺乏心理准备，孤独感、无助感尤甚，因此，家人、护士的陪伴尤为重要，可以帮助其尽早适应早产儿母亲的角色。

4. 健康指导　做好孕期保健，指导孕妇保持良好的心态。避免抬举重物及性生活等可能诱发宫缩的活动。高危孕妇多卧床休息，以左侧卧位为宜，慎做肛诊和阴道检查。宫颈功能不全者，可于妊娠 12～14 周行宫颈环扎术。

第七节　过期妊娠

平素月经周期规则，妊娠达到或超过 42 周（≥294d）尚未分娩者，称为过期妊娠（postterm pregnancy）。其发生率占妊娠总数的 3%～15%。过期妊娠使胎儿窘迫、新生儿窒息、巨大胎儿、难产及围生儿死亡等不良结局发生率增高，并随妊娠期延长而增加。近年来由于对妊娠超过 41 周孕妇的积极处理，过期妊娠发生率下降。

【病理及对母儿影响】

1. 胎盘　过期妊娠的胎盘病理有两种类型：胎盘功能正常或胎盘功能减退。胎盘功能尚正常者，巨大胎儿发生率约为 25%，难产发生率增加。胎盘功能减退者，影响胎儿氧气和营养物质的供应，表现为胎儿窘迫、胎儿过熟综合征或者胎儿生长受限。约 1/3 过期妊娠死产儿为生长受限小样儿。

2. 羊水　妊娠 42 周后羊水迅速减少，约 30% 可减至 300ml 以下，羊水粪染率明显增加,是足月妊娠的 2~3 倍。胎粪吸入综合征、新生儿窒息、围生儿死亡等不良结局发生率增高。

 知识拓展

胎儿过熟综合征

过期妊娠的胎儿生长模式与胎盘功能有关。如胎盘功能减退、胎盘血流灌注不足、胎儿缺氧及营养缺乏,表现为皮肤干燥、起皱、脱皮,身体瘦长,皮下脂肪减少,头发浓密,指(趾)甲长,新生儿睁眼、异常警觉和焦虑,容貌似"小老人",称胎儿过熟综合征。因羊水减少及胎粪排出,胎儿皮肤黄染,羊膜和脐带呈黄绿色。

【护理评估】
(一)健康史

询问平时月经是否规律,核实末次月经日期,了解早孕反应及胎动出现的时间,进一步确定妊娠周数。了解家族史及有无过期妊娠史。

(二)身体状况

测体重、宫底高度和腹围,评估与妊娠周数是否相符。产科腹部检查了解胎儿宫内情况。如子宫符合足月妊娠大小,体重不再增加或稍减轻,胎先露已衔接,羊水量渐减少,应考虑过期妊娠。临床上通常结合孕妇的末次月经、早孕反应及胎动出现时间以及 B 超检查结果,综合判断是否过期妊娠。

(三)心理－社会状况

超过预产期仍迟迟不发动分娩,孕妇会担心胎儿安全,出现烦躁、焦虑心理。少数孕妇及家属想尽快分娩又不愿接受引产,产生矛盾心理。

(四)辅助检查

1. B 超检查　判断孕周,了解胎盘成熟度、羊水量及胎儿宫内情况。
2. 电子胎心监护　监测胎心率,判断胎儿有无宫内缺氧。
3. 羊膜镜检查　观察羊水有无粪染。

(五)治疗要点

妊娠 41 周后,即应考虑终止妊娠,尽量避免过期妊娠。根据胎儿安危状况、胎儿大小、产道情况及宫颈成熟度综合分析,选择恰当分娩方式。

【常见护理诊断／问题】

1. 有受伤的危险　与巨大胎儿、胎儿窘迫、新生儿窒息等有关。
2. 知识缺乏:缺乏过期妊娠对母儿的影响及处理方法等相关知识。

【护理措施】

1. 一般护理　嘱孕妇取左侧卧位,间断吸氧。

2. 病情观察　指导孕妇自测胎动,勤听胎心,适时电子胎心监护,预防胎儿窘迫。

3. 治疗配合　①协助引产:协助应用前列腺素 E_2 阴道制剂促宫颈成熟或人工破膜,遵医嘱静脉滴注缩宫素并严密监护。②临产后严密观察产程进展和胎心变化,做好新生儿窒息抢救准备。③胎儿窘迫、有产科指征、高龄初产妇或引产失败者,遵医嘱做好剖宫产术前准备。④过期儿按高危儿加强护理。

4. 心理护理　向孕妇及家属介绍过期妊娠对母儿的不良影响,说明适时终止妊娠的必要性及终止妊娠的方法,减轻其矛盾心理,并取得合作。

5. 健康指导　加强产前检查,准确核实预产期,避免过期妊娠发生。教会孕妇自我监护胎儿的方法,超过预产期 1 周未临产者,及时住院处理。

第八节　多胎妊娠

一次妊娠子宫腔内有两个或两个以上胎儿时称多胎妊娠,以双胎妊娠(twin pregnancy)多见。多胎妊娠孕产妇并发症增多,围生儿死亡率增高。本节主要讨论双胎妊娠。双胎妊娠分为单卵双胎和双卵双胎,由于促排卵药物的应用及辅助生殖技术的开展,双胎妊娠的发生率有增高趋势。

【分类】

单卵双胎是由一个受精卵分裂而成,约占双胎妊娠的1/3。原因不明,不受种族、遗传、医源性因素影响。两个胎儿具有相同的遗传基因,故其性别、血型完全相同。因受精卵分裂时间的不同,形成双羊膜囊双绒毛膜单卵双胎、双羊膜囊单绒毛膜单卵双胎、单羊膜囊单绒毛膜单卵双胎、联体双胎四种类型。

双卵双胎是由两个卵子分别受精而形成,约占双胎妊娠的 2/3。两个胎儿的遗传基因不同,性别、血型可相同或不同。双卵双胎各自形成自己的胎盘和胎囊,两者血液互不相通。

【护理评估】

(一)健康史

了解孕妇及其丈夫的家族中有无多胎妊娠史,孕妇的年龄、胎次、孕前是否使用促排卵药。询问本次妊娠的经过。

(二)身体状况

1. 症状与体征　早孕反应较重,体重增加迅速,子宫增大明显。妊娠晚期常有腰背疼痛、呼吸困难、胃部胀满、下肢水肿及静脉曲张等症状。孕妇自诉有多处胎动,部位不固定且胎动频繁。腹部检查:宫底高度及腹围大于孕周,可触及两个胎头及多个肢体,在腹部不同部位可听到两个胎心音,两者速率不一,相差 >10 次 /min。双胎妊娠时胎位多为纵产式,以两个头位或一头一臀常见(图8-6)。

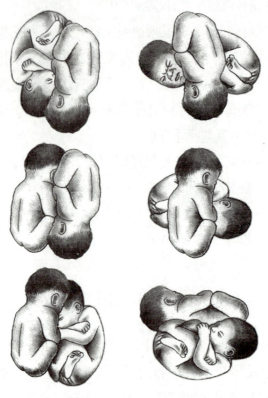

图8-6　双胎胎位

2. 对母儿的影响

（1）对孕产妇的影响:妊娠期易发生流产、早产、妊娠期高血压疾病、羊水过多、前置胎盘及缺铁性贫血等并发症;分娩期易发生胎膜早破、宫缩乏力及胎盘早剥;产褥期因宫缩乏力易导致产后出血。

（2）对围生儿的影响:多胎妊娠时因早产、胎儿生长受限、双胎输血综合征、脐带异常、胎儿畸形以及分娩期可能发生的胎头交锁或胎头碰撞等,导致围生儿死亡率增高。

（三）心理－社会状况

大多数孕妇及家属因双胎表现喜悦;同时可能因妊娠并发症多、妊娠晚期身体负担重以及担心母儿安危,引起焦躁不安等情绪反应。

（四）辅助检查

B超检查有助于诊断并确定胎位。

（五）治疗要点

1. 妊娠期　加强产前检查,预防早产等并发症。

2. 分娩期　加强胎心及产程监护,预防宫缩乏力,根据母儿情况选择分娩方式。

3. 产褥期　预防产后出血。

【常见护理诊断／问题】

1. 潜在并发症:胎膜早破、早产、妊娠期高血压疾病、胎盘早剥、产后出血。

2. 焦虑　与担心母儿安危有关。

【护理措施】

1. 妊娠期护理　注意休息,加强营养。增加产前检查次数,动态监测宫高、腹围、胎心、胎位以及胎儿生长发育情况。预防和早期发现贫血、妊娠期高血压疾病、胎膜早破、早产等并发症,必要时提前入院待产。

2. 分娩期护理　双胎妊娠多能经阴道分娩。临产后严密观察产程进展和胎心变化,宫缩乏力者,遵医嘱静脉滴注缩宫素。宫口开全后,第一个胎儿娩出不宜过快,以免引起胎盘早剥;娩出后立即断脐,防止第二个胎儿失血;同时,扶正第二个胎儿胎位,保持纵产式。通常 20min 左右第二个胎儿自然娩出。第二个胎儿前肩娩出后,遵医嘱给予缩宫素,预防产后出血;腹部放置沙袋或用腹带包扎,以防腹压骤降引起休克。

3. 产褥期护理　重点预防产后出血。严密观察产妇生命体征、子宫收缩及阴道流血情况,遵医嘱用宫缩剂。

4. 心理护理　向孕妇及家属介绍双胎妊娠的有关知识,解除其过分焦虑的情绪,做好迎接两个新生儿的思想和物质准备。

5. 健康指导　加强孕期营养,以满足两个胎儿生长发育的需要。妊娠晚期多休息少活动,预防早产,一旦胎膜破裂立即平卧,并及时送医院。产后注意阴道流血和子宫复旧情况,指导正确进行母乳喂养及新生儿护理。

第九节　羊水量异常

正常妊娠时羊水的产生与吸收处于动态平衡中,若羊水产生和吸收失衡,将导致羊水量异常。妊娠期间羊水量超过 2 000ml 者,称为羊水过多(polyhydramnios)。妊娠晚期羊水量少于 300ml 者,称为羊水过少(oligohydramnios)。

【护理评估】

（一）健康史

羊水过多的发生可能与妊娠期糖尿病、母儿血型不合、多胎妊娠或胎儿畸形(如无脑儿、脊柱裂)有关。约 1/3 原因不明,称为特发性羊水过多。

羊水过少的原因主要与羊水产生过少(如胎儿泌尿系统畸形、胎盘功能减退等)或羊水外漏增加(如羊膜病变)有关。部分原因不明。

（二）身体状况

1. 羊水过多　分为急性羊水过多和慢性羊水过多。

（1）急性羊水过多:多发生于妊娠 20～24 周,因羊水量急剧增多,子宫于数日内迅速增大,孕妇出现呼吸困难、心悸气短、腹壁胀痛、下肢水肿等压迫症状。腹部检查:腹壁紧张发亮,宫底高度及腹围明显大于妊娠周数,宫壁张力大,有液体震颤感,胎位触不清,胎心遥远或听不到。

（2）慢性羊水过多：较少见，多发生于妊娠晚期，羊水在数周内逐渐增多，孕妇多能适应，压迫症状较轻。

（3）对母儿的影响：因子宫过度膨胀可引起妊娠期高血压疾病、早产、胎膜早破；破膜后羊水流出过速可诱发胎盘早剥、脐带脱垂、休克等并发症；因子宫肌纤维过度伸展可造成宫缩乏力、产程延长、产后出血。

2. 羊水过少　孕妇于胎动时常感觉腹痛，腹部检查宫底高度及腹围较同期孕周小，子宫的敏感度较高，轻微的刺激即可引起宫缩。羊水过少在妊娠早期可引起胎膜与胎体相连，妊娠中晚期可造成胎儿斜颈、屈背、手足畸形等异常。

（三）心理-社会状况

羊水过多时孕妇可能因行走不便、压迫症状严重、影响其正常工作和生活而烦躁不安，同时因担心胎儿可能有畸形而产生焦虑情绪。

（四）辅助检查

1. B超检查　测羊水量，了解胎儿有无畸形。诊断标准：①羊水最大暗区垂直深度≥8cm或羊水指数≥25cm可诊断羊水过多。②妊娠晚期羊水最大暗区垂直深度≤2cm或羊水指数≤5cm可诊断羊水过少，其中羊水最大暗区垂直深度≤1cm为严重羊水过少。

2. 胎儿疾病检查　羊水中甲胎蛋白值异常升高有助于胎儿神经管畸形的诊断。做羊水细胞培养或采集胎儿脐带血细胞培养可了解有无染色体异常。

（五）治疗要点

1. 合并胎儿畸形者，及时终止妊娠。

2. 羊水过多合并正常胎儿　积极病因治疗。症状严重者可经腹壁羊膜腔穿刺放羊水缓解症状。

3. 羊水过少合并正常胎儿　妊娠足月者，及时终止妊娠；妊娠未足月，尽量延长孕周，必要时羊膜腔灌注液体增加羊水，严密监护下继续妊娠。

【常见护理诊断/问题】

1. 潜在并发症：早产、胎盘早剥、产后出血、脐带脱垂。

2. 焦虑　与担心胎儿畸形、早产有关。

【护理措施】

1. 一般护理　指导孕妇左侧卧位，抬高下肢；低盐饮食，多食蔬菜、水果，保持大便通畅，防止用力排便增加腹压，诱发胎膜早破。压迫症状明显者可取半卧位。

2. 病情观察　动态监测孕妇的宫高、腹围、体重以及胎动、胎心变化，观察有无阴道流液、腹痛及宫缩等。

3. 治疗配合

（1）协助进行羊膜腔穿刺放羊水治疗，严格无菌操作，控制羊水流出速度与羊水量，羊水流出速度不超过500ml/h，一次放羊水量不超过1 500ml。严密观察孕妇生命体征、宫缩、胎心率、腹痛或阴道流血情况。放羊水后腹部放沙袋或加腹带包扎，以防腹压骤降发生休克。

（2）协助进行羊膜腔灌注治疗,严格无菌操作,并按医嘱给予抗生素。

4. 心理护理　加强与孕妇沟通,为孕妇提供心理支持,使其以良好心态配合治疗和护理。对有畸形儿的孕妇,注意维护其自尊,疏导不良情绪。

5. 健康指导　加强产前检查,监测羊水增长情况。嘱有畸形儿的孕妇,如考虑再次妊娠,应进行遗传咨询及产前诊断。

章末小结

本章学习重点为流产、异位妊娠、前置胎盘、胎盘早剥、妊娠期高血压疾病孕妇的身体状况;常见护理诊断/问题;一般护理;病情观察;失血性休克孕妇的抢救配合;硫酸镁的用药护理;子痫孕妇的急救护理。学习难点为胎盘早剥的病理,妊娠期高血压疾病的病理生理及分类。在学习过程中注意比较流产与异位妊娠、前置胎盘与胎盘早剥的异同,注重从病因、身体状况、处理原则、护理要点等方面对其做出鉴别;注重联系正常妊娠的知识,理解异常妊娠的身体状况、护理措施;联系外科护理中失血性休克的急救护理,理解妊娠期失血性休克孕妇的抢救配合,做到知识的融会贯通,提高运用知识解决问题的能力。

（张建红）

 思考题

1. 张女士,26岁。妊娠10周,阴道流血伴下腹阵发性疼痛2h,阴道排出一肉样组织后仍大量出血。妇科检查:宫口开,有组织物堵塞宫口,子宫较孕周小。以"不全流产"收入院。

（1）流产最常见的病因是什么?

（2）不全流产与先兆流产、难免流产、完全流产如何鉴别?

2. 王女士,28岁。因停经50d,阴道不规则流血3d,右下腹剧痛2h入院。体格检查:面色苍白,血压90/60mmHg,脉搏100次/min。腹部压痛,以右下腹为著,叩诊移动性浊音阳性。尿妊娠试验(+)。

（1）王女士可能的疾病是什么? 说出该病最常见的病因与部位。

（2）首优的护理诊断是什么? 护理措施有哪些?

3. 李女士,32岁,G_3P_0。孕32周,阴道少量流血1d,无腹痛。体格检查:血压110/70mmHg,脉搏76次/min,子宫如孕32周大,腹软,无压痛,胎心136次/min。

（1）王女士可能的疾病是什么? 首选哪项辅助检查?

（2）应采取哪些护理措施?

4. 刘女士,33 岁,G₂P₀。孕 35 周,今日凌晨突然阴道流血,量少,伴下腹持续性疼痛。孕 28 周产前检查时发现血压增高,未服药。B 超提示:子宫壁与胎盘之间有液性暗区。遂以"胎盘早剥"急诊入院。

(1)胎盘早剥基本的病理变化是什么?与前置胎盘如何鉴别?

(2)对刘女士应采取哪些护理措施?

5. 赵女士,37 岁,G₂P₀。因妊娠 32 周,头痛、眼花 3d 入院。血压 165/110mmHg,尿蛋白(+++),以"子痫前期"收住院。

(1)该病的基本病理生理变化是什么?

(2)首选的药物是什么?如何正确应用?

第九章 ｜ 妊娠合并症妇女的护理

09章

09章 数字内容

学习目标

1. 具有关心、理解孕妇及提供优质服务的能力。
2. 掌握妊娠合并症妇女的护理评估和护理措施。
3. 熟悉妊娠合并症与妊娠、分娩的相互影响及护理诊断。
4. 了解妊娠期糖尿病孕妇的产后血糖转归。
5. 学会对妊娠合并症妇女的评估方法，能正确实施护理措施。

第一节　心　脏　病

工作情景与任务

导入情景：

李女士，25岁，G_1P_0。妊娠20周，首次入院产前检查。自诉日常活动后心悸、轻度气短，休息后无症状。初步诊断为妊娠合并心脏病。担心自己及胎儿安全而焦虑不安。

工作任务：

1. 评估孕妇的心功能状态。
2. 指导孕妇休息与活动、饮食与营养及产前检查。
3. 安慰孕妇及家属，提供必要的心理支持。

妊娠合并心脏病是非直接产科因素导致孕产妇死亡的主要原因，在我国孕产妇死因顺位中居第二位。我国发病率约1%。妊娠、分娩诱发心力衰竭为主要死因。妊娠合并心脏病的类型，以先天性心脏病居第一位，占35%～50%。

【心脏病与妊娠、分娩的相互影响】

（一）妊娠、分娩对心脏病的影响

1. 妊娠期　孕妇血容量于妊娠第 6 周开始增加,至妊娠 32～34 周达高峰,维持较高水平直至分娩,心排血量也逐渐增加、心率加快;妊娠晚期子宫增大,膈肌上移使心脏向上、向左前移位,出入心脏的大血管扭曲。血容量增加与血流动力学的改变,增加了心脏病孕妇心力衰竭的风险。

2. 分娩期　是心脏负担最重的时期。①第一产程:每次宫缩约 250～500ml 的血液被挤入体循环,回心血量增多;宫缩时心排血量增加 24%,同时血压、中心静脉压升高,心脏负荷加重。②第二产程:是心力衰竭最易发生的时期。除宫缩外,腹肌和骨骼肌的收缩使外周循环阻力增加;产妇屏气,腹压增高,内脏血液向心脏回流增加,肺循环压力增加,心脏前后负荷均加重。先天性心脏病孕妇可因肺循环压力增加,使原来左向右分流转为右向左分流而出现发绀。③第三产程:胎儿娩出后,腹压骤降、内脏血管扩张,大量血液向内脏灌注,回心血量减少;胎盘娩出后,胎盘循环停止,子宫收缩使子宫血窦内的血液进入体循环,回心血量骤增。这种血流动力学的急剧变化,也容易诱发心力衰竭。

3. 产褥期　产后 3d 内仍是心脏负担较重的时期。除子宫缩复使部分血液进入体循环外,妊娠期组织间潴留的液体也回流至体循环,循环血量再度增加。同时,产妇劳累和伤口疼痛等亦可加重心脏负担。

综上所述,妊娠 32～34 周、分娩期(尤其是第二产程)及产后 3d 内,心脏负担最重,极易发生心力衰竭,是心脏病孕产妇最危险的时期。

（二）心脏病对妊娠、分娩及胎儿的影响

心脏病一般不影响受孕。心功能正常者,严密监护下可顺利妊娠及分娩,母儿相对安全。心功能不全者,缺氧可能诱发流产、早产、胎儿生长受限、胎儿窘迫甚至死胎,围生儿死亡率是正常妊娠的 2～3 倍。

【护理评估】

（一）健康史

了解孕妇的心脏病类型、诊治情况及心功能,有无心力衰竭病史。了解有无呼吸道感染、重度贫血及妊娠期高血压疾病等心力衰竭的诱因。了解孕产史,孕妇对本次妊娠的适应及产前检查情况等。

（二）身体状况

1. 原发心脏病的临床表现　详见《内科护理》相关内容。

2. 心力衰竭　以急性肺水肿为主要表现的左心衰竭多见,常为突然发病,甚至危及生命。所以,应特别重视早期心力衰竭的临床表现。

（1）早期心力衰竭表现:①轻微活动后即有胸闷、气短和心悸。②休息时心率超过 110 次/min,呼吸超过 20 次/min。③夜间常因胸闷而坐起呼吸,或到窗口呼吸新鲜空气。④肺底部出现少量持续性湿啰音,咳嗽后不消失。

（2）左心衰竭以呼吸困难为主要症状,右心衰竭以体循环静脉淤血引起胃肠道和肝脏淤血导致的消化道症状最常见。

3. 心功能分级　依据纽约心脏病协会（NYHA）提出的分级方案,按病人自觉活动能力划分为4级:

Ⅰ级:一般体力活动不受限制,为心功能代偿期。

Ⅱ级:一般体力活动轻度受限,活动后心悸、轻度气短,休息时无症状。

Ⅲ级:一般体力活动明显受限,休息时无症状,轻微日常工作即感不适、心悸、呼吸困难,或既往有心力衰竭史。

Ⅳ级:一般体力活动严重受限,不能进行任何体力活动,休息时亦有心悸、呼吸困难等心力衰竭表现。

4. 产科检查　除常规产前检查外,需要重点评估妊娠期高血压疾病、产后出血和感染等诱发心力衰竭的产科因素。

（三）辅助检查

1. 心电图　提示心律失常或心肌受损情况。

2. 超声心动图（UCG）　可精确反映各心腔大小、心瓣膜结构及功能情况。

3. 电子胎心监护、B超检查　预测胎儿宫内储备能力,评估胎儿健康。

4. 实验室检查　心肌酶学和肌钙蛋白检测提示有无心肌损害。脑钠肽的检测可作为有效的心力衰竭筛查和判断预后的指标。

（四）心理－社会状况

心力衰竭危及母儿安全,孕妇和家属可有紧张、焦虑甚至恐惧情绪。

（五）治疗要点

1. 孕前咨询　确定是否适宜妊娠。①心功能Ⅰ～Ⅱ级、无心力衰竭史且无其他并发症者,在密切监护下可以妊娠。②心功能Ⅲ～Ⅳ级、有心力衰竭病史、心脏病变较重或年龄在35岁以上、病程较长者等不宜妊娠。

2. 妊娠期　首先确定能否继续妊娠。①凡不宜妊娠者应终止妊娠。早期妊娠宜在妊娠12周前行治疗性人工流产;对于妊娠中期就诊者,终止妊娠的时机和方法应根据医疗条件、疾病严重程度、疾病种类及并发症等综合考虑。②继续妊娠者,加强产前检查,预防心力衰竭,告知风险评估结果。妊娠36～38周提前住院待产。

3. 分娩期　选择适宜的分娩方式,预防心力衰竭。①心功能Ⅰ～Ⅱ级、胎儿不大、胎位正常、宫颈条件良好者,选择经阴道分娩,宫口开全后行阴道助产术。②心功能Ⅲ～Ⅳ级、胎儿偏大、宫颈条件不佳、合并其他并发症或产科指征者,选择剖宫产。主张对心脏病产妇放宽剖宫产指征。不宜再妊娠者,可同时行输卵管结扎术。

4. 产褥期　防治心力衰竭和感染。

5. 原发心脏疾病和心力衰竭　请内科医师协助监护和治疗。

【常见护理诊断/问题】

1. 活动无耐力　与心排血量下降有关。

2. 焦虑　与担心胎儿和自身安全有关。

3. 潜在并发症：心力衰竭、胎儿窘迫、产褥感染。

【护理措施】

（一）妊娠期护理

1. 休息与活动　根据心功能状态选择合适的有氧活动,避免过度劳累。每天至少10h睡眠,中午休息2h。休息时采取左侧卧位或半卧位。

2. 饮食与营养　给予高蛋白、高维生素和含铁丰富的食物,少食多餐,不宜过饱。控制孕期体重,以每周增长不超过0.5kg、整个妊娠期增长不超过12kg为宜。妊娠16周后补充铁剂预防贫血。适当限制食盐量,一般每日食盐量不超过4～5g。多食蔬菜和水果,预防便秘。

3. 消除心力衰竭诱因　注意保暖,预防呼吸道感染、贫血及妊娠期高血压疾病,避免过度劳累和情绪激动等。注意有无胸闷、气短和心悸等症状,如有异常及时入院。

4. 加强产前检查　继续妊娠者,妊娠20周前每2周1次,妊娠20周后每周1次,有心力衰竭征象者立即住院。指导胎动计数,左侧卧位休息,预防胎儿窘迫。

（二）分娩期护理

1. 经阴道分娩的护理　可采用分娩镇痛。

（1）第一产程：①专人护理,吸氧,心电监护。每15min测生命体征1次。②安慰产妇,消除紧张。③左侧卧位,避免仰卧,防止仰卧位低血压综合征的发生;分娩时取半卧位,臀部抬高,下肢放低。④观察产程,加强胎心监护,每30min测胎心率1次。⑤临产后即给予抗生素预防感染。

（2）第二产程：指导产妇宫缩时不宜用力,避免用力屏气增加腹压;每5min听胎心1次,做好新生儿窒息抢救准备;宫口开全后行阴道助产术,缩短第二产程。

（3）第三产程：胎儿娩出后,腹部立即放置沙袋,持续24h,以防止腹压骤降而诱发心力衰竭。为防止产后出血过多,遵医嘱使用缩宫素,禁用麦角新碱,避免静脉压升高诱发心力衰竭。

2. 剖宫产手术的护理　术前遵医嘱用药改善心脏功能,做好剖宫产手术准备与新生儿窒息的抢救准备。术中、术后严格控制输液量和速度,注意心脏功能的评估。

（三）产褥期护理

1. 预防心力衰竭　产后3d内卧床休息,严密观察。产后24h内需绝对卧床,必要时遵医嘱给予镇静剂,在心脏功能允许的情况下,鼓励尽早下床适度活动。清淡饮食,多吃水果和蔬菜,防止便秘。

2. 预防感染　保持外阴清洁,观察体温、伤口、子宫复旧和恶露变化,乳房有无疼痛和硬块等,遵医嘱使用抗生素5～10d预防感染。

3. 指导哺乳　心功能Ⅰ～Ⅱ级,可母乳喂养,避免劳累。心功能Ⅲ～Ⅳ级者不宜哺乳,应指导回乳及人工喂养的方法,新生儿按高危儿护理。

（四）急性心力衰竭孕妇的紧急救护

临床以急性左心衰竭最常见,应帮助孕妇取双腿下垂坐位或半卧位,以减少回心血量。立即吸入高流量(6～8L/min)氧气,加入20%～30%乙醇湿化,降低肺泡及气管内泡沫的表面张力,改善肺通气。遵医嘱及时用药纠正心力衰竭,严密监护孕妇及胎儿情况。

（五）心理护理

指导孕妇和家属了解妊娠合并心脏病的风险和注意事项,加强沟通,使其明确加强监护可降低风险,消除紧张和焦虑,主动配合治疗和护理。

（六）健康指导

1. 心脏病病人应孕前咨询,确定是否适宜妊娠。

2. 告知加强产前检查和监护的必要性,指导胎动计数,避免劳累、激动、便秘和呼吸道感染等诱发心力衰竭的因素,学会识别早期心力衰竭的征象,出现胸闷、气短和心悸等症状立即入院。

3. 不宜再妊娠者,剖宫产同时或正常分娩产后1周行输卵管结扎术。未绝育者严格避孕。

第二节　糖　尿　病

妊娠合并糖尿病有两种类型:①孕前糖尿病(pregestational diabetes mellitus,PGDM)为原有糖尿病基础上合并妊娠,也称糖尿病合并妊娠。②妊娠期糖尿病(gestational diabetes mellitus,GDM)为妊娠前糖代谢正常,妊娠期才出现的糖尿病。妊娠合并糖尿病孕妇中90%以上为GDM,糖代谢异常多数于产后恢复正常,但将来患2型糖尿病机会增加。

【糖尿病与妊娠、分娩的相互影响】

（一）妊娠、分娩对糖尿病的影响

1. 妊娠期　妊娠早中期,随孕周增加,胎儿对营养物质需求增加,孕妇空腹血糖随妊娠进展而降低。妊娠中晚期,孕妇体内拮抗胰岛素样物质增加,孕妇对胰岛素的敏感性随孕周增加而下降,胰岛素需求量增加,糖耐量降低,妊娠可使原有糖尿病病人的病情加重,使隐性糖尿病显性化、使既往无糖尿病的孕妇发生糖尿病。

2. 分娩期　分娩过程中,子宫收缩消耗大量糖原,产妇进食减少,若未及时调整胰岛素剂量,易发生低血糖。故产程中需要严密观察血糖变化,根据孕妇血糖变化及时调整胰岛素用量。

3. 产褥期　分娩后,胎盘分泌的抗胰岛素物质迅速消失,胰岛素用量应立即减少。

（二）糖尿病对妊娠、分娩的影响

1. 对孕产妇的影响　自然流产发生率达 15%～30%。糖尿病导致微血管病变，易发生妊娠期高血压疾病。羊水过多发生率增加 10 倍。巨大胎儿导致难产发生率增高。感染是糖尿病的主要并发症，孕产妇易发生外阴阴道假丝酵母菌病、无症状菌尿症、产褥感染及乳腺炎等。

2. 对胎儿的影响　巨大胎儿发生率高达 25%～42%，与胎儿处于高血糖状态有关。严重糖尿病孕妇，胎儿生长受限发生率达 21%。高血糖还可能使胚胎发育异常，导致胎儿畸形。因胎儿畸形和妊娠并发症，流产和早产发生率增高。

3. 对新生儿的影响　①新生儿呼吸窘迫综合征：高血糖刺激胎儿胰岛素分泌增加，形成高胰岛素血症，后者具有拮抗糖皮质激素作用，导致胎儿肺泡表面活性物质产生及分泌减少，胎儿肺成熟延迟。②新生儿低血糖：新生儿脱离母体高血糖环境后，仍存在高胰岛素血症，如未及时补糖，易发生低血糖。

【护理评估】

（一）健康史

1. 糖尿病高危因素评估　糖尿病家族史、年龄 >35 岁、妊娠前超重或肥胖、糖耐量异常史、多囊卵巢综合征、胎儿畸形、羊水过多、巨大胎儿或足月新生儿呼吸窘迫综合征分娩史、原因不明的反复流产、死胎、死产、胎儿畸形等。

2. 本次妊娠情况　了解孕妇本次妊娠经过、病情控制及用药情况。并发羊水过多、胎儿大于孕周或反复发作的外阴阴道假丝酵母菌病等，警惕合并糖尿病可能。

（二）身体状况

1. 糖尿病临床表现及并发症　典型者表现为三多症状（多饮、多食、多尿），但多数妊娠期糖尿病孕妇无明显症状。常见并发症有低血糖、酮症酸中毒。

2. 产科情况　除常规产前检查外，评估孕产妇有无妊娠期高血压疾病、羊水过多和产后出血等产科并发症；评估胎儿宫内发育情况，有无畸形、巨大胎儿或胎儿生长受限；评估新生儿有无呼吸窘迫综合征和低血糖发生。

3. 糖尿病的严重程度及预后　根据糖尿病的发病年龄、病程长短及有无血管病变评估。

（三）辅助检查

1. 常规检查　血常规、尿常规、肝肾功能、眼底检查、尿酮体检查等。

2. 孕前糖尿病（PGDM）的诊断　妊娠前已确诊为糖尿病者，可确诊为 PGDM。对妊娠前未进行血糖检查的孕妇，首次产前检查时应明确是否存在孕前糖尿病，达到以下任何一项标准应诊断为 PGDM。①空腹血糖 ≥7.0mmol/L。②75g 口服葡萄糖耐量试验（oral glucose tolerance test, OGTT）：服糖后 2h 血糖 ≥11.1mmol/L。孕早期不常规推荐进行该项检查。③伴有典型的高血糖或高血糖危象症状，同时随机血糖 ≥11.1mmol/L。④糖化血红蛋白（glycohemoglobin, HbAlc）≥6.5%。但不推荐妊娠期常规用 HbA1c 进行糖尿病筛查。

3. 妊娠期糖尿病（GDM）的筛查　推荐医疗机构,在妊娠 24～28 周及 28 周后首次就诊时,对所有尚未被诊断为 PGDM 或 GDM 的孕妇,进行 75gOGTT。

（1）方法：OGTT 前连续 3d 正常体力活动、正常饮食。OGTT 前 1d 晚餐后禁食至少 8h 至次日晨。检查期间静坐、禁烟。检查时,5min 内口服含 75g 葡萄糖的液体 300ml,分别抽取服糖前、服糖后 1h 和 2h 的静脉血（从开始饮用葡萄糖水计算时间）,放入含有氟化钠的试管中,采用葡萄糖氧化酶法测定血浆葡萄糖水平。

（2）诊断标准：空腹及服糖后 1h、2h 的任何一点血糖值分别达到或超过 5.1mmol/L、10.0mmol/L、8.5mmol/L 即诊断为 GDM。

医疗资源缺乏地区或孕妇具有 GDM 高危因素,建议妊娠 24～28 周首先检查空腹血糖≥5.1mmol/L,可以直接诊断为 GDM,不必再做 75gOGTT。

4. 胎儿监护　B 型超声、电子胎心监护仪、胎盘功能检查和羊水 L/S 比值测定,了解胎儿发育、宫内安危和胎儿成熟度。

（四）心理 - 社会状况

孕妇和家属因担心糖尿病对母儿的不利影响而焦虑,分娩期因担心难产或新生儿并发症而紧张不安。

（五）治疗要点

1. 确定能否妊娠　妊娠前判断糖尿病程度,病变较轻、血糖控制在正常范围者,可在严密监护下妊娠。

2. 糖尿病治疗　遵循糖尿病的治疗原则,控制孕产妇血糖在正常或接近正常范围。需药物治疗者,首选胰岛素治疗。

3. 产科处理原则

（1）妊娠期：加强产前检查,妊娠早期每周 1 次至第 10 周,以后每 2 周 1 次,32 周后每周 1 次。

（2）分娩期：无需胰岛素治疗而血糖控制达标的 GDM 孕妇,若无母儿并发症,在严密监测下可等待至预产期,仍未临产者,可引产终止妊娠。PGDM 及需胰岛素治疗的 GDM 孕妇,若血糖控制良好且无母儿并发症,严密监测下,妊娠 39 周后可终止妊娠。糖尿病不是剖宫产的指征,选择性剖宫产手术指征包括：糖尿病伴微血管病变及其他产科指征,如巨大胎儿、胎盘功能不良、胎位异常等。妊娠期血糖控制不理想,胎儿偏大或既往有死胎、死产史者,适当放宽剖宫产指征。

（3）产褥期：预防新生儿呼吸窘迫综合征和低血糖,预防产后出血和感染。

【常见护理诊断 / 问题】

1. 营养失调：低于或高于机体需要量　与血糖代谢异常有关。

2. 知识缺乏：缺乏糖尿病饮食控制的相关知识。

3. 有受伤的危险（围生儿）　与巨大胎儿、畸形儿、早产、手术产等有关。

4. 潜在并发症:低血糖、产后出血、产褥感染。

【护理措施】

1. 妊娠期护理

(1)健康指导:指导孕妇和家属了解糖尿病的相关知识,加强孕期监护,确保母婴安全。告知妊娠期血糖控制目标。每次产前检查测尿酮体和尿蛋白,每1～2个月测定肾功能和眼底检查。

(2)控制饮食:多数妊娠期糖尿病孕妇经合理饮食控制和适度运动,即可控制血糖在正常范围。理想的饮食控制目标为保证孕妇营养和胎儿正常生长发育的需要,避免餐后高血糖及过分控制饮食导致的饥饿性酮症或胎儿生长受限。

(3)适度运动:有利于糖尿病病情控制和正常分娩,运动方式以有氧运动最好,选择瑜伽、散步等,以孕妇自己能耐受为原则。每餐30min后运动,持续30～40min,休息30min。每日运动时间和量基本不变,通过饮食与运动,使孕期体重增加控制在10～12kg较为理想。

(4)合理用药:多数GDM孕妇通过饮食、运动等生活方式的干预,可使血糖达标。不能达标的GDM孕妇,为避免低血糖或酮症酸中毒的发生,首选胰岛素进行药物治疗。显性糖尿病孕妇应在孕前即改为胰岛素治疗。

(5)胎儿监护:指导孕妇胎动计数,B超检查了解胎儿宫内发育情况,必要时进行电子胎心监护,了解胎儿安危。

2. 分娩期护理　观察产程进展和胎心变化,控制产程时间一般不超过12h。注意巨大胎儿可能导致难产。

3. 产褥期护理　①调整胰岛素用量:由于胎盘娩出,抗胰岛素激素迅速下降,大部分GDM孕妇在分娩后即不再需要使用胰岛素;少数仍需胰岛素治疗者,用量应减少为分娩前的1/3～1/2,并根据产后空腹血糖值调整用量。②预防产后出血和感染:观察子宫复旧及恶露情况,必要时遵医嘱给予宫缩剂和抗生素。

4. 新生儿护理　①出生时取脐血,检测血糖。无论出生时状况如何均按高危儿护理,尤其是妊娠期血糖控制不满意者,需给予监护、吸氧、保暖,重点预防新生儿低血糖,尽早开奶,同时定期滴服葡萄糖液。②巨大胎儿可能导致新生儿产伤,应严密观察面色和呼吸。

5. 健康指导

(1)产后根据血糖情况及时调整胰岛素用量,鼓励糖尿病产妇实施母乳喂养,做到尽早吸吮和按需哺乳。

(2)GDM妇女在产后6～12周进行随访,指导其改变生活方式、合理饮食及适当运动,鼓励母乳喂养。随访时建议测定身高、体重指数等,了解产后血糖的恢复情况,建议所有GDM妇女产后行OGTT测定,如产后正常者也需每3年复查OGTT 1次,以便早期发现2型糖尿病。同时建议对糖尿病病人的子代进行随访以及健康生活方式的指导。

第三节 贫 血

贫血是妊娠期常见合并症。由于妊娠期血容量增加,且血浆增加多于红细胞增加,血液呈稀释状态,又称"生理性贫血"。缺铁性贫血是妊娠期最常见的贫血,占妊娠期贫血的95%。常以血红蛋白浓度为诊断标准。WHO规定的标准为:孕妇外周血血红蛋白<110g/L及血细胞比容<0.33为妊娠期贫血。根据血红蛋白水平分为轻度贫血(100~109g/L)、中度贫血(70~99g/L)、重度贫血(40~69g/L)和极重度贫血(<40g/L)。本节主要介绍缺铁性贫血。

【贫血对母儿的影响】

1. 对孕产妇的影响 贫血孕产妇抵抗力降低,对妊娠、分娩、手术和麻醉的耐受力降低,妊娠和分娩的风险增加。贫血性心脏病、妊娠期高血压疾病、产后出血和产褥感染发生率增加。

2. 对胎儿的影响 孕妇轻度贫血,对胎儿影响不大。孕妇缺铁导致重度贫血,影响胎儿生长发育所需的营养物质和氧气,容易导致胎儿生长受限、胎儿窘迫、死胎或早产。

【护理评估】

(一)健康史

评估孕妇有无慢性失血性疾病史,有无妊娠剧吐、偏食或胃肠功能紊乱等导致铁摄入不足的因素,本次妊娠有无及时补充铁剂。

(二)身体状况

1. 贫血表现 疲乏、困倦和乏力是常见症状,重者头晕耳鸣、记忆力减退、活动后心悸气短。皮肤黏膜苍白是贫血的主要体征。

2. 产科检查 除常规产前检查外,应评估合并贫血可能发生的并发症,如贫血性心脏病、妊娠期高血压疾病、产后出血、感染、胎儿窘迫及死胎等。

(三)心理-社会状况

孕妇和家属担心贫血对母儿的不利影响而紧张。

(四)辅助检查

1. 血象 外周血涂片为小细胞低色素性贫血。血红蛋白<110g/L,红细胞计数<3.5×10^{12}/L,血细胞比容<0.33。

2. 血清铁测定 孕妇血清铁<6.5μmol/L,可以诊断为缺铁性贫血。

3. 电子胎儿监护 了解胎儿宫内情况。

(五)治疗要点

去除病因,正确补充铁剂,预防并发症。

【常见护理诊断/问题】

1. 活动无耐力 与贫血引起疲倦有关。

2. 潜在并发症:胎儿窘迫、产后出血、产褥感染。

【护理措施】

1. 一般护理　指导孕妇加强营养,进食高铁、高蛋白质和高维生素 C 的食物,如动物肝、瘦肉、豆类、菠菜、甘蓝、葡萄干和胡萝卜等,纠正偏食的习惯。保证充足睡眠,适当安排体力活动,避免劳累。

2. 用药护理　铁剂的补充首选口服制剂,常用药物有多糖铁复合物、硫酸亚铁等。补充铁剂同时服用维生素 C 及稀盐酸可促进铁的吸收。指导饭后或餐中服用铁剂,减轻铁剂刺激胃黏膜引起的恶心和胃部不适。告知孕妇服用铁剂后可能产生黑色便,不必要紧张。对于中重度贫血、严重胃肠道反应不能口服铁剂者,可给予右旋糖酐铁或山梨醇铁深部肌内注射。

3. 输血　多数缺铁性贫血孕妇经补铁剂后血象很快改善,不需输血。血红蛋白 <70g/L者,建议输血;血红蛋白在 70～100 g/L 之间者,根据手术与否和心脏功能等因素,决定是否输血。接近预产期或短期内行剖宫产手术者,应少量、多次输红细胞悬液或全血,避免加重心脏负担。

4. 预防并发症　①预防胎儿窘迫:加强产前检查,指导孕妇胎动计数。临产后严密监测胎心变化,左侧卧位,吸氧。②预防产后出血:胎肩娩出后给予缩宫素加强宫缩,产后严密观察生命体征、子宫收缩和阴道流血量。③预防感染:严格无菌操作,产后观察子宫复旧、恶露和体温变化。

5. 健康指导　促进家庭支持,注意休息和营养。指导母乳喂养,因严重贫血不宜母乳喂养者提供人工喂养方法指导。继续遵医嘱纠正贫血和预防感染,定期产后随访。

> **章末小结**
>
> 　　本章重点为妊娠合并症妇女的护理评估和护理措施,难点为妊娠与合并症的相互影响。掌握的核心要点:①妊娠 32～34 周、分娩期及产后 3d 内易发生心力衰竭;经阴道分娩者,宫口开全后避免屏气用力;胎儿娩出后,腹部放沙袋;产后出血禁用麦角新碱;产后 24h 内绝对卧床,产后 3d 内卧床休息。②妊娠期糖尿病筛查于妊娠 24～28 周进行;药物治疗首选胰岛素,分娩后需胰岛素治疗者,用量减至分娩前 1/3～1/2;新生儿易发生呼吸窘迫综合征和低血糖;早开奶同时定期滴服葡萄糖液,预防低血糖。③妊娠期贫血诊断标准,血红蛋白 <110g/L;血清铁 <6.5μmol/L,注意补铁剂的用药护理。

(程　畅)

 思考题

1. 杨女士,32 岁,G_1P_0。妊娠 16 周后出现心慌、气短,经检查发现心功能 Ⅱ 级。妊娠期增加产前检查次数,严密监测心脏功能。目前妊娠 37^{+2} 周,自然临产。

（1）该产妇休息时取何种体位为宜?

（2）主要护理诊断 / 问题有哪些?

（3）该产妇若经阴道分娩,护士应采取的护理措施有哪些?

2. 刘女士,28 岁。妊娠 26 周时做 OGTT,空腹血糖 7.0mmol/L,餐后 1h 血糖 12.7mmol/L,餐后 2h 血糖 8.8mmol/L,诊断为妊娠期糖尿病。采用有效措施后,妊娠过程顺利,自然分娩一女婴。

（1）指导刘女士有效控制血糖的措施有哪些?

（2）对刘女士的产后护理要注意哪些内容?

（3）对新生儿的护理要点有哪些?

第十章 | 异常分娩妇女的护理

10章 数字内容

异常分娩(abnormal labor)又称难产,影响分娩的因素包括产力、产道、胎儿和产妇的精神心理因素,当四个因素中任何一个或一个以上发生异常及四个因素之间相互不能适应,使分娩进程受到阻碍称为异常分娩。分娩是一个动态变化的过程,正常分娩与异常分娩在一定条件下可以相互转化,若处理得当,难产可以转为顺产;若处理不当,顺产也可以转为难产,因此要密切观察产程,及时发现异常,综合分析处理,确保母儿安全度过分娩期。

第一节 产 力 异 常

 工作情景与任务

导入情景:

杨女士,23岁,G_1P_0。因妊娠39^{+4}周,阵发性腹痛7h入院。入院检查:宫高33cm,腹围98cm,LOA,已衔接,胎心率145次/min,宫缩30s/5~6min,骨盆测量未见明显异常,宫口扩张2cm,头先露S^{-1},未破膜。产妇入院后紧张不安,不停地询问医护人员"我能顺产吗""孩子多久才能生"?产妇烦躁不安,进食少。

工作任务：

1. 安慰孕妇，提供心理支持。

2. 对杨女士进行护理评估。

产力异常主要指子宫收缩力异常，表现为子宫收缩的节律性、对称性、极性不正常或频率、强度有异常，临床上分为子宫收缩乏力和子宫收缩过强两类，每类又分为协调性子宫收缩和不协调性子宫收缩（图10-1）。

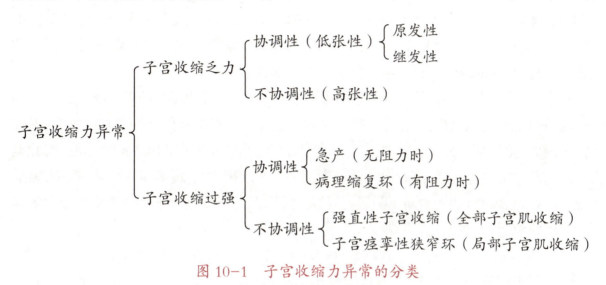

图10-1　子宫收缩力异常的分类

一、子宫收缩乏力

【病因】

1. 头盆不称或胎位异常　因先露部下降受阻，不能紧贴子宫下段及子宫颈内口引起有效子宫收缩，是导致继发性宫缩乏力最常见原因。

2. 精神因素　产妇对分娩有恐惧心理，精神过度紧张，使大脑皮质功能紊乱，产妇睡眠不足、临产后进食少、过多消耗体力及水电解质紊乱等，均可导致宫缩乏力。

3. 子宫因素　任何影响子宫肌纤维正常收缩能力的因素存在，均可导致子宫收缩乏力，如子宫发育不良、子宫肌瘤、畸形、双胎、巨大胎儿、羊水过多、高龄产妇、经产妇等。

4. 药物影响　临产后使用大剂量解痉、镇静、镇痛及麻醉剂（如硫酸镁、吗啡、哌替啶及苯巴比妥）等，使子宫收缩受到抑制。

5. 内分泌失调　产妇体内相关激素分泌紊乱，子宫对宫缩物质的敏感性降低等影响子宫正常收缩。

【护理评估】

（一）健康史

评估产前检查的一般资料，产妇孕产史、身体发育状况、胎儿大小及头盆关系等，评估产妇的社会支持系统情况，分析有无引起子宫收缩乏力的因素存在。

（二）身体状况

1. 协调性子宫收缩乏力　又称低张性子宫收缩乏力，特点是子宫收缩的节律性、对称性和极性正常，但收缩力弱，宫缩时宫内压力低于 15mmHg（180MU），持续时间短，间歇期长且不规律，宫缩 <2 次 /10min。宫缩高峰时，子宫隆起不明显，手压宫底部肌壁仍有凹陷。协调性宫缩乏力多为继发性宫缩乏力，即产程早期子宫收缩正常，进展至活跃期或第二产程时宫缩减弱，多见于中骨盆及出口平面狭窄等。

2. 不协调性子宫收缩乏力　又称高张性子宫收缩乏力，特点是子宫收缩失去正常的节律性、对称性，尤其是极性，宫缩兴奋点来自子宫下段一处或多处，致使宫缩时宫底部较子宫下段弱，呈极性倒置；子宫收缩节律不协调，宫缩间歇期子宫肌肉不能完全松弛，此类宫缩使宫口扩张与胎先露下降受限，属无效宫缩。产妇自觉下腹部持续疼痛、拒按，烦躁不安。产科检查时宫缩间歇期不明显，胎位触不清，胎心不规则。不协调性宫缩乏力多属于原发性宫缩乏力，对胎儿影响较大。

3. 产程异常　宫缩乏力影响宫口扩张及胎先露下降，产程延长或停滞。

（1）潜伏期延长：从临产规律宫缩开始至活跃期起点（4～6cm）称为潜伏期。初产妇 >20h，经产妇 >14h 称为潜伏期延长。

（2）活跃期异常：活跃期是指宫口扩张的加速阶段，从活跃期起点（4～6cm）至宫颈口开全，此期宫口扩张速度应≥0.5cm/h。活跃期异常包括：

1）活跃期延长：指活跃期宫颈口扩张速度 <0.5cm/h。

2）活跃期停滞：胎膜已破且宫颈口扩张≥6cm 后，若宫缩正常但宫颈口停止扩张≥4h；若宫缩弱，宫颈口停止扩张≥6h。

（3）第二产程异常

1）第二产程延长：第二产程初产妇 >3h，经产妇 >2h（硬膜外麻醉镇痛分娩时，初产妇 >4h，经产妇 >3h），产程无进展（胎头下降和旋转）称为第二产程延长。

2）胎头下降延缓：第二产程初产妇胎头先露下降速度 <1cm/h，经产妇 <2cm/h，称为胎头下降延缓。

3）胎头下降停滞：第二产程胎头先露停留在原处不下降 >1h，称为胎头下降停滞。

4. 对母儿的影响

（1）对产妇的影响：子宫收缩乏力导致产程延长，引起产妇疲劳、肠胀气、尿潴留及水电解质紊乱，手术产率增加，易发生产后出血、生殖道瘘、产褥感染等并发症。

（2）对胎儿、新生儿的影响：不协调子宫收缩乏力可致胎儿 - 胎盘循环障碍，导致胎儿窘迫甚至胎死宫内；产程延长使胎头及脐带受压过久，易致胎儿窘迫以及新生儿窒息、颅内出血、吸入性肺炎甚至死亡等。

5. Bishop 宫颈成熟度评分　可以利用 Bishop 宫颈成熟度评分法,判断引产和加强宫缩的成功率(表 10-1)。满分为 13 分,>9 分引产成功,7~9 分的成功率约为 80%,4~6 分的成功率约为 50%,≤3 分多失败。

表 10-1　Bishop 宫颈成熟度评分法

指标	分数			
	0	1	2	3
宫口开大 /cm	0	1~2	3~4	≥5
宫颈管消退 /%	0~30	40~50	60~70	≥80
胎先露位置	−3	−2	−1~0	+1~+2
宫颈硬度	硬	中	软	
宫口位置	朝后	居中	朝前	

(三)心理-社会状况

由于产程延长,产妇及家属表现出过度焦虑、恐惧,担心母儿安危,对阴道分娩失去信心,请求医护人员帮助,尽快结束分娩。

(四)辅助检查

1. 电子胎心监护　监测宫缩的节律性、频率和强度,了解宫缩和胎心情况。

2. 实验室检查　血液生化检查,了解有无电解质紊乱及酸中毒等。

(五)治疗要点

1. 协调性宫缩乏力　明确病因,有明显头盆不称或胎位异常者,行剖宫产术。估计能经阴道分娩者,加强宫缩。预防产后出血和感染。

2. 不协调性宫缩乏力　镇静剂调节子宫收缩,恢复宫缩的节律性和极性;若宫缩仍弱,按协调性宫缩乏力处理;如未恢复协调性宫缩,禁忌用子宫收缩剂。处理无效或出现胎儿窘迫等产科指征,应行剖宫产。

【常见护理诊断/问题】

1. 疲乏　与产程延长、产妇体力过度消耗及水电解质紊乱有关。

2. 焦虑　与担心胎儿及自身安全有关。

3. 潜在并发症:胎儿窘迫、产后出血、产褥感染、生殖道瘘。

【护理目标】

产妇疲乏缓解,宫缩乏力及时纠正;情绪稳定,安全度过分娩期;未发生并发症或及时发现处理。

【护理措施】

1. 一般护理　消除产妇对分娩的紧张情绪,指导其休息、饮食及大小便;对过度疲劳、烦躁不安者,遵医嘱给予地西泮 10mg 缓慢静脉注射或哌替啶 100mg 肌内注射。必要时静脉输液补充能量。

2. 产程观察　严密监测宫缩、胎心率和产程进展情况,发现异常配合医生及时处理。

3. 治疗配合

(1) 协调性宫缩乏力:估计可经阴道分娩者,积极改善全身情况,遵医嘱加强宫缩。

1) 人工破膜:适于宫颈口扩张≥3cm、无头盆不称、胎头已衔接者,破膜可使胎头紧贴子宫下段及宫颈内口,反射性刺激子宫收缩,加速产程进展。破膜前检查有无脐带先露;宫缩间歇期行人工破膜,预防羊水栓塞;破膜后注意检查有无脐带脱垂,同时观察羊水量、性状及胎心变化,记录破膜时间。

2) 缩宫素静脉滴注:适用于协调性宫缩乏力、胎位正常、头盆相称、胎心正常者。原则是以最小浓度获得最佳宫缩,一般用 0.9% 生理盐水 500ml 静脉滴注,调节滴速为 4~5 滴/min,然后加入缩宫素 2.5U 摇匀,根据宫缩调节滴速,调整滴速的间隔时间为 15~30min,每次增加 1~2mU/min(4~5 滴/min),使宫缩维持在间歇时间 2~3min、持续时间 40~60s 为宜,最大给药剂量不超过 20mU/min(60 滴/min)。若宫缩 >5 次/10min、持续 1min 以上或胎儿窘迫时,应立即停止滴注缩宫素。必须专人监护,严密观察宫缩、胎心及血压。胎儿前肩娩出前禁止肌内注射缩宫素。

 知识拓展

缩宫素加强宫缩的注意事项

评估宫缩强度的方法有三种:①触诊子宫;②电子胎心监护;③宫腔内导管测量子宫收缩力,计算 Montevideo 单位(MU),MU 的计算是将 10min 内每次宫缩产生的压力(mmHg)相加而得。一般临产时宫缩强度为 80~120MU,活跃期宫缩强度为 200~250MU,应用缩宫素促进宫缩时必须达到 200~300MU,才能引起有效宫缩。若 10min 内宫缩 >5 次、持续 1min 以上或胎心率异常,应立即停止滴注缩宫素。外源性缩宫素在母体血中的半衰期为 1~6min,故停药后能迅速好转,必要时加用镇静剂。若血压升高,应减慢缩宫素滴注速度。由于缩宫素有抗利尿作用,水的重吸收增加,可出现尿少,需警惕水中毒的发生。

(2) 不协调性宫缩乏力:遵医嘱给予哌替啶 100mg 或吗啡 10mg 肌内注射,注意观察宫缩和胎心变化。产妇经充分休息多可恢复为协调性子宫收缩,若宫缩仍较弱,按协调性宫缩乏力处理。

（3）做好手术准备：经上述处理产程仍无进展或出现胎儿窘迫，应协助医生尽快行阴道助产或剖宫产术结束分娩。

（4）预防产后出血和感染：胎儿前肩娩出后，遵医嘱将缩宫素 10～20U 加入 25% 葡萄糖液 20ml 内静脉推注，预防产后出血。产后密切观察生命体征、子宫收缩和阴道流血量。对产程长、破膜时间久及手术产者，遵医嘱给予缩宫素和抗生素。

4. 心理护理　产妇的心理状态是影响子宫收缩的重要因素，临产后允许家属陪伴分娩，鼓励产妇及家属表达出他们的担心和不适，及时提供产程进展和护理计划等信息，使产妇心中有数，对分娩有信心，安全度过分娩期。

5. 健康指导　加强产前教育让孕妇及家属了解分娩相关知识。临产后指导产妇休息、饮食、排尿及排便。产后指导产妇加强营养，保持外阴清洁，注意恶露的量、颜色及气味，指导母乳喂养。剖宫产术后至少避孕 2 年。

【护理评价】

产妇疲乏是否缓解；情绪是否稳定；是否发生并发症或被及时发现处理。

二、子宫收缩过强

【病因】

目前病因不太明确，考虑与以下因素有关：

1. 产妇精神过度紧张、疲劳、产程延长、胎膜早破，粗暴的宫腔内操作等可引起子宫壁局部肌肉痉挛性不协调性宫缩过强。

2. 缩宫素使用不当，如引产时剂量过大或个体对缩宫素过于敏感，若分娩发生梗阻或胎盘早剥血液浸润子宫肌层，可导致强直性子宫收缩。

3. 急产多发生于经产妇，主要原因是软产道阻力小。

【护理评估】

（一）健康史

评估产前检查的各项记录，了解有无急产史。评估产妇有无精神紧张、过度疲劳，有无胎盘早剥、产道梗阻，有无使用缩宫素或宫腔内操作等诱发因素。

（二）身体状况

1. 协调性子宫收缩过强　子宫收缩的节律性、对称性和极性正常，但子宫收缩力过强、过频（宫缩 >5 次 /10min，宫内压力 ≥60mmHg）。若无头盆不称及胎位异常，产程进展快，总产程 <3h 称为急产，经产妇多见。若产道有梗阻可出现病理缩复环，甚至子宫破裂。

2. 不协调性子宫收缩过强

（1）强直性子宫收缩：子宫收缩失去节律性、无间歇。产妇因持续性腹痛烦躁不安，腹部拒按，胎心听不清，胎位触不清。若产道有梗阻可出现病理性缩复环、子宫下段压痛明显、血尿等先兆子宫破裂征象。常因缩宫素使用不当引起。

（2）子宫痉挛性狭窄环：子宫壁局部肌肉持续不放松、痉挛性不协调性收缩形成的环状狭窄。狭窄环可发生在宫颈、宫体的任何部位，多在子宫上下段交界处，也可在胎体某一狭窄部，多见于胎儿颈、腰处。产妇出现持续性腹痛，烦躁，宫颈扩张缓慢，胎先露下降停滞，胎心不规则。阴道检查时可触及狭窄环，此环与病理缩复环的区别是不随宫缩上升（图10-2）。多因产妇精神紧张、过度疲劳，缩宫素使用不当或阴道内粗暴操作因素所致。

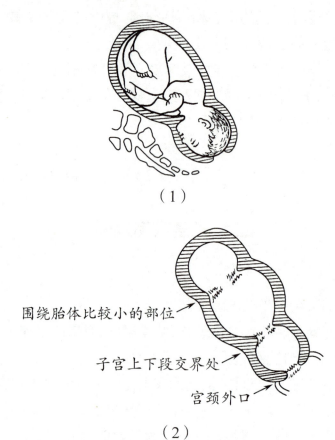

（1）

（2）

图 10-2 子宫痉挛性狭窄环
（1）狭窄环绕胎颈；（2）狭窄环容易发生的部位。

3. 对母儿的影响

（1）对产妇的影响：宫缩过强、过频，可导致软产道严重裂伤甚至子宫破裂。急产来不及消毒或产道裂伤，产褥感染机会增加。

（2）对胎儿、新生儿的影响：影响子宫胎盘血液循环，易发生胎儿窘迫、新生儿窒息甚至死亡；胎儿娩出过快易发生新生儿颅内出血、坠地外伤等。

（三）心理－社会状况

产妇疼痛难忍，常表现烦躁不安、恐惧，担心自身及胎儿安危。

（四）辅助检查

电子胎心监护仪监测宫缩及胎心率变化。

（五）治疗要点

加强产程观察，及时发现宫缩异常。认真寻找宫缩过强发生的原因，及时纠正，正确处理急产。必要时使用镇静剂或宫缩抑制剂，如异常宫缩未纠正或出现胎儿窘迫征象，应行剖宫产术。

【常见护理诊断/问题】

1. 急性疼痛　与子宫收缩过强过频有关。

2. 焦虑　与担心胎儿和自身安危有关。

3. 潜在并发症：胎儿窘迫、软产道损伤、先兆子宫破裂。

【护理措施】

1. 一般护理　吸氧，消除诱因，指导产妇缓解疼痛的措施，如舒适体位、深呼吸、身体按摩、转移产妇注意力等。

2. 严密观察产程　详细了解孕产史，凡有急产史的孕妇，嘱其在预产期前 1~2 周住院待产。临产后严密观察子宫收缩的频率、强度及节律性，产时慎用加强宫缩的措施。

3. 治疗配合

（1）停止阴道内操作及缩宫素使用，提前做好接产及新生儿窒息抢救准备。

（2）遵医嘱用宫缩抑制剂，如硫酸镁，必要时使用哌替啶。若宫缩恢复正常则等待自然分娩或阴道助产，产后注意检查有无软产道裂伤或新生儿产伤。

（3）手术准备及护理：若宫缩不缓解，出现病理缩复环或胎儿窘迫，遵医嘱立即做好手术及新生儿窒息抢救准备。

（4）对急产来不及消毒接生者，遵医嘱给予新生儿破伤风抗毒素、维生素 K_1 和抗生素肌内注射，防治新生儿破伤风、颅内出血或感染。

4. 心理护理　提供陪伴分娩，多给予关心和指导，消除紧张焦虑心理。及时向产妇和家属提供分娩的信息，说明产程中可能出现的问题及采取的措施，以取得他们的理解和配合。

5. 健康指导　教会产妇对产后子宫复旧、会阴伤口、阴道流血及生命体征的观察，进行产褥期健康教育及出院指导。如新生儿发生意外，帮其分析原因，解除悲伤，及时指导回乳，为今后生育提供具体指导。

第二节　产 道 异 常

 工作情景与任务

导入情景：

杨女士，28 岁，G_1P_0。孕 38^{+4} 周，见红 2h 入镇卫生院待产，检查发现跨耻征可疑阳性转入本院。检查：宫高32cm，腹围96cm，LOA，头先露，未衔接，胎心率145次/min，骨盆测量未见明显异常，胎膜未破，胎头跨耻征检查可疑阳性。产妇入院后紧张不安，不停询问医护人员是否要剖宫产。

工作任务：

1. 分析主要护理问题。

2. 评估试产指征，制定护理措施。

产道包括骨产道和软产道。产道异常多见于骨产道异常，即"狭窄骨盆"，是指骨盆的径线过短或形态异常，使胎儿娩出受阻。狭窄骨盆常见有四种类型：骨盆入口平面狭窄、中骨盆及出口平面狭窄、三个平面均狭窄（均小骨盆）和畸形骨盆。

【护理评估】

（一）健康史

评估产前检查的一般资料，了解产妇的身体发育状况，身高、腹型、骨盆各径线测量值及头盆关系等，询问产妇有无引起骨盆异常的疾病如佝偻病、结核病、骨软化病以及外伤史。若为经产妇应了解有无难产和新生儿产伤等异常分娩史。

（二）身体状况

1. 一般检查　观察孕妇有无跛行、尖腹或悬垂腹等，检查脊柱及髋关节是否有畸形、米氏菱形窝是否对称，身高在145cm以下者应警惕均小骨盆。

2. 腹部检查

（1）测量宫高、腹围，预测胎儿大小，腹部四步触诊明确胎位及是否入盆。

（2）胎头跨耻征检查：初产妇预产期前2周或经产妇临产后胎头尚未入盆时，应评估头盆是否相称。方法：产妇排空膀胱后仰卧，两腿伸直，检查者一手放在耻骨联合上方，另一手将胎头向骨盆腔方向推压。如胎头低于耻骨联合平面，则表示头盆相称，为胎头跨耻征阴性；若胎头与耻骨联合在同一平面，提示头盆可能不称，为胎头跨耻征可疑阳性；若胎头高于耻骨联合平面，表明头盆明显不称，为胎头跨耻征阳性（图10-3）。

3. 骨盆测量

（1）入口平面狭窄：常见于扁平骨盆，骶耻外径<18cm，对角径<11.5cm，影响胎头衔接。若对角径≤9.5cm为绝对性狭窄，需剖宫产。

（2）中骨盆平面狭窄：中骨盆平面狭窄较入口平面狭窄更常见，常见于男性骨盆和类人猿型骨盆，坐骨棘间径<10cm，中骨盆后矢状径（坐骨切迹宽度）<2横指。主要影响胎头俯屈、内旋转，易发生持续性枕横位或枕后位。

（3）骨盆出口平面狭窄：主要见于男性骨盆。坐骨结节间径<8cm，耻骨弓角度<90°，若坐骨结节间径＋后矢状径之和<15cm时不宜试产。常与中骨盆平面狭窄并存，易发生继发性宫缩乏力和第二产程延长。

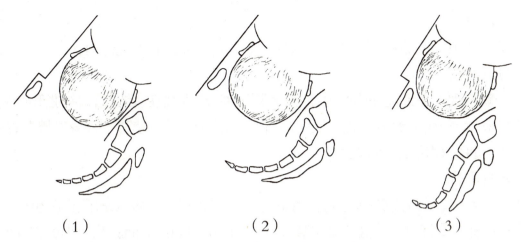

（1）　　　　　　　　（2）　　　　　　　　（3）

图 10-3　检查头盆相称程度

（1）头盆相称;（2）头盆可能不称;（3）头盆不称。

（4）骨盆三个平面均狭窄:骨盆外形属正常女型骨盆,但骨盆三个平面的径线均小于正常值 2cm 或以上,称为均小骨盆,见于身体矮小,体形匀称的妇女。

（5）畸形骨盆:骨盆失去正常形态及对称性,如骨盆骨折所致畸形、骨软化症骨盆等。

4. 妇科检查　主要了解软产道有无异常。

（1）外阴异常:外阴坚韧、水肿、瘢痕。

（2）阴道异常:瘢痕性狭窄、包块,阴道横隔、纵隔。

（3）宫颈异常:宫颈坚韧、水肿或瘢痕,宫颈癌,宫颈肌瘤等。

5. 对母儿的影响

（1）对产妇的影响:因骨盆狭窄影响胎头衔接和内旋转,容易发生胎位异常、胎膜早破、脐带脱垂、宫缩乏力、产程延长及停滞。胎先露下降受阻可能导致子宫破裂。

（2）对围生儿的影响:易发生胎儿窘迫、新生儿窒息,手术助产及产伤发生率增高。

（三）心理－社会状况

试产时产妇及家属常因不能预知分娩结果而焦虑。因产道异常行剖宫产者,产妇多因手术分娩感到不安和恐惧。

（四）辅助检查

B 超检查估计胎儿大小及胎位,判断胎儿能否通过骨产道。

（五）治疗要点

明确骨盆狭窄类型及程度,了解胎位、胎儿大小、胎心、宫缩及宫口扩张情况和胎先露下降程度等,结合产妇年龄、产次、既往分娩史等进行综合分析、判断,决定分娩方式。

【常见护理诊断／问题】

1. 有受伤的危险　与分娩困难造成软产道损伤和新生儿产伤有关。

2. 焦虑　与担心难产影响母儿安危有关。

3. 潜在并发症:脐带脱垂、胎儿窘迫、新生儿窒息、子宫破裂、产后出血及感染。

【护理目标】

产妇平安分娩;焦虑缓解,情绪稳定;未发生并发症或及时发现处理。

【护理措施】

1. 一般护理 保证良好的产力,注意产程进展,严密观察宫缩、宫口扩张和胎先露下降及胎心率,发现衔接障碍、产程进展缓慢、胎儿窘迫或先兆子宫破裂征象等情况,及时报告医生并协助查明原因,及时处理。

2. 治疗配合

(1)骨盆入口平面狭窄:①绝对性骨盆入口狭窄,对角径≤9.5cm,配合医生做好剖宫产的手术护理。②相对性骨盆入口狭窄,对角径10.0~11.0cm,而胎儿大小适宜,产力、胎位及胎心均正常时,可在严密监护下进行阴道试产。若宫颈口扩张≥3cm,而2~4h宫颈扩张无进展,宫缩乏力者行人工破膜,或静脉滴注缩宫素加强子宫收缩,一般不用镇静、镇痛药,禁忌灌肠。产程进展顺利者,协助自然分娩或阴道助产术。若试产后胎头不能入盆,宫口扩张停滞或出现胎儿窘迫,配合医生做好剖宫产手术和新生儿窒息抢救准备。

(2)中骨盆狭窄:宫口开全后,胎头双顶径达坐骨棘水平或更低,做好阴道助产手术准备及护理;若胎头双顶径未达坐骨棘水平或胎儿窘迫,应立即做好剖宫产手术准备及护理。

(3)出口平面狭窄:坐骨结节间径与出口后矢状径≥15cm,可以协助试产;两者之和＜15cm禁忌试产,准备剖宫产。

(4)均小骨盆:若估计胎儿不大,产力、胎位及胎心均正常,头盆相称,可以阴道试产。若胎儿较大,头盆不称,应及时行剖宫产术。

(5)畸形骨盆:根据畸形骨盆种类、狭窄程度、胎儿大小、产力等情况具体分析。若畸形严重,明显头盆不称者,应及时行剖宫产术。

(6)软产道异常:评估对分娩的影响程度,协助医生采取会阴切开、局部湿热敷等相应措施。如宫颈水肿,遵医嘱宫颈注射0.5%利多卡因5~10ml或地西泮10mg静脉推注。

3. 心理护理 向产妇及家属解释难产的原因及分娩方式,对阴道试产的产妇应及时告知产程进展情况,增强产妇对分娩的信心和安全感,缓解焦虑心理,配合检查及处理。

4. 防治并发症

(1)严密观察宫缩、胎心、羊水及产程进展情况,发现胎儿窘迫征象,给予吸氧,嘱左侧卧位,通知医生并配合处理。预防胎膜早破、脐带脱垂和子宫破裂。

(2)减少肛诊和阴道检查次数,严格无菌操作。产后保持外阴清洁,检查子宫复旧及恶露有无异常,预防产褥感染,必要时遵医嘱用抗生素。

5. 健康指导 对产妇及家属进行产褥期健康教育及出院指导,教会产妇护理手术产儿的知识。对剖宫产的产妇建议避孕2年后再孕。

【护理评价】

产妇是否平安分娩;焦虑是否缓解;是否发生并发症或及时发现处理。

第三节 胎儿异常

 工作情景与任务

导入情景：

王女士,25 岁,G_2P_0。孕 34 周产前检查,自诉胎动时常感肋下胀痛。产科检查:宫高 30cm,宫底部触及圆而硬的胎头、按压有浮球感,耻骨联合上方触及宽、软的胎儿部分,胎心音在脐上左侧最清楚。

工作任务：

1. 接诊孕妇,配合医生完成此次产前检查。

2. 评估胎位是否正常。

3. 指导孕妇矫正异常胎位的方法。

胎儿异常包括胎位异常及发育异常。分娩时除枕前位为正常胎位外,其余均为异常胎位。胎位异常包括胎头位置异常、臀先露、肩先露和复合先露等,其中胎头位置异常占 6%～7%,以持续性枕后位或枕横位多见。分娩过程中,胎头枕部持续位于母体骨盆后方或侧方,于分娩后期仍然不能向前旋转,致使分娩发生困难者,称为持续性枕后位或枕横位,多于临产后确诊。臀先露占 3%～4%。肩先露危害最大,可导致胎儿窘迫、围生儿死亡及子宫破裂等严重并发症。胎儿发育异常以巨大胎儿、脑积水及脊柱裂常见。

【护理评估】

(一)健康史

评估产前检查资料及住院检查情况,了解产妇身高、骨盆大小及胎位,估计胎儿体重,注意有无头盆不称、过期妊娠、糖尿病、胎儿畸形等病史,评估产程进展和胎头下降等情况。

(二)身体状况

1. 胎位异常　常见胎位异常的身体评估见表 10-2。

表 10-2　常见胎位异常身体评估

胎位异常	症状	腹部检查	阴道检查
持续性枕后位和枕横位	宫口未开全,产妇自觉肛门坠胀及排便感而过早屏气用力	头先露,于母体偏后方或侧方触及胎背,胎心音在脐下偏外侧方听诊最清楚	胎头矢状缝位于斜径或横径上,后囟在骨盆的左(右)后方或侧方

胎位异常	症状	腹部检查	阴道检查
臀位	孕产妇常感肋下或上腹部有圆而硬的胎头	宫底触及圆硬的胎头,先露部为宽而软的胎臀,胎心音在脐上左(右)侧听诊最清楚	盆腔内空虚,触及胎臀或胎足

2. 胎儿发育异常

(1)巨大胎儿(fetal macrosomia):指出生体重达到或超过 4 000g 者。多见于妊娠合并糖尿病、经产妇、过期妊娠及父母身材高大等。表现为妊娠期子宫增大较快,妊娠晚期孕妇可出现呼吸困难,腹部沉重及肋两侧胀痛等症状,腹部检查宫高 >35cm。胎头双顶径常大于 10cm。可引起头盆不称、肩难产、软产道损伤、新生儿产伤等不良后果。

(2)胎儿畸形

1)脑积水:指胎头颅腔内、脑室内外有大量脑脊液潴留,使头颅体积增大,头周径大于 50cm,颅缝明显增宽,囟门增大(图 10-4)。B超检查有助于确诊。临床表现为明显头盆不称,阴道检查囟门大且紧张,颅骨薄软如乒乓球的感觉。临产后若不及时处理可致子宫破裂。

2)无脑儿:胎儿先天畸形中最常见类型,系前神经孔闭合失败所致。B超检查有助于诊断,确诊后应引产。因胎头小不能扩张软产道可致胎肩娩出困难。

3)联体儿:胎儿颈、胸、腹等处发育异常或发生肿瘤,局部体积增大致难产,通常于第二产程出现胎先露下降受阻,经阴道检查时被发现。

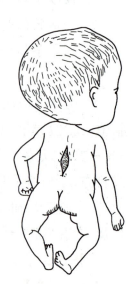

图 10-4 脑积水

3. 对母儿的影响

(1)对产妇的影响:可继发子宫收缩乏力和产程延长,常需手术助产,产妇易发生软产道裂伤、产后出血、感染甚至因软产道长时间受压导致生殖道瘘。

(2)对胎儿、新生儿的影响:臀先露易诱发胎膜早破和脐带脱垂;经阴道分娩者,后娩出胎头困难,易发生胎儿窘迫,新生儿窒息、产伤甚至死亡。

(三)心理-社会状况

孕妇因胎儿畸形常有沮丧、自责的心理,胎位异常的产妇及家属常因不能预知分娩结果而焦虑。

(四)辅助检查

1. B超检查　可确定胎位及胎儿发育情况,孕中期B超检查有助于发现胎儿有无畸形。

2. 甲胎蛋白测定　有助于胎儿神经管畸形的诊断。

（五）治疗要点

1. 妊娠 30 周后仍为臀先露者,指导纠正胎位。

2. 持续性枕后位或枕横位

（1）明显头盆不称者,及时行剖宫产术。

（2）无明显头盆不称者试产。宫口开全后,可徒手旋转胎头为枕前位。胎头双顶径达坐骨棘水平或以下者,等待自然分娩或行阴道助产术;如胎头双顶径未达坐骨棘水平或出现胎儿窘迫者,应及时行剖宫产术。

3. 发现胎儿畸形,及时终止妊娠。

【常见护理诊断／问题】

1. 有受伤的危险　与产程延长、手术助产引起产道损伤和新生儿产伤等有关。

2. 焦虑　与害怕手术分娩、担心母儿安危有关。

3. 潜在并发症:胎膜早破、脐带脱垂、胎儿窘迫、产后出血。

【护理目标】

产妇平安分娩;焦虑缓解,情绪稳定;无并发症发生或及时处理。

【护理措施】

1. 加强产前检查,发现异常及时处理

（1）指导有明显头盆不称、胎位异常的孕妇,提前住院,做好剖宫产术前准备与护理。发现胎儿畸形,及时终止妊娠。

（2）纠正胎位:妊娠 30 周后仍为臀先露,指导孕妇行膝胸卧位。方法:孕妇排空膀胱,松解裤带,取膝胸卧位姿势,每日 2 次,每次 15min,连续 1 周后复查(图10-5)。配合激光或艾灸"至阴穴"、外转胎位术等方法。若矫正失败应提前住院待产。

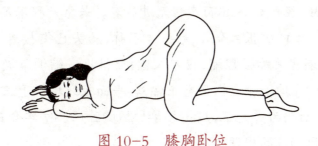

图 10-5　膝胸卧位

2. 加强分娩期监护,减少母儿并发症

（1）加强全身营养支持,指导产妇多休息,严密观察产程进展及胎儿情况。指导胎位异常的待产妇少活动,少做肛诊及阴道检查,禁止灌肠。严密监测胎心变化,胎膜破裂立即听胎心,检查有无脐带脱垂,注意羊水的量、性状及颜色。

（2）需剖宫产者,协助医生做好术前准备及术后护理。

（3）持续性枕后(横)位的护理:指导产妇第一产程避免过早使用腹压,防止宫颈水肿。嘱产妇朝胎背对侧侧卧,以利于胎头旋转。

（4）臀位阴道助产胎儿脐部娩出后，应在 8min 内娩出胎头。

（5）协助医生做好助产和新生儿窒息抢救准备。胎儿娩出后，仔细检查软产道有无裂伤。注意新生儿有无窒息、产伤。按医嘱给予缩宫素与抗生素，防止产后出血和感染等并发症发生。

3. 心理护理　针对产妇及家属的疑虑，护士应给予充分解释，消除其紧张心理，为产妇提供舒适的分娩环境和措施。鼓励产妇增强自信心，使其安全度过分娩期。对胎儿异常的家庭，应耐心帮助分析可能发生的原因，帮助他们树立信心。

4. 健康指导　加强孕期保健，定期产前检查。指导产妇保持轻松愉快的心情，积极配合治疗和护理。为产妇提供产褥期保健和喂养新生儿相关知识教育，做好避孕及今后生育的健康指导。

 边学边练

实训 7　异常分娩妇女的护理（案例讨论）

【护理评价】

产妇是否平安分娩，恐惧／焦虑情绪是否缓解，并发症是否发生或及时处理。

章末小结

　　本章学习重点是异常分娩的护理评估和护理措施、缩宫素的用药护理及人工破膜的护理要点。学习难点为异常分娩的治疗要点。掌握的核心要点：①头盆不称或胎位异常是引起继发性宫缩乏力最常见原因。②第二产程延长指初产妇 >3h，经产妇 >2h 而产程无进展者。若总产程不足 3h 称急产。③人工破膜：适于宫口扩张≥3cm、无头盆不称、胎头已衔接者，于宫缩间歇期破膜。④使用缩宫素加强宫缩，应专人监护，根据宫缩调节滴速，不协调性宫缩忌用缩宫素。⑤均小骨盆指形态正常，各平面径线均小于正常值2cm 或以上。⑥妊娠 30 周后仍为臀先露，应指导孕妇膝胸卧位。⑦学会正确评估异常分娩的产妇并采取相应的护理措施。

（韦秀宜）

 思考题

1. 王女士，25 岁，G_1P_0。孕 39 周，阵发性腹痛 8h 于下午 7 点入院。入院检查：宫高33cm，腹围 100cm，LOA，已衔接，胎心率 145 次 /min，宫缩 30s/5 ~ 6min，骨盆测量未见异常，宫口扩张 3cm，头先露 S^{-1}，胎膜已破。入院后 3h 检查：宫缩 15 ~ 20s/6 ~ 7min，胎心率

140 次 /min, 宫缩高峰时按压宫底有凹陷, 子宫隆起不明显, 宫缩间歇期子宫完全放松。宫口开大 6cm, 头先露 S^{+1}。医嘱:缩宫素静脉滴注。

（1）协调性宫缩乏力的主要表现有哪些?

（2）使用缩宫素时的护理要点是什么?

2. 小王是一位护理专业学生, 偶遇一产妇路途中分娩。小王帮助家属将产妇顺利护送至医院。经了解产妇妊娠 36 周, 经产妇, 2h 前感下腹阵痛, 未料入院途中突然分娩。

（1）该产妇产程进展正常吗?

（2）对未能在无菌条件下分娩的产妇及新生儿首要的护理措施是什么?

3. 王女士, 28 岁, 初产妇。因妊娠 41 周, 见红 8h 入院。检查: 宫高 32cm, 腹围 100cm, 胎头已衔接, 胎心率 145 次 /min, 骨盆测量髂棘间径 25cm, 髂嵴间径 26cm, 骶耻外径 20cm, 出口横径 8cm;阴道检查双坐骨棘内突。临产后 10h, 产妇宫缩时有排便感而不自主的屏气用力。阴道检查宫口开大 6cm, 宫颈水肿, 小囟门在母体骨盆的左后方。

（1）胎方位正常吗? 目前是否需要指导王女士屏气用力?

（2）主要的护理措施是什么?

第十一章 | 分娩期并发症妇女的护理

11章 数字内容

1. 具有沉着、冷静处理产科急症的基本能力。
2. 掌握胎膜早破、子宫破裂、产后出血、羊水栓塞产妇的护理评估和护理措施。
3. 熟悉胎膜早破、子宫破裂、产后出血、羊水栓塞产妇的常见护理诊断/问题。
4. 了解胎膜早破、子宫破裂、产后出血、羊水栓塞产妇的护理目标及护理评价。
5. 学会对分娩期并发症妇女的紧急救护。

第一节 胎膜早破

 工作情景与任务

导入情景：

李女士，28岁。因妊娠35周，阴道大量流液2h入院。自述无腹痛，阴道流液不能自控。查体：宫底剑突下4横指，头先露，未衔接，胎心率130次/min。消毒后阴道检查：宫口未开，上推胎儿先露部阴道流液量增多。考虑胎膜早破。

工作任务：

1. 协助孕妇立即卧床，抬高臀部。
2. 观察评估李女士阴道流液及胎心情况。

胎膜早破（premature rupture of membranes，PROM）是指临产前胎膜自然破裂，发生

率为 2.7%～7%。妊娠达到或超过 37 周发生者,称足月胎膜早破;未达 37 周发生者,称未足月胎膜早破。胎膜早破可导致早产、脐带脱垂(图 11-1)、胎儿窘迫、胎盘早剥、感染及围生儿死亡率增加。

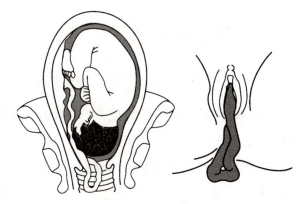

图 11-1　脐带脱垂

【病因】

1. 生殖道感染　是胎膜早破的主要原因。病原体如厌氧菌、B 族链球菌、衣原体和淋病奈瑟菌等上行感染,引起胎膜炎,使胎膜局部张力下降而破裂。

2. 羊膜腔内压力升高　宫内压力增加时,覆盖于宫颈内口处的胎膜成为薄弱环节而容易发生破裂,如多胎妊娠、羊水过多等。

3. 创伤　羊膜腔穿刺不当、性生活刺激、撞击腹部等有可能引起胎膜早破。

4. 胎膜受力不均　胎位异常、头盆不称影响先露部衔接,宫颈功能不全使前羊膜囊楔入,均可使胎膜受力不均,诱发胎膜破裂。

5. 营养因素　孕妇铜、锌、维生素等缺乏,影响胎膜胶原纤维、弹力纤维合成,胎膜抗张能力下降,易引起胎膜早破。

【护理评估】

（一）健康史

评估有无诱发胎膜早破的原因,确定妊娠周数、胎膜早破的时间、有无宫缩及宫内感染的征象等。

（二）身体状况

1. 症状　主要症状是阴道流液。孕妇突然感到有较多液体自阴道流出,继而少量间断性排出。咳嗽、打喷嚏、负重时有液体流出或流液量增多。

2. 体征　阴道窥器检查可见液体从宫颈口流出或阴道后穹隆有较多积液,有时可见到胎脂样物质。阴道检查时触不到前羊膜囊,上推先露部时流液量增多。

（三）心理－社会状况

突然发生的胎膜早破使孕妇及家属惊慌失措、焦虑,担心孕妇和胎儿的安危。

（四）辅助检查

1. 阴道液检查　① pH 测定:正常阴道液 pH 为 4.5～6.0,羊水 pH 为 7.0～7.5,如阴道液 pH≥6.5 时提示胎膜早破。②涂片检查:阴道后穹隆积液涂片见羊齿植物叶状结晶。

2. 羊膜镜检查　如看不到前羊膜囊,直接看到胎儿先露部,可确诊胎膜已破。

3. B 超检查　羊水量较破膜前减少,可协助诊断。

胎膜早破对母儿的影响

胎膜早破对母儿影响较大。①对母体的影响：破膜后，阴道内病原微生物易上行感染，感染风险与破膜时间延长和羊水量减少程度有关，破膜超过 24h 感染率增加 5~10 倍；高张力下的突然破膜可能引发胎盘早剥；胎儿窘迫、需终止妊娠时引产不成功或宫缩不协调，剖宫产率增加。②对围生儿的影响：诱发早产，易发生早产儿呼吸窘迫综合征；并发绒毛膜羊膜炎时易引起新生儿吸入性肺炎，严重时发生败血症、颅内感染等；脐带受压、脐带脱垂可导致胎儿窘迫。围生儿死亡率达 2.5%~11%。

（五）治疗要点

预防脐带脱垂和感染。破膜超过 12h，给予抗生素预防感染。结合妊娠周数、胎儿成熟度、羊水量、有无宫内感染等选择期待疗法或终止妊娠。

1. 妊娠 24 周内　终止妊娠。

2. 妊娠 24~27^{+6} 周　告知风险，选择期待疗法或终止妊娠。

3. 妊娠 28~33^{+6} 周　期待疗法。无继续妊娠禁忌者，在严密监护下延长孕周，并给予糖皮质激素促进胎肺成熟。

4. 妊娠大于 34 周　终止妊娠。若无明确剖宫产指征，宜在破膜后 2~12h 内积极引产。足月胎膜早破常是即将临产的征兆，一般在破膜后 12h 内自然临产。

【常见护理诊断 / 问题】

1. 潜在并发症：早产、脐带脱垂、胎儿窘迫、胎盘早剥等。

2. 有感染的危险　与胎膜破裂后下生殖道病原体上行感染有关。

3. 焦虑　与担心自身及胎儿安危有关。

【护理目标】

母儿结局良好，未发生并发症或得到有效防治；孕妇未发生感染；焦虑缓解，能配合治疗及护理。

【护理措施】

1. 加强监护，预防并发症　①胎先露尚未衔接者，绝对卧床，左侧卧位并抬高臀部。②减少刺激，避免增加腹压的动作。保持大便通畅，禁忌灌肠，尽量减少不必要的肛诊和阴道检查。③密切监测胎动及胎心率变化，预防胎儿窘迫。注意观察有无宫缩及腹痛，早期发现临产征象或胎盘早剥。

2. 预防感染　保持外阴清洁，每日擦洗外阴 2 次，勤换会阴垫和内衣裤。记录胎膜破裂时间，破膜超过 12h 者遵医嘱预防性使用抗生素。尽量避免阴道检查。严密观察生命体征，观察阴道流液量、颜色、气味等，及时发现感染征象。

3. 治疗配合　期待疗法者遵医嘱用宫缩抑制剂如硫酸镁,防止早产;应用糖皮质激素,促进胎肺成熟,预防早产儿呼吸窘迫综合征。

4. 心理护理　向孕妇和家属说明治疗方案及注意事项,多陪伴,多安慰,消除因担心母儿安危造成的心理负担,指导孕妇积极主动配合治疗。

5. 健康指导

(1) 加强宣教,预防胎膜早破:①注意外阴清洁,积极预防和治疗生殖道炎症。②宫颈功能不全者应卧床休息,遵循医嘱于妊娠 12～14 周行宫颈环扎术。③妊娠 28 周后避免性生活、重体力劳动及外伤,保持大便通畅。④加强产前检查,及时矫正异常胎位。骨盆狭窄、胎位不正、头盆不称者提前入院待产,临产后应卧床休息。

(2) 告知孕妇及家属胎膜破裂征象,一旦发生应立即抬高臀部并及时入院。

【护理评价】

母儿是否发生并发症或得到有效防治;孕妇有无感染;焦虑是否缓解。

第二节　子宫破裂

 工作情景与任务

导入情景:

孙女士,32 岁,G_4P_1。因妊娠 38^{+3} 周,突感下腹部撕裂样痛 1h 入院。2 年前曾行剖宫产术。产前检查胎位正常。入院后检查:面色苍白,痛苦貌,血压 80/50mmHg。腹壁紧张,压痛,可扪及胎体,胎心听不到。医生考虑子宫破裂。

工作任务:

1. 对孙女士进行护理评估。

2. 配合急救,遵医嘱建立静脉通道,做好急症手术准备。

子宫破裂(rupture of uterus)是指子宫体部或子宫下段于妊娠晚期或分娩期发生破裂,是危及母儿生命的严重并发症。多发生于经产妇。随着剖宫产率增加,子宫破裂的发生率有上升趋势。

【病因】

1. 瘢痕子宫　是近年来导致子宫破裂的常见原因。如剖宫产术、子宫肌瘤剔除术后短时间内再次妊娠,临产后瘢痕部位子宫破裂的危险性增大。

2. 梗阻性难产　骨盆狭窄、头盆不称、胎位异常、胎儿畸形、软产道阻塞等导致胎先露下降受阻,使子宫下段过度伸展变薄而发生破裂。

3. 子宫收缩剂使用不当　胎儿娩出前不正确使用子宫收缩剂,导致宫缩过强。如有瘢痕子宫或产道梗阻更易造成子宫破裂。

4. 手术损伤　多发生于不恰当或粗暴的阴道助产手术。

5. 其他　子宫发育不良、子宫畸形、多产或多次刮宫等。

【护理评估】

（一）健康史

询问既往孕产史,本次妊娠和分娩过程,重点评估有无子宫瘢痕、梗阻性难产、宫缩剂使用不当和手术创伤等原因或诱因。

（二）身体状况

子宫破裂多发生于分娩期,多可分为先兆子宫破裂和子宫破裂两个阶段。瘢痕子宫和损伤性破裂无典型子宫破裂先兆。

1. 先兆子宫破裂　常发生于梗阻性难产,主要表现为:

（1）下腹剧痛:子宫强直性或痉挛性收缩,产妇烦躁不安,表情痛苦,呼吸、心率加快,下腹拒按、疼痛难忍。

（2）病理性缩复环:因胎先露下降受阻,宫缩过强,子宫体部肌肉增厚变短,子宫下段拉长变薄,两者间形成环状凹陷,称为病理性缩复环。腹壁可见该环逐渐上升至脐平或脐以上,子宫下段压痛明显,子宫呈葫芦形(图11-2)。

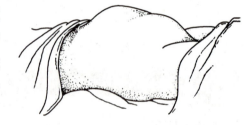

图11-2　先兆子宫破裂时腹部外观

（3）血尿:胎先露压迫膀胱导致排尿困难或血尿。

（4）胎心率改变:强烈宫缩导致胎儿缺氧,胎心率加快、减慢或听不清。

2. 子宫破裂

（1）不完全性子宫破裂:子宫浆膜层完整,肌层部分或全层破裂,宫腔与腹腔不相通,胎儿及其附属物位于宫腔内。多见于子宫下段剖宫产切口瘢痕破裂,仅在破裂口处有压痛,常无先兆子宫破裂症状,体征也不明显。

（2）完全性子宫破裂:子宫肌层全层破裂,宫腔与腹腔相通。表现为:①产妇突感下腹部撕裂样剧痛,子宫收缩骤然停止。②腹痛稍缓解后,因羊水、血液进入腹腔刺激腹膜,出现持续性全腹疼痛,伴面色苍白、出冷汗、脉搏细数、呼吸急促、血压下降等休克征象。③全腹压痛明显,反跳痛,腹壁可清楚扪及胎体,子宫缩小位于侧方,胎心、胎动消失。④阴道检查:可见鲜血流出,扩张宫颈口回缩,胎先露上升。

（三）辅助检查

1. B超检查　可协助确定子宫破裂的部位及胎儿与子宫的关系。

2. 实验室检查　血常规检查可出现血红蛋白值下降。

3. 腹腔穿刺或阴道后穹隆穿刺　了解腹腔有无内出血。

（四）心理－社会状况

产妇因剧烈腹痛及担心母儿安危而焦躁不安；子宫破裂一旦发生，产妇和家属可能出现悲伤、恐惧甚至抱怨、愤怒情绪。

（五）治疗要点

1. 先兆子宫破裂　立即抑制子宫收缩，同时行剖宫产术。

2. 子宫破裂　抢救休克的同时，无论胎儿是否存活均应立即手术。剖腹取胎，行子宫修补或切除术。抗生素预防感染。

【常见护理诊断/问题】

1. 急性疼痛　与强直性子宫收缩或子宫破裂血液、羊水刺激腹膜等有关。

2. 潜在并发症：失血性休克。

3. 预感性悲哀　与胎儿死亡、子宫切除有关。

【护理措施】

1. 预防子宫破裂

（1）建立健全三级保健网、宣传孕妇保健知识，加强产前检查。

（2）有瘢痕子宫、产道异常等高危因素者，应提前住院待产。

（3）严密观察产程进展，警惕并尽早发现先兆子宫破裂征象，及时处理。

（4）严格掌握缩宫素、前列腺素等子宫收缩剂的使用指征和方法，避免滥用。

（5）正确掌握产科手术指征，助产术后仔细检查软产道，及时发现宫颈损伤并予修补。

2. 先兆子宫破裂产妇的护理

（1）严密观察宫缩和产程进展，吸氧，监测胎心率变化。

（2）发现先兆子宫破裂征象，立即报告医师并停止缩宫素使用及手术操作。遵医嘱肌内注射哌替啶 100mg，建立静脉通路，迅速做好剖宫产术前准备。

3. 子宫破裂产妇的护理

（1）失血性休克的护理：保暖、吸氧，头低足高位或中凹位。严密观察生命体征及腹痛情况。遵医嘱迅速输血、输液、补充血容量。

（2）迅速做好剖腹探查手术准备及新生儿抢救准备。

（3）遵医嘱应用抗生素预防感染。

4. 心理护理　耐心安慰产妇和家属，解释治疗方案及对再次妊娠的影响，对产妇及家属因子宫切除、胎儿死亡所表现的焦虑、恐惧与悲痛情绪，给予同情和理解。帮助产妇尽快调整情绪，接受现实，树立生活的信心。

5. 健康指导　严格避孕，科学接生。对剖宫产或子宫修补术后的产妇，指导其 2 年后再孕。避孕方法可选药物或避孕套。再孕时及时到高危门诊检查。

第三节 产后出血

 工作情景与任务

导入情景：

刘女士，35岁，G_4P_1。妊娠40周顺产一女婴。产后半小时胎盘尚未娩出，阴道流血较多，有血块。检查：宫底平脐，胎盘剥离不全，会阴I度裂伤。产妇精神紧张。

工作任务：

1. 测生命体征，遵医嘱建立静脉通道。

2. 对刘女士进行护理评估，协助医生助娩胎盘。

产后出血（postpartum hemorrhage）指胎儿娩出后24h内失血量达到或超过500ml，剖宫产者达到或超过1 000ml。国内外文献报道发病率5%～10%，多发生于产后2h内，是我国孕产妇死亡的首要原因。短时间内大量失血可导致失血性休克甚至死亡。因休克时间过长引起垂体缺血性坏死，继发严重的腺垂体功能减退，称希恩综合征（Sheehan syndrome）。

【病因】

1. 子宫收缩乏力　是产后出血最常见原因。

（1）全身因素：产妇精神紧张，体质虚弱，合并慢性全身性疾病等。

（2）产科因素：产程延长，前置胎盘、胎盘早剥、妊娠期高血压疾病、宫腔感染等。

（3）子宫因素：①子宫肌纤维过度伸展，如双胎妊娠、羊水过多、巨大胎儿。②子宫壁损伤，如剖宫产史、肌瘤剔除术后、产次过多等。③子宫病变，如子宫发育不良、畸形或子宫肌瘤等。

（4）药物因素：临产后过多使用镇静剂、麻醉剂或宫缩抑制剂等。

2. 胎盘因素

（1）胎盘滞留：胎儿娩出后30min胎盘尚未娩出，称为胎盘滞留。胎盘滞留使胎盘剥离面血窦不能正常关闭而引起出血。常见原因有膀胱充盈、胎盘嵌顿（宫缩剂使用不当引起）或胎盘剥离不全（第三产程过早牵拉脐带或按压子宫所致）。

（2）胎盘植入：与过度刮宫或手术使子宫内膜损伤或感染有关。根据绒毛侵入深度分为粘连性、植入性及穿透性胎盘植入。根据胎盘植入面积分为完全性和部分性两类，前者不出血，后者可发生致命的大出血。

（3）胎盘、胎膜部分残留：影响宫缩而出血。

3. 软产道损伤　与急产、巨大胎儿、产力过强、分娩时保护会阴或助产手术操作不当等有关。

4. 凝血功能障碍　任何原发或继发的凝血功能异常均能造成产后出血。常见于：①产科并发症,如妊娠高血压疾病、重度胎盘早期剥离、羊水栓塞、死胎滞留过久等。②全身出血性疾病,如血小板减少症、白血病、再生障碍性贫血、重症肝炎等。

【护理评估】

（一）健康史

1. 了解产妇既往史和孕产史,评估有无诱发产后出血的全身性疾病或子宫病变。

2. 了解本次妊娠和分娩过程,评估有无可能导致出血的妊娠并发症,如多胎妊娠、前置胎盘和妊娠期高血压疾病等;分娩期是否存在宫缩乏力、产程延长、过量使用镇静剂等因素。

（二）身体状况

1. 阴道流血　主要表现为胎儿或胎盘娩出后阴道流血,不同病因导致的产后出血特点不同（表11-1）。

表11-1　产后出血病因与特点

病因	出血特点
子宫收缩乏力	胎盘娩出后间歇性阴道流血,色暗红,有血块;子宫软,轮廓不清;加强宫缩后出血减少
软产道损伤	胎儿娩出后持续性阴道流血,鲜红色、可凝固
胎盘滞留	胎盘剥离延缓,胎盘娩出前阴道出血;胎盘胎膜残留继发宫缩乏力出血;色暗红,有血块
凝血功能障碍	持续性阴道流血,血液不凝,伴全身出血倾向

2. 全身表现　失血量多可出现眩晕、打哈欠、口渴、烦躁不安等症状,严重者可出现面色苍白、出冷汗、脉搏细数、血压下降等休克表现。

3. 软产道裂伤　检查软产道裂伤程度。会阴裂伤按损伤程度分4度:Ⅰ度裂伤限于会阴部皮肤、阴道黏膜;Ⅱ度裂伤已达会阴体筋膜及肌层,并累及阴道后壁黏膜,向阴道后壁两侧沟延伸,解剖结构不易辨认;Ⅲ度裂伤指裂伤向会阴深部扩展,肛门括约肌裂伤,直肠黏膜尚完整;Ⅳ度裂伤指肛门、直肠和阴道完全贯通,甚至直肠肠腔外露。

4. 评估产后出血量　可作为制定输液、输血治疗方案的参考,估计出血量往往低于实际出血量。

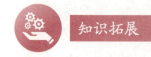

评估产后出血量的方法

①称重法:失血量(ml)≈[有血敷料重(g)−干敷料重(g)]÷1.05(血液比重为 g/ml)。②容积法:用产后接血容器收集血液,用量杯测定。③面积法:将血液浸湿的纱布面积按10cm×10cm(4层纱布)折合10ml计算出血量,较少使用。④休克指数法:休克指数(SI)=脉率/收缩压(mmHg),SI=0.5 为正常;SI=1 为轻度休克;1.0~1.5 时,失血量为全身血容量的 20%~30%;1.5~2.0 时,失血量为全身血容量的 30%~50%;2.0 以上,失血量约为全身血容量的 50% 以上。

(三)辅助检查

检查血常规、血型及凝血功能等。

(四)心理−社会状况

产妇及家属因担心产后出血危及产妇生命安全而紧张、焦虑甚至恐惧。

(五)治疗要点

查找原因,止血、防治休克和感染。

【常见护理诊断/问题】

1. 潜在并发症:失血性休克。

2. 有感染的危险　与失血后机体抵抗力降低、手术操作有关。

3. 恐惧　与大量失血担心自身安危有关。

【护理目标】

产妇出血得到有效防治,生命体征正常;未发生感染,体温正常;情绪稳定,积极配合治疗和护理。

【护理措施】

(一)积极预防产后出血

1. 妊娠期　指导孕妇定期产前检查,具有产后出血高危因素的孕妇,提前入院待产。

2. 分娩期

(1)第一产程:消除产妇紧张情绪,密切观察宫缩及产程进展,防止产程延长。

(2)第二产程:加强会阴保护,指导产妇正确使用腹压,避免胎儿娩出过快而导致软产道裂伤;胎儿前肩娩出后,立即肌内注射或静脉注射缩宫素。

(3)第三产程:胎盘剥离前避免过早牵拉脐带或按压子宫,胎盘娩出后检查是否完整,软产道有无裂伤并缝合;准确收集和测量出血量。

3. 产褥期　产后产房内观察 2h,注意血压、脉搏、阴道出血量、子宫高度和膀胱充盈情况,及早发现出血和休克。鼓励产妇及时排空膀胱,以免尿潴留影响宫缩。指导早期哺乳,促进子宫缩复。

（二）失血性休克的护理

1. 一般护理　去枕平卧、取中凹位、吸氧、保暖。

2. 病情观察　观察产妇血压、脉搏、呼吸及尿量,有无头晕、面色苍白、心慌、烦躁、皮肤湿冷、脉搏细数、血压下降等急性失血的表现,注意子宫收缩及阴道流血。

3. 治疗配合　协助完善血型、血常规及凝血功能检查,备血;建立静脉通道,遵医嘱输液、输血,补充血容量。

（三）协助止血

1. 子宫收缩乏力　加强宫缩是最迅速、有效的止血方法。

（1）按摩子宫:①腹壁单手按摩子宫法,即术者一手置于子宫底部,拇指在子宫前壁,其余四指在子宫后壁,均匀而有节律地按摩子宫,是加强宫缩最常用的方法（图11-3）。②腹壁双手按摩子宫法,即一手在产妇耻骨联合上缘按压下腹中部,将子宫向上托起,另一手握住宫体,使其高出盆腔,在子宫底部进行有节律地按摩子宫,同时压迫宫底,排出宫腔积血（图11-4）。③腹部－阴道双手按摩子宫法,即一手戴无菌手套伸入阴道,握拳置于阴道前穹隆顶压子宫前壁,另一手在腹部按摩子宫体后壁使宫体前屈,两手紧压子宫,均匀有节律地进行按摩,还可压迫子宫血窦,刺激宫缩,减少出血（图11-5）。

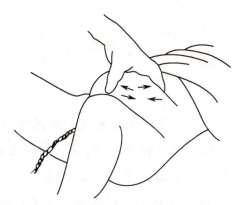

图 11-3　腹壁单手按摩子宫法

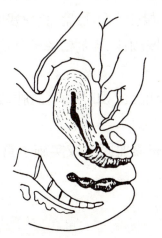

图 11-4　腹壁双手按摩子宫法

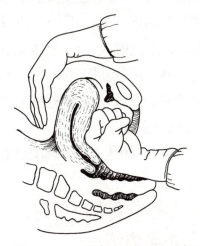

图 11-5　腹部－阴道双手
按摩子宫法

（2）应用宫缩剂:①首选缩宫素,10~20U肌内注射、宫体注射或加入0.9%生理盐水500ml静脉滴注。②麦角新碱0.2mg肌内注射或静脉推注（心脏病、高血压、妊娠期高血压疾病者慎用）。③前列腺素类药物,缩宫素无效时尽早应用。

（3）宫腔填塞：包括宫腔纱条填塞（图11-6）和宫腔球囊填塞，适用于宫缩乏力、经按摩及宫缩剂等处理仍无效者。宫腔均匀填塞纱布条，不留空隙，严格无菌操作，防止隐性出血和感染。24～48h取出纱条或球囊，同时使用宫缩剂，抗生素预防感染。

（4）手术治疗：经上述处理无效者，选择手术治疗，如经导管动脉栓塞术，结扎子宫动脉或髂内动脉，严重时切除子宫。按医嘱做好术前准备和术后护理。

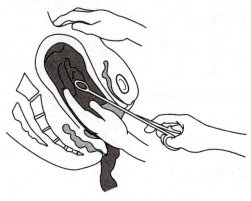

图11-6　宫腔纱条填塞法

 知识拓展

产后出血子宫动脉栓塞术

适于保守治疗无效的难治性产后出血且生命体征平稳者。经股动脉穿刺插入导管行双侧髂内动脉造影，明确出血部位后超选择进入双侧子宫动脉，注入明胶海绵颗粒栓塞子宫动脉止血。穿刺部位压迫止血15min，绷带加压包扎，术后绝对卧床，术侧肢体伸直制动12h，穿刺部位用沙袋加压6h，防止出血、血肿及血栓形成，24h后方可下床活动。栓塞剂可于2～3周后吸收，血管复通。

2. 胎盘因素　①胎盘剥离后滞留：导尿排空膀胱后，牵拉脐带，按压宫底，协助胎盘娩出。②胎盘粘连或剥离不全：人工剥离胎盘并协助娩出。③胎盘、胎膜残留：行钳刮术或刮宫术。④胎盘植入：行子宫次全切除术。⑤胎盘嵌顿：麻醉剂松解子宫狭窄环后协助胎盘娩出。遵医嘱做好相应护理配合。

3. 软产道裂伤　检查裂伤程度，按解剖层次缝合止血。如阴道壁血肿，先切开血肿，清除积血，彻底止血缝合。

4. 凝血功能障碍　遵医嘱配合输新鲜全血、补充凝血因子或实施子宫切除手术等治疗。

 边学边练

实训8　产后出血妇女的护理（案例讨论）

（四）预防感染

保持环境和病室清洁，注意通风及消毒；严格无菌操作；监测体温、恶露、会阴伤口及子宫收缩情况；保持会阴清洁，每日擦洗会阴2次；遵医嘱用抗生素。

（五）心理护理

护士应保持镇静、紧张有序的态度参与抢救。耐心听取产妇的心理感受，给予安慰和心理支持，增强产妇的安全感，缓解其恐惧心理。

（六）健康指导

指导产妇科学饮食、合理安排休息与活动，服用纠正贫血的药物。教会产妇子宫复旧及恶露的观察，保持外阴清洁，发现异常及时就诊。指导母乳喂养，促进子宫复旧，减少出血。产褥期禁止盆浴及性生活。产后6周复查。

【护理评价】

产妇出血是否得到有效防治，生命体征是否正常；是否发生感染或得到及时有效防治，体温是否正常；情绪是否稳定，是否积极配合治疗和护理。

第四节　羊水栓塞

 工作情景与任务

导入情景：

李女士，25岁。妊娠39周，临产后因宫缩乏力静脉滴注缩宫素。破膜后不久突然出现寒战、呛咳、气急、烦躁不安，继而出现呼吸困难、发绀，血压80/50mmHg。

工作任务：

1. 停用缩宫素，测生命体征，正压给氧。

2. 准备急救用品，配合医生紧急抢救。

羊水栓塞（amniotic fluid embolism）指羊水进入母体血液循环，引起肺动脉高压、低氧血症、循环衰竭、弥散性血管内凝血（DIC）及多器官功能衰竭等一系列病理生理变化的过程。发病急骤、病情凶险、难以预测、死亡率高，发生在足月分娩者，死亡率高达60%～70%以上；也可发生在妊娠早中期的人工流产、引产或钳刮术中，但病情较缓和。

【病因及病理生理】

1. 病因　羊水栓塞是由羊水中的有形物质（胎儿毳毛、角化上皮、胎脂、胎粪）进入母体血液循环引起。羊水进入母体血液循环的基本条件：①强烈宫缩，羊膜腔内压力过高；②胎膜破裂；③宫颈或宫体有开放的静脉或血窦。因此，高龄初产妇、多产妇（较易发生子宫损伤）、宫缩过强或宫缩剂使用不当、胎膜早破或人工破膜、宫颈裂伤、剖宫产、前置胎盘、胎盘早剥、子宫破裂、中期妊娠引产或钳刮术等均是羊水栓塞的诱因。

2. 病理生理　羊水进入母体血液循环后,可引起过敏样反应、肺动脉高压、炎症损伤及弥散性血管内凝血(DIC)等一系列病理生理变化。

 知识拓展

羊水栓塞的病理生理

羊水栓塞的病理生理变化:①过敏样反应,即羊水中的抗原成分引起 I 型变态反应所致。②肺动脉高压,即羊水中的有形成分形成栓子并刺激肺组织产生和释放血管活性物质,使肺血管反射性痉挛,引起肺动脉高压,导致急性右心衰竭,继而呼吸循环衰竭、血压下降、休克甚至死亡。③炎症损伤,即羊水栓塞所致的炎性介质系统的突然激活,引起类似于全身炎性反应综合征。④弥散性血管内凝血,即羊水中含大量促凝物质,进入母血后在血管内产生大量微血栓,消耗凝血因子及纤维蛋白原;同时,炎性介质和内源性儿茶酚胺大量释放,触发凝血级联反应,导致 DIC,也常是产妇最终死亡的主要原因。

【护理评估】
(一)健康史
评估有无羊水栓塞的发病诱因,如胎膜破裂,宫缩过强或宫缩剂使用不当,前置胎盘、胎盘早剥、剖宫产及钳刮术等。

(二)身体状况
羊水栓塞起病急骤,多发生于分娩过程中,尤其是胎儿娩出前、后的短时间内。

1. 典型羊水栓塞　以骤然出现的低氧血症、低血压(血压下降与失血量不符合)和凝血功能障碍为特征,也称羊水栓塞三联征。典型临床经过为:

(1)前驱症状:30%~40%的羊水栓塞产妇可能出现非特异性前驱症状,如呼吸急促、胸痛、憋气、寒战、呛咳、头晕、乏力、心慌、恶心、呕吐、麻木、焦虑、烦躁不安和濒死感、胎心异常等。

(2)心肺功能衰竭和休克:破膜后产妇突然呼吸困难、发绀、心动过速、脉搏细数、低血压、抽搐、昏迷、血压急剧下降、肺底部湿啰音等。严重者仅在惊叫一声或打一个哈欠或抽搐一下后即突然死亡。

(3)凝血功能障碍:以子宫出血为主的全身出血倾向,如难以控制的阴道流血、切口渗血、全身皮肤黏膜出血、针孔渗血、血尿、消化道大出血等,血液不凝固。

(4)急性肾衰竭等脏器损伤:全身脏器均可受损,急性肾衰竭出现少尿、无尿及尿毒症等表现。

2. 不典型羊水栓塞　症状隐匿,仅表现为一过性呛咳、寒战,之后阴道大量出血、切口渗血等,无凝血块。

（三）心理 - 社会状况

产妇突然危在旦夕,家属无法接受现实,表现出紧张、恐惧或情绪激动,如抢救无效甚至出现过激行为。

（四）辅助检查

1. 实验室检查　抽取下腔静脉血进行涂片检查,可能发现羊水中的有形成分。DIC各项检查呈阳性指标。

2. 床旁胸部 X 线摄片　双肺弥漫性点片状浸润影。

3. 床旁心电图或心脏彩色多普勒超声检查　显示右心房、右心室扩大等。

（五）治疗要点

治疗原则是维持生命体征,保护器官功能。一旦怀疑羊水栓塞,立即按急救流程紧急抢救,抗过敏、纠正呼吸循环功能衰竭、改善低氧血症、抗休克、防止 DIC 及肾衰竭。

【 常见护理诊断 / 问题 】

1. 气体交换受损　与肺动脉高压、肺水肿有关。

2. 组织灌注量不足　与弥散性血管内凝血及失血有关。

3. 潜在并发症:休克、DIC、急性肾衰竭、胎儿窘迫等。

4. 恐惧　与病情危重、濒死感有关。

【 护理措施 】

（一）羊水栓塞的预防

1. 加强产前检查,发现前置胎盘等诱发因素及时处理。

2. 严密观察产程,严格掌握缩宫素使用指征和方法,防止宫缩过强。

3. 人工破膜宜在宫缩间歇期进行,破口要小,控制羊水流出速度。

4. 严格剖宫产指征,剖宫术中保护子宫壁切口,防止羊水经破裂血管进入血液循环。

5. 钳刮术时先刺破胎膜,羊水流尽后再钳夹胎盘组织。

（二）羊水栓塞的急救护理

1. 一般护理　半卧位,立即面罩给氧,必要时行气管插管或气管切开正压给氧,保持呼吸道通畅,保证氧气有效供给。

2. 病情观察　监测生命体征,保证血压稳定。严密观察病情变化,监测血氧饱和度、心电图、中心静脉压、动脉血气和凝血功能以及全身各重要脏器功能。

3. 治疗配合　遵医嘱快速准确用药。

（1）抗过敏:按医嘱快速静脉推注或滴注氢化可的松和地塞米松。

（2）解除肺动脉高压:遵医嘱盐酸罂粟碱（首选）、阿托品、氨茶碱静脉缓慢注射,解除支气管痉挛,降低肺动脉高压。注意观察治疗反应。

（3）抗休克:迅速建立静脉通道,遵医嘱输液、输血,维持有效循环血量。如低分子右旋糖酐静脉滴注,补充血容量;多巴胺或间羟胺升压;毛花苷丙纠正心衰;5% 碳酸氢钠纠正酸中毒。需注意管理液体出入量,避免过度输液,预防左心衰竭和肺水肿。

（4）防治DIC:观察阴道流血量、颜色、有无凝血块;全身皮肤黏膜有无出血。遵医嘱输新鲜全血,补充凝血因子;DIC早期应用肝素抗凝,晚期应用抗纤溶药物。

（5）防治肾衰:观察尿量与肾脏功能变化,记录24h出入量;遵医嘱应用利尿剂,如20%甘露醇或呋塞米静脉滴注等。

（三）产科护理配合

羊水栓塞若发生在胎儿娩出前,应积极改善呼吸循环衰竭、纠正凝血功能障碍后再处理分娩。临产后出现羊水栓塞前驱症状者,立即停止使用缩宫素。羊水栓塞发生于第一产程应做好剖宫产术准备,发生于第二产程应行阴道助产术结束分娩。密切观察生命体征和出血情况,若子宫出血不止,抢救休克的同时行剖宫产子宫切除术。预防感染。

（四）心理护理

医护人员应沉着冷静,鼓励产妇,增强信心;向家属解释病情及严重性;产妇因病情重切除子宫或因抢救无效死亡,可能会导致家属不满和愤怒的情绪反应,应给予耐心解释,取得家属理解并使家属接受现实。

（五）健康指导

注意休息,增加营养。产后42d复查。注意心理康复,帮助消除思想顾虑。

> **章末小结**
>
> 本章学习重点为分娩期并发症的护理评估与护理措施,难点为产后出血和羊水栓塞产妇的紧急救护。掌握的核心要点:①胎膜早破的孕妇应立即卧床,抬高臀部,预防脐带脱垂。②先兆子宫破裂征象表现为下腹剧痛、病理性缩复环、血尿及胎心率改变。③产后出血是孕产妇死亡首位原因,以产后2h多见,宫缩乏力性出血子宫软而轮廓不清。④羊水栓塞表现为低氧血症、低血压和凝血功能障碍三联征,发现前驱症状,应立即取半卧位,正压给氧,紧急抢救。学习过程中要注意早期识别胎膜早膜、先兆子宫破裂及羊水栓塞;比较不同病因导致的产后出血特点及护理措施。

（王铁超）

思考题

1. 王女士,28岁。妊娠36周,突发阴道流液2h入院。自述无腹痛,咳嗽、活动时阴道流液增多。产科检查:宫底剑突下2横指,胎心150次/min,未触及宫缩。阴道窥器检查可见液体从宫颈口流出。阴道液pH测定为7.1。

（1）王女士阴道流液的原因是什么?

（2）应采取哪些护理措施?

2. 张女士,32 岁,身高 150cm,G_1P_0。因妊娠 40 周,阵发性腹痛 8h,加重 2h 入院。产妇烦躁不安,下腹疼痛难忍,排尿困难。腹部检查脐部见环状凹陷,下腹部压痛明显,胎心率 100 次 /min。

（1）张女士可能发生了哪种分娩期并发症?

（2）主要护理问题是什么? 应采取哪些护理措施?

3. 孙女士,35 岁,初产妇。妊娠 40 周,经阴道分娩一女婴,体重 4 200g。胎儿娩出后阴道持续性流血,量多,色鲜红,可凝固。

（1）孙女士产后出血的可能原因是什么?

（2）主要护理问题是什么? 应采取哪些护理措施?

第十二章 | 产褥期并发症妇女的护理

12章 数字内容

1. 具有严谨的工作态度及与产妇沟通交流的能力,耐心解释病情,悉心护理产妇。
2. 掌握产褥感染、晚期产后出血的护理评估及护理措施。
3. 熟悉产褥感染、晚期产后出血的概念及护理诊断。
4. 了解产褥感染、晚期产后出血的病因及预防措施。
5. 学会对产褥期并发症妇女的评估方法,能正确实施护理措施。

第一节 产 褥 感 染

 工作情景与任务

导入情景:

张女士,初产妇,妊娠 39 周时,突然发生阴道流液,由家人紧急送到医院就诊。入院 12h 后经阴道分娩一女婴,因胎盘粘连行徒手剥离胎盘术。产后第 5d 出现发热,下腹部胀痛,恶露量多、有臭味。查体:体温 39.8℃,脉搏 105 次 /min,血压 110/78mmHg;宫底位于脐下 2 横指,下腹压痛明显,血性恶露有臭味。

工作任务:

1. 指导产妇半卧位,做好床边隔离。
2. 严密观察产妇生命体征、子宫底高度及恶露情况。
3. 遵医嘱给予药物治疗,进行会阴清洁护理。

产褥感染指分娩时及产褥期生殖道受病原体侵袭,引起生殖器官局部或全身感染,发病率约 6%。产褥病率指分娩 24h 以后的 10d 内,每日测体温 4 次,间隔时间 4h,有 2 次体温达到或超过 38℃。产褥病率最常见的原因是产褥感染,泌尿系统感染、急性乳腺炎、上呼吸道感染等也可引起产褥病率。

【病因】

1. 诱因　机体对病原体入侵的反应取决于病原体种类、数量、毒力与机体防御能力,生殖道及全身防御能力下降使病原体更易入侵与繁殖。产妇贫血、胎膜早破、产程延长、阴道检查、产科手术、产道损伤、产后出血、胎盘残留以及妊娠晚期性生活等,均可成为诱因。

2. 病原体　产妇生殖道内有大量病原体,产褥感染多为需氧菌和厌氧菌混合感染,乙型溶血性链球菌是引起产褥感染常见的病原体。

(1) 需氧性链球菌:是外源性产褥感染的主要致病菌,以乙型溶血性链球菌致病性最强,可引起严重感染。

(2) 大肠杆菌:革兰氏阴性杆菌,是菌血症和感染性休克最常见的病原菌。

(3) 厌氧性链球菌:存在于正常阴道中,当产道损伤时残留组织坏死,该菌迅速繁殖,与大肠杆菌混合感染,放出异常恶臭气味。

(4) 厌氧类杆菌:厌氧性革兰氏阴性杆菌,常见的有脆弱类杆菌,有加速血凝作用,可引起化脓性血栓性静脉炎,形成感染性血栓。

(5) 葡萄球菌:主要致病菌是金黄色葡萄球菌和表皮葡萄球菌,二者的致病有显著不同,金黄色葡萄球菌多为外源性感染,很容易引起严重的伤口感染;表皮葡萄球菌存在于阴道内,引起的感染较轻。葡萄球菌因能产生青霉素酶而对青霉素产生耐药性。

3. 感染来源

(1) 内源性感染:正常孕妇生殖道或邻近部位寄生的病原体多数并不致病。当机体抵抗力下降或病原体数量、毒力增加等感染诱因存在时,非致病微生物转化为致病微生物而引起感染,以厌氧菌多见。

(2) 外源性感染:由外界病原体进入生殖道引起的感染。可因消毒不严格或通过污染的衣物、用具、手术器械及临产前性生活、盆浴等途径,将致病菌带入生殖道而引起感染。

【护理评估】

(一) 健康史

了解孕产史及本次妊娠经过。评估有无产褥感染的诱发因素,如阴道流血、胎膜早破、阴道检查及手术操作、产程延长等。

(二) 身体状况

以发热、下腹痛及恶露异常为主要症状。因感染部位、扩散范围、病原体种类不同,临床表现也不同。

1. 急性外阴、阴道、宫颈炎　外阴伤口感染表现为局部灼热、红肿、疼痛、硬结，伤口缝线处可见脓点或脓性分泌物，坐位困难；阴道与宫颈感染时，表现为黏膜充血、水肿、溃疡、脓性恶露增多。

2. 急性子宫内膜炎、子宫肌炎　临床最常见，两者常伴发。急性子宫内膜炎多发生于产后 3～5d，表现为低热，下腹部疼痛，恶露量增多、混浊有臭味。伴发子宫肌炎者，可出现寒战、高热，子宫复旧不良、压痛、白细胞升高等征象。

3. 急性盆腔结缔组织炎、急性输卵管炎　病原体经淋巴或血行扩散到宫旁结缔组织而引起盆腔结缔组织炎，亦可侵及输卵管致输卵管炎。表现为下腹痛伴肛门坠胀，持续高热伴寒战。严重者累及整个盆腔，形成"冰冻骨盆"。

4. 急性盆腔腹膜炎与弥漫性腹膜炎　在急性盆腔结缔组织炎基础上，炎症继续扩散至腹膜，表现为全身中毒症状如寒战、高热，持续性腹痛伴恶心、呕吐、腹胀，腹部压痛、反跳痛、肌紧张明显。如炎症波及肠管、膀胱，可出现腹泻、里急后重及排尿困难。

5. 血栓性静脉炎　多发生于产后 1～2 周，常表现为盆腔血栓性静脉炎和下肢血栓性静脉炎。盆腔血栓性静脉炎常侵及子宫静脉、卵巢静脉、髂内静脉、髂总静脉及阴道静脉，表现为寒战、高热，可持续数周或反复发作。下肢血栓性静脉炎（病变多在股静脉、腘静脉及大隐静脉）多继发于盆腔血栓性静脉炎，表现为弛张热，下肢持续性疼痛，局部静脉压痛或触及硬索状物，使血液回流受阻，引起下肢水肿，皮肤发白，习称"股白肿"。

6. 脓毒血症及败血症　是产褥感染最严重的阶段。表现为寒战、持续性高热，体温在 40℃ 以上。全身中毒症状明显，甚至出现感染性休克，可危及生命。

（三）心理－社会状况

高热、疼痛使产妇产生焦虑，因自己不能照顾新生儿而感到内疚。丈夫及家庭其他成员对产妇的态度、家庭经济状况等均对产妇的情绪有较大影响。

（四）辅助检查

1. 血液检查　白细胞、中性粒细胞及 C 反应蛋白明显升高。

2. 病原体检查　宫腔分泌物或阴道后穹隆穿刺抽取物做细菌培养和药敏试验，必要时做血培养和厌氧菌培养。

3. 影像学检查　B 超或 CT 检查显示炎性包块、脓肿，可对静脉血栓做定位及定性诊断。

（五）治疗要点

1. 抗生素治疗　抗生素治疗早期、足量、足疗程，达到彻底治愈的目的。未确定病原体时，选用广谱高效抗生素；确定病原体后，根据细菌培养结果和药敏试验选用抗生素。严重感染者短期加用肾上腺皮质激素，提高机体应激能力。

2. 支持疗法　加强营养，给予高热量、高蛋白及高维生素饮食，纠正贫血和水、电解质紊乱，提高机体抵抗力。

3. 局部病灶处理　外阴伤口感染者应拆线引流；宫腔有残留物或积脓应在控制感染

后清理宫腔;盆腔脓肿可经腹或后穹隆穿刺或切开引流。严重感染经治疗无效者,及时行子宫切除术,清除感染源,挽救产妇生命。

4. 血栓性静脉炎　应用大剂量抗生素的同时,加用肝素钠、双香豆素、尿激酶等,用药期间监测凝血功能。

【常见护理诊断 / 问题】

1. 体温过高　与生殖道局部及全身感染有关。

2. 舒适度减弱　与疼痛、恶露异常有关。

3. 焦虑　与母婴隔离、担心疾病的预后有关。

【护理目标】

产妇的感染得到控制,体温正常;疼痛减轻或消失,恶露正常,舒适度增强;焦虑情绪减轻或消失,情绪稳定。

【护理措施】

1. 一般护理

(1) 休息:指导产妇采取半卧位或抬高床头以促进恶露排出,防止感染扩散。血栓性静脉炎产妇,应抬高患肢,绝对卧床休息 2 周。

(2) 饮食:加强营养,给予高热量、高蛋白、高维生素、易消化食物,保证足够的液体和水的摄入,保持大小便通畅,减轻盆腔充血。

(3) 清洁护理:保持外阴部清洁、干燥。会阴擦洗,每日 2 次,大小便后及时清洗外阴部。严格做好床边隔离措施,防止交叉感染。

2. 病情观察　严密观察体温、脉搏、呼吸、血压及意识,注意腹痛与恶露性状、气味及伤口愈合情况,发现异常及时报告医生并协助处理。

3. 治疗配合

(1) 遵医嘱正确应用抗生素,做好脓肿切开引流、后穹隆穿刺、清宫术等护理配合。

(2) 高热者给予物理降温,鼓励产妇多饮水,必要时静脉补充液体。

(3) 会阴侧切者应向伤口对侧卧位,及时更换卫生垫,保持切口干燥、清洁;会阴红肿者,可局部红外线照射。

4. 心理护理　向产妇及家属解释病情、治疗及预后情况。对暂停哺乳的产妇,告知感染控制后可继续哺乳,消除产妇顾虑。鼓励家属及亲友为婴儿提供良好的照顾,为产妇提供良好的社会支持,以消除其焦虑情绪。

5. 健康指导

(1) 指导产妇注意休息,增加营养和适当活动。

(2) 讲解产褥感染的原因及预防措施。保持会阴清洁,勤换会阴垫,注意用物消毒。

(3) 教会产妇识别感染征象,如发现恶露异常、腹痛、发热应及时就诊。

(4) 指导母乳喂养,协助暂停哺乳的产妇用吸奶器吸奶,保持乳腺管通畅。

(5) 告知产妇产褥感染急性期治疗不彻底,可能发展成盆腔炎性疾病后遗症而导致不孕,明确遵医嘱应用抗生素的必要性。

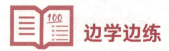 **边学边练**

实训 9　产褥感染妇女的护理(案例讨论)

【护理评价】

产妇的感染是否得到控制,体温是否恢复正常;恶露是否正常,下腹痛是否缓解,舒适度是否增强;情绪是否稳定,焦虑是否缓解。

第二节　晚期产后出血

分娩 24h 后,在产褥期内发生的子宫大量出血,称为晚期产后出血。以产后 1~2 周最常见,亦有迟至产后 6 周发病者。

【病因病理】

1. 胎盘、胎膜残留　为自然分娩导致晚期产后出血最常见原因。黏附在宫腔内的残留胎盘组织发生变性、坏死、机化,形成胎盘息肉,当坏死组织脱落时,暴露子宫基底部血管,引起大量出血。

2. 蜕膜残留　蜕膜多在产后 1 周内脱落,并随恶露排出。蜕膜残留影响子宫复旧,继发子宫内膜炎症,引起晚期产后出血。

3. 子宫胎盘附着面复旧不全　胎盘娩出后其附着部位血管即有血栓形成,继而血栓机化,管腔变窄、堵塞,胎盘剥离面子宫内膜 6 周左右修复。若胎盘附着面复旧不全可引起血栓脱落,血窦重新开放,导致子宫出血。

4. 感染　以子宫内膜炎多见。感染引起胎盘附着面复旧不良和子宫收缩欠佳,血窦关闭不全导致子宫出血。

5. 剖宫产术后子宫切口裂开　多见于子宫下段剖宫产横切口两侧端,因局部供血不足、切口选择过低或过高、缝合技术不当或切口感染等导致切口愈合不良造成出血。

6. 其他　产后滋养细胞肿瘤、子宫黏膜下肌瘤等。

【护理评估】

(一)健康史

了解产妇分娩史,本次分娩有无产程延长,胎盘、胎膜是否完整娩出,产褥期子宫复旧是否正常,有无产褥感染等。

(二)身体状况

1. 阴道流血　表现为血性恶露持续时间延长、反复阴道出血或突然大量流血。胎盘、胎膜残留引起的出血多发生在产后 10d 内,胎盘附着部位复旧不良引起的出血多发生在产后 2 周左右。剖宫产术后子宫切口裂开引起的出血多发生在术后 2～3 周,表现为子宫突然大量出血,可导致失血性休克而危及生命。

2. 下腹痛与发热　合并感染者,常伴发热、下腹痛及恶露异常。

3. 妇科检查　宫颈口松弛,子宫复旧不良,伴感染者子宫有压痛。

（三）心理－社会状况

产褥期反复阴道流血或者突然大量阴道流血,产妇及家属往往表现出紧张、焦虑、恐惧情绪。

（四）辅助检查

血常规了解感染和贫血情况;B 超检查了解宫腔内有无残留物、子宫切口愈合情况。

（五）治疗要点

针对出血原因止血,防治休克和感染。

【常见护理诊断／问题】

1. 潜在并发症:失血性休克。

2. 有感染的危险　与阴道流血时间长、侵入性操作、贫血易造成感染有关。

3. 恐惧　与阴道流血多,担心生命安危有关。

【护理措施】

1. 一般护理　保持休养室安静、舒适,保证产妇充足的睡眠和休息;加强营养,给予高热量、高蛋白、高维生素、易消化食物,增强机体抵抗力。

2. 病情观察　严密监测血压、脉搏、呼吸,观察产妇面色、精神状态,观察和记录阴道出血量、颜色和持续时间。一旦出现阴道流血量增多或产妇皮肤、黏膜苍白,四肢厥冷等,应及时通知医生。

3. 治疗配合　遵医嘱进行相关检查,查明阴道流血的原因,并配合医生采取止血措施。疑胎盘、胎膜、蜕膜残留者,配合医生在输液输血的条件下,清除宫腔内残留组织,刮出物送病理检查。疑剖宫产子宫切口裂开,阴道流血多,应纠正休克的同时快速做好剖腹探查手术准备,并遵医嘱给予缩宫素及抗生素等药物。

4. 预防感染　各项检查和手术应严格无菌操作,加强外阴护理,保持外阴清洁干燥。定时测体温,观察子宫复旧和恶露的性状和气味,发现感染征象及时报告医生,遵医嘱应用抗生素预防感染。

5. 心理护理　与产妇及家属及时有效沟通,耐心解释病情变化及治疗方法,鼓励产妇积极配合治疗和护理,帮助其保持良好的心理状态。

6. 健康指导　教会产妇自我观察,如产褥期出现子宫复旧不良、恶露异常、腹痛、发热等应及时就诊。产褥期禁止性生活及盆浴。

本章学习重点为产褥感染与晚期产后出血护理评估及护理措施。学习难点为产褥感染的护理评估。掌握的核心要点：①产褥感染多为需氧菌和厌氧菌混合感染，乙型溶血性链球菌是最常见的病原体。②急性子宫内膜炎、子宫肌炎为最常见的病理类型，子宫内膜炎多发生在产后3~4d，主要表现发热、下腹痛及恶露异常。③产褥感染产妇宜采取半卧位，有利于炎症局限及恶露排出；下肢血栓性静脉炎者，嘱其抬高患肢，绝对卧床休息2周。④晚期产后出血以产后1~2周最常见，胎盘、胎膜残留为最常见原因。学会结合病理类型，对产褥感染产妇身体状况进行护理评估。

（徐国华）

思考题

1. 王女士，28岁，初产妇。产后第4d，下腹痛伴恶露异常1d入院。体温39.5℃，宫底脐下1横指、宫体压痛明显，血性恶露量多、有臭味。乳房无硬结，有少量乳汁分泌。

（1）该产妇主要的护理问题是什么？

（2）护士应采取哪些护理措施？

2. 林女士，30岁，初产妇。因"足月妊娠、胎儿窘迫"行剖宫产术，术中胎盘、胎膜娩出完整，出血不多，手术顺利。术后16d，突然出现阴道大量流血，伴暗红色血块，急诊入院。

（1）此时护士对该产妇应重点评估的内容有哪些？

（2）该产妇最主要的护理问题是什么？应采取哪些护理措施？

第十三章 产科手术妇女的护理

13章 数字内容

学习目标

1. 具有爱心，对产妇语言亲切，能取得产妇信任和合作。
2. 掌握会阴切开缝合术的适应证、注意事项及护理措施。
3. 熟悉胎头吸引术、产钳术及剖宫产术的适应证、注意事项和护理措施。
4. 了解胎头吸引术、产钳术、剖宫产术的操作步骤。
5. 学会常用产科手术的术前准备及护理配合。

第一节 会阴切开术

会阴切开术（episiotomy）是产科最常用的手术，其目的是减小分娩时会阴阻力，防止会阴严重裂伤，包括会阴后-侧切开术（postero-lateral episiotomy）（图13-1）和会阴正中切开术（median episiotomy）（图13-2）两种术式。因会阴正中切开可能导致切口延伸，造成会阴重度裂伤，本节重点介绍临床常用的会阴后-侧切开术。

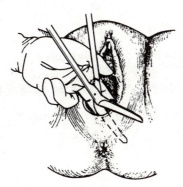

图13-1 会阴后-侧切开

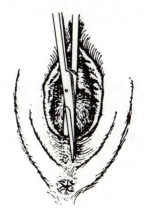

图13-2 会阴正中切开

1. 阴道助产术　如产钳术、胎头吸引术、臀位助产术。

2. 需缩短第二产程　如妊娠期高血压疾病、妊娠合并心脏病、胎儿宫内窘迫、预防早产儿颅内出血等。

3. 第二产程延长需结束分娩　如宫缩乏力或持续性枕横位等。

4. 估计可能引起会阴严重裂伤　如会阴坚韧、水肿或瘢痕等。

【物品准备】

接生用产包1个、会阴切开包1个、1号丝线若干、0号铬制肠线1根或2/0带针可吸收缝线1根、纱布数块。2%利多卡因20ml。

【操作步骤】

1. 常规消毒外阴,铺无菌孔巾。

2. 麻醉　2%利多卡因行阴部神经阻滞麻醉或皮下浸润麻醉。

3. 会阴切开　术者左手示、中指伸入胎先露和阴道侧后壁之间,右手持侧切剪自会阴后联合正中偏左0.5cm处,向左下方与正中线成45°角,当会阴高度膨隆时剪开角度可为60°~70°,宫缩时一次全层切开3~5cm。

4. 会阴缝合　从切口顶端上方0.5~1cm处开始,用可吸收线逐层缝合阴道黏膜、肌层及皮下组织,皮内缝合法缝合皮肤。缝合时注意解剖层次,组织对合整齐,松紧适宜,不留死腔。缝合后常规肛门指诊,如有阴道壁血肿或缝线穿透直肠黏膜,应拆除缝线重新缝合。

5. 注意事项　①会阴切开时间应在预计胎儿娩出前5~10min,不宜过早,宫缩时切开。②会阴切开时剪刀刃应与皮肤垂直,一次全层剪开,黏膜、肌层与皮肤切口长度应一致。③缝合阴道黏膜时注意不能穿透直肠黏膜,缝合时勿留死腔,层次清楚,切口对合整齐,缝线不可过紧。

 知识拓展

会阴正中切开术

会阴正中切开术具有组织损伤小、出血量少的优点,但可能造成切口延伸导致会阴Ⅲ度裂伤,临床应用较少。选择会阴体较长且弹性较好的产妇,切开时机与麻醉方法同会阴后-侧切开术。宫缩时沿会阴后联合正中向肛门方向垂直切开2~3cm,缝合方法同会阴后-侧切开术。

【护理要点】

1. 术前准备　①向产妇解释会阴切开术目的、方法。②协助产妇取屈膝仰卧位或膀胱截石位;帮助接生人员穿手术衣、戴手套。

2. 术中配合　①陪伴产妇,及时与产妇沟通,取得产妇配合。②密切监测胎心、观察宫缩,安慰并指导产妇正确运用腹压。③协助术者娩出胎儿、缝合切口。

3. 术后护理　①指导产妇保持外阴清洁、干燥,及时更换会阴垫,便后清洁会阴;取健侧卧位,以免牵拉、污染伤口,影响愈合。②外阴擦洗每日两次,注意伤口有无红肿。如会阴伤口肿胀疼痛明显,24h 内可局部冷敷或 95% 乙醇湿敷,24h 后红外线照射 1 次 /d,15min/ 次。如会阴伤口感染及愈合不良,可于产后 7～10d 起给予 1:5 000 高锰酸钾溶液坐浴。③会阴后 - 侧切开术切口于术后第 5d 拆线,会阴正中切开者术后第 3d 拆线,可吸收缝线缝合无需拆线。

第二节　助　产　术

【方法】

1. 胎头吸引术　胎头吸引术是采用胎头吸引器(vacuum extractor)(图 13-3)置于胎头顶部,形成一定负压后吸住胎头,按照分娩机制牵引协助胎头娩出的手术。

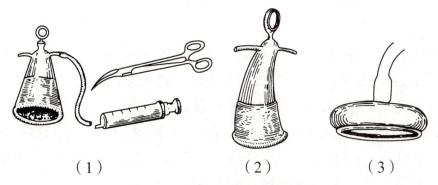

（1）　　　　　　　　（2）　　　　　　　　（3）

图 13-3　常用的胎头吸引器
（1）直形空筒胎头吸引器;（2）牛角形空筒胎头吸引器;（3）金属扁圆形胎头吸引器。

2. 产钳术　产钳术是应用产钳(forceps)(图 13-4)牵引胎头,协助胎儿娩出的手术。目前临床仅行低位产钳术(胎头双顶径已达坐骨棘以下)及出口产钳术(胎头露于阴道口)。

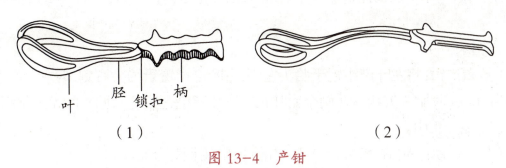

叶　　胫　锁扣　柄

（1）　　　　　　　　　　　　　（2）

图 13-4　产钳
（1）常用产钳及其结构;（2）臀位后出头产钳。

【适应证】

1. 需缩短第二产程,如妊娠合并心脏病、妊娠期高血压疾病及子宫瘢痕等,不宜在分娩时屏气加压者。

2. 因持续性枕横位或枕后位及宫缩乏力等原因,导致第二产程延长。

3. 胎儿窘迫需结束分娩者。

4. 行胎头吸引术失败或臀先露娩出胎头困难者,可考虑产钳术。

【禁忌证】

1. 不能或不宜经阴道分娩者,如骨盆狭窄或头盆不称、阴道畸形及尿瘘修补术后。

2. 胎位不正,如面先露、额先露或其他异常胎位者。

3. 宫口未开全、胎膜未破。

【物品准备】

产包、会阴切开包、胎头吸引器或产钳、50ml 注射器 1 个,止血钳 1 把,治疗巾 2 块,无菌纱布数块;新生儿窒息复苏设备及药物等。

【操作步骤】

1. 外阴消毒,铺巾,导尿,阴道检查确认胎方位。

2. 会阴切开　详见会阴切开术。

3. 胎头吸引术

(1) 放置胎头吸引器:左手示、中指撑开阴道后壁,右手持涂好润滑油的吸引器,沿阴道后壁慢慢进入;再以左手示、中指掌面向外拨开右侧阴道壁,使开口端侧缘滑入阴道内;然后手指向上撑起阴道前壁,使胎头吸引器从前壁进入,最后右手示、中指撑起左侧阴道壁,整个胎头吸引器完全滑入阴道内与胎头贴紧;右手示指沿吸引器检查一周,了解吸引器是否紧贴胎儿头皮、有无阴道壁及宫颈组织夹于吸引器及胎头之间。调整吸引器横柄,使之与胎头矢状缝方向一致,作为旋转胎头的标记。

(2) 抽吸空气形成负压:开启负压吸引器形成负压,一般牵引负压 280~350mmHg;或者用 50ml 注射器,分数次从橡皮管抽出空气约 150~180ml,使吸引器内形成约 27~40kPa 的负压,用血管钳夹闭连接管,再次确认吸引器与胎头紧贴。

(3) 牵引:形成适当负压后,使吸引器与胎头吸牢;试牵无漏气或滑脱,于宫缩时按照分娩机制牵拉;当胎头双顶径越过骨盆出口时,松开止血钳,取下吸引器,协助胎肩及胎体娩出。

4. 产钳术

(1) 放置产钳:将左叶产钳置于胎头左侧;右叶产钳置于胎头右侧,与左叶产钳相对应的位置,LOA 时胎头矢状缝在两个钳叶正中。注意检查钳叶与胎头间无软组织,胎头矢状缝在两钳叶正中。

(2) 扣合钳锁:右叶在上、左叶在下,扣合钳锁,钳柄对合完好。

(3) 牵引产钳:宫缩时,将合拢的产钳先向外,稍向下,然后再平行牵拉;当胎头着冠时逐渐将钳柄上提,使胎头仰伸娩出。

(4)当胎头双顶径越过骨盆出口时,松开并取下产钳,按分娩机制娩出胎体。

【护理要点】

1. 术前准备　向产妇讲解助产目的与方法,协助产妇取屈膝仰卧位或膀胱截石位,帮助接生人员穿手术衣、戴手套。

2. 术中配合

(1)及时与产妇沟通,取得产妇配合。

(2)密切监测胎心、观察宫缩,安慰并指导产妇正确运用腹压。

(3)胎头吸引术:牵引应与宫缩同步,牵引时间控制在 10min 内最佳,不宜超过 20min。吸引器压力要适当,负压过大,可致胎儿头皮损伤;负压不足易发生吸引器滑脱,放置次数一般不宜超过 2 次。

(4)产钳术:放置及取出产钳时,指导产妇全身放松,张口呼气。产钳扣合时,立即听胎心,及时发现有无脐带受压。牵引前检查钳叶与胎头间有无软组织或脐带,避免损伤。

3. 术后护理

(1)注意会阴切口观察与护理。

(2)新生儿护理:做好新生儿抢救准备,观察新生儿有无头皮血肿、头皮损伤及颅内出血;新生儿宜静卧 24h,避免搬动,3d 内禁止洗头;遵医嘱给予维生素 K_1 肌内注射,预防颅内出血。

第三节　剖宫产术

剖宫产术(cesarean section)是指妊娠 28 周及以上,经腹部切开子宫,取出胎儿及其附属物的手术。目前临床最常用的是子宫下段剖宫产术。

【适应证】

1. 产力异常　如不协调性宫缩处理无效者。

2. 产道异常或胎儿异常　如骨盆狭窄、头盆不称、巨大胎儿、横位、臀位等。

3. 妊娠并发症或妊娠合并症不宜阴道分娩者。

4. 珍贵儿、临产后出现胎儿窘迫者。

【禁忌证】

胎儿严重畸形、死胎,估计出生后不能存活者。

【操作步骤】

1. 麻醉方式　以连续硬膜外阻滞麻醉为主,特殊情况也可采用局部麻醉或全身麻醉。

2. 手术方法　以子宫下段剖宫产为例。消毒手术野、铺巾。取下腹正中切口或下腹横切口,逐层切开腹壁,打开腹腔,弧形切开子宫下段的膀胱腹膜反折,暴露子宫下段。在子宫下段前壁正中做一小横切口,用两示指向左右两侧钝性撕开延长切口约10cm,刺破胎膜,吸取羊水,取出胎儿及胎盘胎膜。缝合子宫切口及膀胱腹膜反折,清理腹腔,清点敷料及器械无误。

知识拓展

剖宫产术的手术方式

常用手术方式有3种:①子宫下段剖宫产术,临床最常用术式。通常取子宫下段前壁正中横切口,出血少,伤口愈合好,并发症相对较少,再次分娩时子宫破裂率低。②子宫体部剖宫产术,也称古典式剖宫产,在子宫体部正中做纵向切口,适用于胎盘前置不能做子宫下段剖宫产术者,此法术中出血多,切口易与周围组织粘连。③腹膜外剖宫产术,是在腹膜外切开子宫下段取胎的方法,不进入腹腔,可减少术后腹腔感染机会,尤其适于有宫腔感染危险者,如胎膜早破时间过长者。

【护理要点】

（一）术前准备

1. 剖宫产手术包、新生儿急救器械及药品、新生儿辐射保暖台、吸引器等。

2. 解释剖宫产术手术指征、必要性及监护措施等,增强产妇信心。

3. 按腹部手术护理常规备皮、禁饮食、做药物过敏试验、交叉配血试验、备血、留置导尿管等。

4. 腹部消毒前必须复查胎心率并记录,做好新生儿保暖和抢救准备。

5. 术前4h禁用呼吸抑制剂,如哌替啶,以防新生儿窒息。

（二）术中配合

1. 协助产妇仰卧位,必要时取左侧10°～15°倾斜体位,以防仰卧位低血压综合征。

2. 建立静脉通路,协助麻醉、手术,配合新生儿抢救与护理。

3. 术中破膜时观察产妇有无咳嗽、烦躁、呼吸困难等症状,警惕羊水栓塞的发生。

（三）术后护理

1. 床旁交接　了解术中产妇及新生儿情况。

2. 麻醉后护理　按硬膜外麻醉腹部术后护理常规护理。①去枕平卧6h,术后24h改为半卧位,以利恶露排出。协助产妇床上翻身与活动肢体,鼓励尽早下床活动,避免深静脉血栓形成或肠粘连发生。②术后6h可进流食,逐步过渡为半流食、普食,保证产妇营养,促进乳汁分泌。

3. 病情观察　①严密观察生命体征,注意产妇子宫收缩与阴道流血、子宫复旧与恶露的观察。详见"第六章正常产褥期妇女的护理"。②术后留置尿管24h,拔尿管后协助产妇自行排尿。③观察腹壁切口有无渗血或红肿。

4. 治疗配合　遵医嘱按时用药；术后疼痛、腹胀等症状护理，详见"第十六章妇科腹部手术病人的护理"。

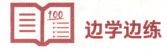 **边学边练**

实训 10　剖宫产术妇女的护理（案例讨论）

5. 健康指导　指导产妇母乳喂养，保持外阴清洁。做产后保健操，促进骨盆底肌肉及腹肌张力恢复。若出现发热、腹痛或阴道流血过多等，及时就医。落实避孕措施，剖宫产术后至少 2 年再孕。产后 42d 去医院做健康检查。

> **章末小结**
>
> 　　本章重点是会阴切开术、剖宫产术的护理措施，难点是手术配合。掌握的核心要点：①产妇会阴切开术术后取健侧卧位，切口 3～5d 拆线。②胎头吸引术牵引时间控制在 10min 内最佳，负压不足易滑脱，放置次数不超过 2 次。新生儿维生素 K_1 肌内注射，预防颅内出血。③剖宫产术，子宫下段剖宫产术最常用；术前 4h 禁用呼吸抑制剂；手术取仰卧位或左侧 10°～15° 倾斜体位；术后 6h 进流食，24h 改为半卧位，尿管留置 24h；剖宫产术后至少 2 年再孕。④运用所学知识，学会对产科手术的产妇进行护理评估，正确实施护理措施。

（余　欣）

 思考题

1. 李女士，30 岁，G_1P_0，因妊娠 42 周临产入院。入院后产程进展顺利。宫口开全 1h 后检查：胎头双顶径达坐骨棘水平下 1cm，胎心率 108 次 /min。考虑胎儿窘迫，决定实施助产术。

（1）李女士实施助产术的适应证是什么？

（2）术中护理配合的注意事项有哪些？

（3）助产术分娩的新生儿护理应注意什么？

2. 初产妇，28 岁。妊娠 40 周，临产 12h。近 2h 产程无进展，产妇呼喊疼痛，腹部拒按，子宫呈痉挛性收缩，胎心 102 次 /min，宫口开大 5cm，胎头 S^{+1}。考虑不协调性子宫收缩，胎儿窘迫。医嘱：剖宫产。

（1）剖宫产子宫壁切口通常选择哪个部位？

（2）对剖宫产术后的产妇应采取哪些护理措施？

第十四章 | 妇产科常用护理技术

14章 数字内容

学习目标

1. 具有严肃认真的态度,尊重病人,保护病人的隐私。
2. 掌握会阴擦洗、会阴湿热敷、阴道擦洗／冲洗的适应证与护理要点。
3. 熟悉阴道或宫颈上药、坐浴的适应证与护理要点。
4. 了解妇产科常用护理技术的目的与物品准备。
5. 学会妇产科常用护理技术的操作方法。

第一节 会 阴 擦 洗

 工作情景与任务

导入情景:

张女士,27 岁,G_1P_1。足月妊娠自然分娩,产后第 2d 自述会阴侧切口部位疼痛。无发热。产妇和家属非常紧张,咨询原因和解决方法。

工作任务:

1. 评估会阴伤口。
2. 会阴擦洗并解释原因。

【目的】

1. 清洁外阴,保持会阴及肛门的清洁,促进舒适。
2. 促进会阴伤口的愈合。
3. 预防生殖系统及泌尿系统的逆行感染。

【适应证】

1. 妇产科手术后需留置尿管者。

2. 经外阴及阴道手术者。

3. 产后会阴部有伤口者。

4. 急性外阴炎。

5. 长期卧床者。

【物品准备】

1. 一次性医用护理垫 2 块。

2. 会阴护理包 1 个（内有一次性手套 1 副，无菌弯盘 2 个，无菌镊子 2 把，无菌干纱布若干等），浸有 0.02%～0.05% 碘伏（碘伏原液加 38～40℃温开水稀释 10～20 倍）溶液或 1∶5 000 高锰酸钾溶液的棉球若干个。

【操作步骤】

1. 核对病人床号、姓名，评估病人会阴情况，向病人解释会阴擦洗的目的、方法，以取得病人的理解和配合。

2. 用屏风遮挡病人，嘱病人排空膀胱，臀下垫一次性医用护理垫，协助病人取膀胱截石位，暴露外阴，注意保暖。

3. 操作者将会阴护理包放置床边并打开，戴一次性手套。

4. 用无菌镊子夹取干净的药液棉球，用另一把镊子从下方接取棉球进行擦洗。一般擦洗 3 遍。擦洗顺序：第 1 遍自上而下、由外向内、先对侧后近侧，先阴阜后大腿内上 1/3，然后大小阴唇，最后会阴及肛门周围，初步擦净会阴部的分泌物及血迹；第 2 遍自上而下、由内向外、先对侧后近侧，或以伤口为中心由内向外擦洗，每擦洗一个部位更换一个棉球；擦洗时均应注意最后擦洗肛门；第 3 遍顺序同第 2 遍；必要时，可根据病人的情况增加擦洗的次数，直至擦洗干净，最后用干棉球或干纱布擦干。更换清洁医用护理垫。

5. 协助病人整理衣裤，整理床单位，置病人于舒适体位。

【护理要点】

1. 擦洗时动作轻柔，顺序正确。

2. 会阴有伤口者，更换棉球后单独擦洗。擦洗时注意观察会阴伤口有无红肿、分泌物的性状、伤口愈合情况，发现异常及时记录并报告医生。

3. 对留置导尿管的病人，应注意导尿管是否通畅，避免脱落或打结。

4. 每擦洗一位病人后护理人员应清洗双手，注意无菌操作。伤口有感染的病人应最后擦洗，以免交叉感染。

5. 擦洗溶液温度适中，冬天注意保暖。

第二节 会阴湿热敷

 工作情景与任务

导入情景：

黄女士,32岁,因妊娠37周、妊娠期高血压疾病(子痫前期)行会阴切开及阴道助产术分娩。产后第1d,产妇会阴水肿明显,自述会阴伤口疼痛。医嘱:会阴湿热敷。

工作任务：

1. 对黄女士解释会阴湿热敷目的。

2. 评估黄女士会阴伤口及水肿情况,实施会阴湿热敷。

【目的】

1. 改善局部血液循环,促进局部组织生长修复或血肿吸收。

2. 消炎、止痛,促进局部伤口愈合。

【适应证】

1. 会阴部水肿。

2. 会阴血肿吸收期。

3. 会阴伤口有硬结及早期感染者。

【物品准备】

1. 会阴护理包1个(内有一次性手套1副,无菌弯盘2个,无菌镊子2把,无菌干纱布若干等)。

2. 医用凡士林适量,棉签若干,一次性医用护理垫2块,棉垫1块。

3. 热源 热水袋、电热宝、红外线灯等。

4. 药物 煮沸的50%硫酸镁、95%乙醇。

【操作步骤】

1. 核对病人的床号和姓名,向病人介绍会阴湿热敷的目的、操作方法和效果,以取得病人的理解和配合。

2. 用屏风遮挡病人,嘱病人排空膀胱,臀下垫一次性医用护理垫,协助其取膀胱截石位,暴露湿热敷部位。

3. 首先行会阴擦洗,清洁局部伤口。

4. 在热敷部位用棉签涂一薄层凡士林,盖上纱布,再轻轻敷上浸有50%硫酸镁溶液的热湿纱布,外盖棉垫保温。

5. 一般每 3～5min 更换热敷纱布 1 次,也可在棉垫外用热水袋、电热宝或红外线灯照射,延长更换敷料的时间,热敷时间一般在 15～30min。

6. 热敷完毕,移去敷布,观察热敷部位皮肤,用纱布擦净皮肤上的凡士林,更换清洁医用护理垫。协助病人整理衣裤,整理床单位,置病人于舒适体位。

【护理要点】

1. 会阴湿热敷应在会阴擦洗、清洁外阴局部伤口后进行。

2. 湿热敷的温度一般为 41～48℃,湿热敷的面积是病损范围的 2 倍左右。

3. 每次热敷时间为 15～30min。

4. 检查热水袋的完好性,防止烫伤,对休克、虚脱、昏迷及术后感觉不灵敏的病人应特别注意。

5. 湿热敷过程中,护士应随时评价效果,并为病人提供生活护理。

第三节　阴道冲洗／擦洗

 工作情景与任务

导入情景:

刘女士,48 岁,G_2P_1。因查体发现子宫肌瘤 2 年、月经量多并加重 1 年收入院,准备手术治疗。术前医嘱:阴道冲洗。

工作任务:

1. 对刘女士解释阴道冲洗目的。

2. 评估外阴、阴道情况,进行阴道冲洗。

【目的】

1. 阴道冲洗／擦洗有收敛、热疗、消炎的作用。

2. 促进阴道血液循环,减轻局部充血,减少阴道分泌物,有利于炎症消退。

3. 子宫切除术前或阴道手术前的常规阴道准备,预防术后感染。

【适应证】

1. 阴道炎、宫颈炎。

2. 子宫切除术或经阴道手术者的术前阴道准备。

【物品准备】

1. 一次性医用护理垫 2 块,一次性手套 1 副。

2. 一次性妇科阴道冲洗器 1 个(带有控制冲洗压力和流量的调节开关),输液架 1 个,弯盘 1 个,便盆 1 个,阴道窥器 1 个,水温计 1 个,无菌干纱布若干。

3. 冲洗溶液　常用的有 0.02% 碘伏溶液、1:5 000 高锰酸钾溶液、2%～4% 碳酸氢钠溶液、1% 乳酸溶液、0.5% 醋酸溶液等。

【操作步骤】

1. 核对病人的床号和姓名,向其解释阴道冲洗的操作方法和目的,取得病人的理解和配合,引导病人到治疗室或检查室。

2. 用屏风遮挡病人,嘱病人排空膀胱,取膀胱截石位,暴露外阴,臀下垫一次性医用护理垫,放好便盆。

3. 根据病人病情配制冲洗液 500～1 000ml,将装有冲洗液的一次性妇科阴道冲洗器挂于床旁输液架上,其高度距床沿 60～70cm,排出管内空气,试水温(41～43℃)适宜后备用。

4. 操作者戴一次性手套,用一手持冲洗器,打开开关,先用冲洗液冲洗外阴部,然后用另一手分开小阴唇,将冲洗头沿阴道侧壁缓缓插入至阴道后穹隆,边冲洗边将冲洗头围绕宫颈轻轻上下左右移动,或用阴道窥器暴露宫颈后再冲洗,边冲洗边转动阴道窥器,将整个阴道穹隆及阴道侧壁冲洗干净。

5. 当冲洗液约剩 100ml 时,关上开关,用阴道窥器者可将阴道窥器向下按,以便阴道内的液体流出。拔出冲洗头和阴道窥器,再冲洗一次外阴部,然后扶病人坐于便盆上,使阴道内残留的液体流出。

6. 用纱布擦干外阴,撤去便盆,更换清洁医用护理垫。协助病人整理衣裤、离开妇科检查床。

【护理要点】

1. 冲洗筒与床沿距离不应超过 70cm,以免压力过大、水流过速,使冲洗液或污物进入宫腔或冲洗液与局部作用的时间不足。

2. 冲洗液温度以 41～43℃ 为宜。温度过低,病人会不舒服;温度过高,则可能烫伤病人的阴道黏膜。

3. 冲洗头插入不宜过深,冲洗的弯头应向上,避免过度刺激阴道后穹隆引起病人不适,甚至损伤局部阴道黏膜组织;用阴道窥器冲洗时,要轻轻转动阴道窥器,使冲洗液能冲洗到阴道的各个部位。

4. 注意冲洗动作轻柔,避免损伤阴道和宫颈组织。

5. 产后 10d 或妇产科手术 2 周后的病人,若合并阴道分泌物混浊、有臭味、阴道伤口愈合不良、黏膜感染坏死等,可行低位冲洗,冲洗筒与床沿距离不超过 30cm,以免污物进入宫腔或损伤阴道伤口。

6. 未婚女子可用导尿管冲洗阴道,不能使用阴道窥器;月经期、产后 10d 内或人工流产术后宫颈内口未关闭、阴道出血者,不宜行阴道冲洗,以防逆行感染;宫颈癌有活动性出血者,禁止阴道冲洗,可行会阴擦洗。

第四节　阴道或宫颈上药

【目的】

阴道或子宫颈炎症的局部治疗或止血。

【适应证】

1. 阴道炎及子宫颈炎。

2. 手术后阴道残端炎。

3. 阴道与宫颈局部出血。

【物品准备】

1. 一次性医用护理垫 2 块,无菌手套 1 副。

2. 阴道冲洗用物 1 套,阴道窥器 1 个,卵圆钳或长镊子 1 把,消毒长棉签,消毒干棉球,带尾线的大棉球,无菌干纱布若干,喷雾器。

3. 药物

(1) 阴道后穹隆塞药:常用甲硝唑、制霉菌素等药片、丸剂或栓剂等。

(2) 局部非腐蚀性药物上药:常用 1% 甲紫、新霉素或氯霉素等。

(3) 局部腐蚀性药物上药:常用 20%～50% 硝酸银溶液。

(4) 宫颈棉球上药:常用止血药、消炎止血粉和抗生素等。

(5) 喷雾器上药:常用磺胺嘧啶、呋喃西林、己烯雌酚等。

【操作步骤】

1. 核对病人床号和姓名,向其说明阴道或宫颈上药的目的、方法、效果及预后,取得病人的理解和配合。

2. 用屏风遮挡病人,嘱病人排空膀胱,臀下垫一次性医用护理垫,协助其取膀胱截石位,暴露外阴。

3. 阴道冲洗后,用阴道窥器暴露阴道和宫颈,用长镊子夹取消毒干棉球擦净宫颈、阴道穹隆及阴道壁周围的黏液或炎性分泌物,以便药物能直接接触炎性组织而提高疗效。根据病情及药物性状的不同,可采用以下方法:

(1) 纳入法:适用于片剂、丸剂、栓剂或胶囊状药物。常用于阴道炎、慢性宫颈炎等病人的治疗。也可指导病人自行放置,于睡前洗净双手,戴无菌手套,用一手示指将药片或栓剂向阴道后壁推进至示指完全伸入为止。每晚 1 次,7～10 次为 1 疗程。

(2) 涂擦法:适用于液体或软膏状药物,用长棉签蘸药物均匀涂擦阴道或宫颈病变部位,常用于治疗宫颈炎、阴道炎。

(3) 喷撒法:适用于粉末状药物。常用于阴道炎病人的治疗。可用喷雾器喷撒,使药物粉末均匀散布在炎性组织表面。

(4) 宫颈棉球上药:适用于宫颈亚急性或急性炎症伴出血者。常用药物有消炎止血粉、抗生素等。操作时,用阴道窥器暴露宫颈,用长镊子夹持带尾线的蘸药棉球塞压宫颈出血面,按压片刻后取出阴道窥器,再取出长镊子,将宫颈棉球留于阴道,尾线露出于阴道口外。嘱病人12～24h后自行牵尾线取出。

4. 上药完毕,更换清洁医用护理垫。协助病人整理衣裤,整理床单位,置病人于舒适体位。

【护理要点】

1. 应用非腐蚀性药物时,应转动阴道窥器,使药物尽可能均匀地涂擦到阴道壁。

2. 应用腐蚀性药物时,要注意保护好阴道壁及周围正常的组织,上药前运用纱布或干棉球垫于阴道后壁及阴道后穹隆,以免药液灼伤阴道正常组织。药液涂擦完毕后用干棉球吸干,立即如数取出所垫的纱布及棉球。

3. 涂药用棉签必须捻紧,涂药时应按同一方向旋转,以防棉花落入阴道。

4. 栓剂或片剂最好晚上睡前上药,以免起床后脱出,影响疗效。

5. 未婚妇女上药时不用阴道窥器,用细长棉签涂擦或送入。

6. 经期或子宫出血者不宜阴道及宫颈上药。

7. 用药期间禁止性生活。

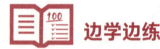 **边学边练**

实训11　妇产科常用护理技术

第五节　坐　　浴

 工作情景与任务

导入情景:

王女士,60岁,G_2P_1。因腰骶部酸痛、有时阴道脱出肿物1年入院检查。诊断子宫脱垂Ⅱ度(重型),准备手术治疗。术前医嘱:坐浴。

工作任务:

1. 对王女士解释坐浴目的及注意事项。

2. 指导王女士坐浴溶液的配制和坐浴方法。

【目的】

清洁外阴,改善局部血液循环,消除炎症,有利于组织修复。

【适应证】

1. 经外阴、阴道手术病人的术前准备。

2. 外阴炎、阴道炎。

3. 会阴伤口愈合不良。

4. 膀胱阴道松弛及子宫脱垂。

【物品准备】

1. 坐浴盆 1 个,30cm 高的坐浴架 1 个,消毒小毛巾 1 块。

2. 常用坐浴液

(1)阴道炎:0.5% 醋酸溶液、1% 乳酸溶液、2%～4% 碳酸氢钠溶液。

(2)外阴阴道手术前准备:1:5 000 高锰酸钾溶液、0.02% 碘伏溶液等。

【操作步骤】

1. 核对病人的床号和姓名,并向其说明坐浴的目的、方法及效果,取得病人的理解和配合。

2. 根据病情需要,按比例配制足够量的溶液(2 000ml 左右),溶液需浸泡全臀和外阴部,将坐浴盆放置于坐浴架上。

3. 遮挡屏风,保护病人的隐私,嘱病人排空膀胱后将全臀及外阴部浸泡于溶液中,一般持续约 20min。

4. 坐浴结束,用消毒小毛巾擦干外阴,清理用物,消毒浴盆。

 知识拓展

　　根据水温不同,坐浴分为三种:①热浴,水温在 41～43℃,适用于渗出性病变及急性炎性浸润,可先熏后坐浴,持续 20min 左右。②温浴,水温在 35～37℃,适用于慢性盆腔炎、手术前准备。③冷浴,水温在 14～15℃,可刺激肌肉神经,使其张力增加,改善血液循环,适用于膀胱阴道松弛、性无能及功能性闭经等,持续 2～5min 即可。

【护理要点】

1. 月经期妇女、阴道异常出血者、孕妇及产后 7d 内的产妇禁止坐浴。

2. 坐浴液应严格按比例配制,浓度过高易造成黏膜灼伤,浓度太低影响疗效。

3. 根据需要控制水温,温度过高易烫伤皮肤。

4. 坐浴前先将外阴及肛门周围擦洗干净。

5. 坐浴时需将臀部及外阴部全部浸于药液中。

6. 注意保暖,以免受凉。

本章学习重点是常用护理技术的护理要点，难点是操作步骤。掌握的核心要点：①会阴擦洗，顺序为第1遍自上而下，由外向内；第2、3遍顺序自上而下，由内向外，或以伤口为中心由内向外擦洗。②会阴湿热敷，常用药物50%硫酸镁、95%乙醇，湿热敷温度41～48℃、面积是病损范围2倍、时间15～30min。③阴道冲洗，冲洗液温度41～43℃；月经期或异常阴道流血、妊娠期、产褥期或人工流产术后禁忌。④坐浴，热浴水温41～43℃，坐浴溶液2 000ml，全臀及外阴浸于药液中，时间15～20min；月经期或阴道流血、孕妇及产后7d内禁忌。⑤学会妇产科常用护理技术操作方法。

（张静静）

 思考题

1. 李女士，69岁，G₃P₃。因子宫脱垂Ⅱ度（重型）合并阴道前后壁膨出入院，实施经阴道子宫切除术及阴道前后壁修补术。手术顺利。术后医嘱：会阴擦洗，每日2次。

（1）会阴擦洗目的是什么？

（2）护士如何对李女士进行会阴擦洗？

2. 刘女士，28岁，初产妇，自然分娩后第2d，会阴水肿明显，拟实施会阴湿热敷。

（1）会阴湿热敷应选用的药物是什么？

（2）如何对刘女士进行会阴湿热敷？

第十五章 | 女性生殖系统炎症病人的护理

15章 数字内容

第一节 概　　述

　　女性生殖系统炎症是女性生殖系统常见病、多发病,主要包括外阴炎、阴道炎、子宫颈炎及盆腔炎。女性生殖系统具有较强的自然防御机制,但妇女在特殊生理时期如月经期、妊娠期、分娩期及产褥期,防御功能易受到破坏;且其解剖位置与尿道和肛门相邻,易受污染;外阴与阴道又是性交、分娩及各种宫腔操作的必经之道,病原体容易侵入而引起炎症。炎症可以急性发作,也可因病人抵抗力低、治疗不及时或不彻底而转变为慢性炎症,严重者可引起败血症甚至感染性休克而导致死亡。因此,对于生殖系统炎症应积极防治。

一、女性生殖系统的自然防御功能

　　1. 解剖生理特点　　两侧大阴唇自然合拢,阴道前后壁紧贴,宫颈内口紧闭及宫颈管"黏液栓"堵塞,子宫内膜周期性剥脱,输卵管蠕动及纤毛向宫腔方向摆动,均有利于防止外界污染及病原体侵入。

　　2. 生化与免疫功能　　雌激素使阴道上皮增生变厚,上皮细胞内糖原含量增加;阴道乳杆菌将糖原转化为乳酸,维持阴道正常酸性环境(pH≤4.5,多在3.8～4.4),使部分病原菌的活动和繁殖受到抑制,称阴道自净作用。宫颈黏液及子宫内膜和输卵管分泌液内均含有乳铁蛋白、溶菌酶,可清除进入宫腔和输卵管的病原体。生殖道黏膜聚集有不同数量的淋巴组织及散在的淋巴细胞,包括 T 细胞、B 细胞。此外,中性粒细胞、巨噬细胞、补体以及一些细胞因子,均在局部有重要的免疫功能,发挥抗感染作用。

二、病原体及传染途径

(一)病原体

1. 细菌　以需氧菌与厌氧菌的混合感染多见,如葡萄球菌、链球菌、大肠杆菌、厌氧菌、变形杆菌、淋病奈瑟球菌、结核杆菌等。

2. 原虫　以阴道毛滴虫多见,偶见阿米巴原虫。

3. 真菌　以假丝酵母菌为主。

4. 病毒　如疱疹病毒、人乳头瘤病毒。

5. 螺旋体　如梅毒螺旋体。

6. 衣原体　以沙眼衣原体多见,感染症状不明显,但常导致输卵管黏膜结构及功能的破坏,并引起盆腔广泛粘连。

7. 支原体　正常阴道菌群的一种,在一定条件下可引起生殖道炎症。

(二)传染途径

1. 沿生殖道黏膜上行蔓延　病原体由外阴侵入阴道沿黏膜面上行,经子宫颈、子宫内膜及输卵管黏膜至卵巢及腹腔。葡萄球菌、淋球菌、沙眼衣原体多沿此途径蔓延(图 15-1)。

2. 经淋巴系统蔓延　病原体由外阴、阴道、宫颈和宫体创伤处的淋巴管侵入后,经淋巴系统扩散至盆腔结缔组织和内生殖器其他部位,是产褥感染、流产后感染的主要传播途径(图 15-2),多见于链球菌、大肠杆菌、厌氧菌感染。

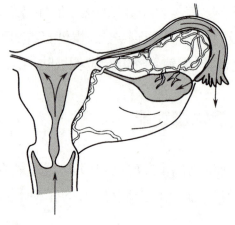

图 15-1　沿生殖道黏膜上行蔓延

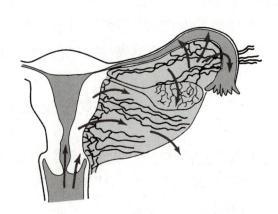

图 15-2　经淋巴系统蔓延

3. 经血液循环播散　病原体先侵入人体其他器官组织,再经血液循环传播到生殖器官,是结核分枝杆菌感染的主要途径(图15-3)。

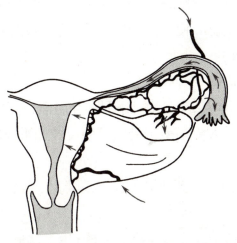

图 15-3　经血液循环播散蔓延

4. 直接蔓延　腹腔脏器感染后直接蔓延到内生殖器,如阑尾炎可引起输卵管炎。

第二节　外阴部炎症

非特异性外阴炎是由物理、化学因素而非病原体所致的外阴皮肤或黏膜的炎症。病原体侵入前庭大腺引起的炎症,称为前庭大腺炎。

知识拓展

前庭大腺炎的发病特点

前庭大腺位于两侧大阴唇后1/3深部,开口于小阴唇与处女膜间沟,主要在性兴奋时分泌黏液。如外阴污染、机体抵抗力下降,尤其是性交、流产、分娩时,病原体易侵入而引起前庭大腺炎。急性炎症发作时,病原体首先侵犯腺管,引起前庭大腺导管炎,使腺管口肿胀阻塞,脓液不能外流而积聚形成脓肿,称前庭大腺脓肿。急性炎症消退后,脓液吸收后由黏液分泌物所代替形成前庭大腺囊肿。

【护理评估】
(一)健康史
询问有无外阴不洁或经血、阴道分泌物、尿液及粪便刺激,有无穿紧身化纤内裤导致局部透气性差等诱因存在。
(二)身体状况
1. 非特异性外阴炎　外阴皮肤瘙痒、肿痛、灼热感,检查时注意局部有无充血、水肿、糜烂、溃疡、湿疹、皲裂等现象。

2. 前庭大腺炎　多发生于一侧,初期局部红肿、发热、压痛明显,前庭大腺脓肿形成时疼痛加剧,局部可触及波动感。慢性期前庭大腺囊肿,病人多无自觉症状,囊肿较大时,外阴有坠胀感,妨碍正常活动。

（三）心理－社会状况

病人因外阴局部不适影响生活、工作、睡眠和性生活,出现焦虑、烦躁不安;因炎症久治不愈担心被人歧视,未婚病人更易羞于就医而使炎症加重或转为慢性。

（四）辅助检查

取分泌物检查了解病原体,必要时化验血、尿以判定感染的程度。

（五）治疗要点

消除病因,保持外阴清洁干燥。以坐浴、涂抹抗生素软膏等局部治疗为主。急性前庭大腺炎用抗生素治疗,脓肿或囊肿行切开引流术或造口术。

【常见护理诊断／问题】

1. 皮肤完整性受损　与炎症刺激、搔抓或用药不当有关。

2. 舒适度减弱　与外阴肿胀、灼痛及瘙痒有关。

3. 焦虑　与疾病影响正常生活及治疗效果不佳有关。

【护理措施】

1. 一般护理　查找病因,积极治疗原发病。保持外阴局部清洁。指导急性炎症期病人卧床休息。

2. 治疗配合　选用清热、解毒中药水煎熏洗外阴或 1∶5 000 高锰酸钾溶液坐浴,坐浴后涂抗生素软膏或紫草油,月经期禁止坐浴。配合医生行脓肿切开引流或囊肿造口术,引流条需每日更换,伤口愈合后改为坐浴。

3. 心理护理　向病人及家属解释炎症发生的诱因及防护措施,消除病人的焦虑情绪,取得病人及家属的配合。

4. 健康指导

（1）加强卫生知识宣教,指导病人保持外阴部清洁、干燥,穿纯棉内裤,月经期及时更换会阴垫。嘱病人避免会阴部搔抓,勿用刺激性药物或肥皂清洗外阴。

（2）指导病人纠正不良的生活习惯,少食辛辣刺激性食物,不饮酒等。

（3）指导尿瘘、粪瘘病人便后及时清洗外阴,更换内裤。指导糖尿病病人监测及控制血糖。

第三节 阴 道 炎 症

工作情景与任务

导入情景：

陈女士,26 岁,最近几日感觉外阴瘙痒,白带异常,呈凝乳状。她既为身体不适而担心焦虑,又羞于就医。在朋友的劝说和陪同下来到了医院。医生考虑阴道炎。

工作任务：

1. 协助妇科检查及阴道分泌物悬滴法检查。

2. 对陈女士进行用药方法指导。

3. 对陈女士进行健康指导,提供心理支持。

一、滴虫阴道炎

滴虫阴道炎(trichomonal vaginitis)是由阴道毛滴虫(图 15-4)引起的最常见阴道炎症。传播方式有：①性交直接传播,为主要传播方式。②经公共浴池、浴具、游泳池、坐便器、污染的妇科检查器具及敷料等间接传播。

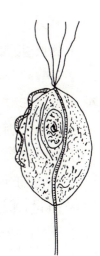

图 15-4 阴道
毛滴虫

知识拓展

阴道毛滴虫生活习性

阴道毛滴虫呈梨形,在温度 25~40℃、pH5.2~6.6 的潮湿环境中最适宜生长繁殖。健康妇女阴道 pH 在 3.8~4.4 之间,不利于滴虫生长。但月经前后、妊娠期、产后阴道的 pH 发生改变,炎症易发作。阴道毛滴虫不仅寄生于阴道,还常侵入尿道、尿道旁腺、膀胱、肾盂以及男性的包皮皱褶、尿道或前列腺中。

【护理评估】

（一）健康史

询问有无不洁性生活史;有无与污染的公共浴池、浴盆、浴巾、游泳池、坐便器或污染的妇科检查器具等接触史。

（二）身体状况

潜伏期 4～28d，25%～50% 病人感染初期无症状。典型症状为阴道大量稀薄泡沫状分泌物及外阴瘙痒。如有其他细菌混合感染，分泌物可呈黄绿色、血性、脓性，有臭味。分泌物刺激引起外阴和阴道口瘙痒，局部灼热、疼痛、性交痛。若尿道口有感染，可有尿频、尿痛甚至血尿。因阴道毛滴虫能吞噬精子，可导致不孕。妇科检查阴道黏膜充血，严重者有散在出血点，甚至宫颈有出血斑点，形成"草莓样"外观。

（三）心理－社会状况

病人常因分泌物过多、有异味，担心被人歧视而焦虑不安；又因外阴瘙痒影响睡眠、工作和性生活而烦恼。

（四）辅助检查

阴道分泌物悬滴法检查，可见到呈波状运动的滴虫。此方法阳性率可达 60%～70%，阴道分泌物中找到滴虫即可确诊。

（五）治疗要点

因滴虫可同时感染尿道、尿道旁腺和前庭大腺，需全身用药。主要治疗药物是甲硝唑。初次治疗的病人可选择甲硝唑 2g，单次口服；或者甲硝唑 400mg，每日 2 次，连服 7d。性伴侣应同时治疗。

【常见护理诊断／问题】

1. 舒适度减弱　与外阴瘙痒、灼痛和分泌物增多有关。

2. 焦虑　与疾病影响生活和工作及疗效不佳有关。

【护理目标】

病人瘙痒症状减轻，舒适度增加；焦虑缓解，积极配合治疗。

【护理措施】

1. 一般护理　保持外阴清洁、干燥，避免搔抓外阴部皮肤，内裤及洗涤用物应煮沸消毒 5～10min，以消灭病原体。治疗期间禁止性生活。

2. 治疗配合

（1）告知病人取阴道分泌物前 24～48h 避免性交、阴道灌洗或局部用药。分泌物取出后应及时送检并注意保暖，避免滴虫活动力减弱，造成辨认困难。

（2）用药指导：甲硝唑口服后部分病人有时出现胃肠道反应，如恶心、呕吐、食欲减退等；偶见头痛、白细胞减少、皮疹等，一旦发现应报告医师并停药。甲硝唑用药期间及停药 24h 内（替硝唑 72h 内）禁止饮酒。甲硝唑能通过乳汁排泄，用药期间及用药后 12～24h 内不宜哺乳；替硝唑服药后 3d 内不宜哺乳。指导性伴侣同时接受药物治疗。

妊娠合并滴虫阴道炎

妊娠合并滴虫阴道炎可导致胎膜早破、早产及低体重儿,及时治疗可减轻症状、减少传播,避免新生儿呼吸道、生殖道感染。采用甲硝唑 2g,单次口服,或甲硝唑 400mg,每日 2 次,连服 7d。但甲硝唑治疗是否能够改善滴虫阴道炎的产科并发症或增加胎儿致畸率,目前尚无统一结论,用药前最好取得病人及家属的知情同意。

3. 心理护理　与病人沟通,向病人及家属解释炎症发生的诱因,介绍防护措施,消除病人的焦虑情绪,取得治疗配合。

4. 健康指导

(1) 对症状持续存在或症状复发的病人进行随访及病原体检测。滴虫阴道炎病人再感染率高,患有滴虫阴道炎的性活跃女性应在最初感染 3 个月后重新进行筛查。对初次治疗失败且排除再次感染者,按医嘱增加甲硝唑疗程及剂量仍有效。

(2) 滴虫阴道炎主要由性行为传播,性伴侣应同时进行治疗,有助于提高疗效。

(3) 治疗期间禁止性生活和饮酒,养成良好的卫生习惯,定期随访。

【护理评价】

病人舒适感是否增强;焦虑情绪是否缓解,能否主动实施促进健康的行为。

二、外阴阴道假丝酵母菌病

外阴阴道假丝酵母菌病(vulvovaginal candidiasis,VVC)是由假丝酵母菌引起的外阴阴道炎症。常见的病原体为白假丝酵母菌,不耐热,加热至 60℃ 持续 1h 即死亡,但对干燥、日光、紫外线及化学试剂等抵抗力较强。白假丝酵母菌为条件致病菌,当阴道内糖原增多、酸度增加、局部免疫力下降时,最适合假丝酵母菌繁殖。传播方式:①内源性感染为主要传播方式,可寄生于阴道、口腔和肠道,可引起自身传染,环境条件适宜时即发病。②部分病人可通过性交直接传染。③少数病人是接触感染的衣物、毛巾等物品间接传染。

【护理评估】

(一)健康史

询问病人既往病史,有无以下诱因:①长期应用抗生素;②妊娠及糖尿病;③大量应用雌激素或免疫抑制剂;④用避孕药、穿紧身化纤内裤、肥胖、胃肠道假丝酵母菌病等。

(二)身体状况

主要症状为外阴瘙痒、灼痛、性交痛及尿痛,典型白带为白色稠厚凝乳状或豆渣样。妇科检查见外阴红肿,常伴抓痕,阴道黏膜、小阴唇内侧附有白色块状物,擦除后露出红肿黏膜面。

（三）心理－社会状况

病人因外阴瘙痒影响睡眠、工作和性生活；因分泌物改变、量多，担心被人歧视而情绪低落、焦虑。

（四）辅助检查

阴道分泌物悬滴法检查，找到假丝酵母菌的芽生孢子或假菌丝可确诊。

（五）治疗要点

消除诱因，选择抗真菌药物，以局部用药为主。单纯性 VVC 主要以局部短程抗真菌药物为主，复杂性 VVC 病人可采用强化治疗和巩固治疗，严重 VVC 者延长治疗时间。全身用药适于未婚无性生活史或月经来潮者。

【常见护理诊断／问题】

1. 舒适度减弱　与外阴瘙痒和白带增多有关。

2. 焦虑　与疾病影响生活工作及疗效不佳有关。

【护理措施】

1. 一般护理　同滴虫阴道炎。

2. 用药指导　向病人说明用药目的和方法，取得其配合，按医嘱完成正规疗程。

（1）局部用药：用戴指套的示指将药物置于阴道深处，宜在晚上睡前放置。可选用下列药物：①咪康唑栓剂每晚 1 粒（200mg），连用 7d；②克霉唑栓剂每晚 1 粒（150mg），连用 7d；③制霉菌素栓剂，每晚 1 粒（10 万 U），连用 10～14d。必要时 2%～4% 碳酸氢钠溶液坐浴或阴道冲洗后用药，以提高用药效果。妊娠合并感染者，应坚持局部治疗，禁止口服唑类药物，可选用克霉唑栓剂等，以 7d 疗法效果最佳。

（2）全身用药：局部治疗效果差、未婚或性伴侣，可选用口服药物治疗。常用药物有伊曲康唑、氟康唑、酮康唑，指导病人遵医嘱服药。

3. 心理护理　耐心解释外阴阴道假丝酵母菌病的原因及发病特点，告知病人坚持正确治疗即可治愈，消除其焦虑和恐惧心理。

4. 健康指导　与病人讨论发病因素，共同制定防治措施，按医嘱完成正规疗程。培养良好卫生习惯，保持局部清洁，避免交叉感染。勤换内裤，对污染的衣物、毛巾等用开水烫洗。

三、萎缩性阴道炎

萎缩性阴道炎（atrophic vaginitis）常见于自然绝经或人工绝经后妇女，也可见于产后闭经或药物假绝经治疗的妇女。由于卵巢功能衰退，雌激素水平下降，阴道黏膜萎缩变薄，上皮细胞内糖原含量减少，阴道内 pH 增高（5.0～7.0），嗜酸性乳杆菌不再为优势菌，阴道自净作用减弱，其他致病菌容易入侵繁殖引起炎症。

【护理评估】

（一）健康史

询问有无相关致病因素，如自然绝经或人工绝经史、产后闭经史、药物假绝经治疗史等。

（二）身体状况

主要症状为外阴烧灼不适、瘙痒和阴道分泌物增多。阴道分泌物稀薄，呈淡黄色，严重者可呈脓血性白带。妇科检查见阴道呈萎缩性改变，阴道黏膜充血，有散在出血点，有时可见浅表溃疡甚至粘连。

（三）心理－社会状况

由于长期外阴瘙痒、灼痛，病人常焦虑、烦躁。有血性白带者，担心可能患有恶性肿瘤而焦虑不安。

（四）辅助检查

1. 阴道分泌物检查　镜下见大量基底层细胞和白细胞，而无滴虫及假丝酵母菌。

2. 子宫颈刮片细胞学检查　有血性白带者常规检查，必要时行分段诊刮术，与子宫恶性肿瘤鉴别。

（五）治疗要点

1. 增加阴道抵抗力　小剂量局部应用雌激素，反复复发者也可全身给药。乳腺疾病或子宫内膜增生病变及癌症病人慎用。

2. 抑制细菌生长　阴道局部用抗生素如诺氟沙星100mg或甲硝唑200mg，每日1次，7～10d为一疗程。

【常见护理诊断/问题】

1. 舒适度减弱　与外阴瘙痒、灼痛有关。

2. 焦虑　与担心发生生殖系统恶性肿瘤有关。

【护理措施】

1. 一般护理　指导病人保持外阴清洁、干燥，避免搔抓外阴以免皮肤破损，每天更换内裤，清洗外阴。

2. 用药护理　指导病人正确用药。睡前洗手戴手套，将药物推至阴道深部。自己用药有困难者，指导家属协助用药或由医护人员帮助使用。必要时用1%乳酸或0.5%醋酸溶液阴道冲洗后再阴道局部塞药，以提高用药效果。

3. 心理护理　耐心给病人讲解绝经过渡期保健知识，鼓励其积极配合治疗。告知病人坚持治疗后症状会逐渐减轻，消除其焦虑和恐惧心理。

4. 健康指导　讲解发病诱因，指导应对技巧。告知病人雌激素治疗的适应证和禁忌证，不正确使用可能增加子宫内膜癌和乳腺癌发生的危险，指导病人遵医嘱规范用药。年轻病人卵巢切除或盆腔放射治疗后，及时给予激素替代治疗的指导。

四、细菌性阴道病

细菌性阴道病（bacterial vaginosis，BV）为阴道内正常菌群失调所引起的一种混合感染，主要为加德纳菌、厌氧菌以及人形支原体，以厌氧菌居多，但临床及病理特征无炎症改变。

【护理评估】

（一）健康史

询问有无促使阴道内菌群发生变化的相关因素，如过度冲洗阴道使阴道碱化、频繁性交、多个性伴侣、大量使用抗生素等。

（二）身体状况

10%～40%病人可无临床症状。有症状者主要表现为阴道分泌物增多，白带呈灰白色，均质，稀薄，伴有鱼腥臭味，性交后加重。妇科检查见阴道黏膜无充血，白色分泌物黏附于阴道壁，易于拭去。

（三）心理－社会状况

由于分泌物增多且有鱼腥臭味，病人思想压力大；因性交后分泌物臭味加重，使病人怀疑恶变或焦虑不安。

（四）辅助检查

1. 胺臭味试验　取阴道分泌物少许放在载玻片上，加入10%氢氧化钾1～2滴，产生烂鱼肉样腥臭气味。

2. 线索细胞检查　取阴道分泌物少许放在载玻片上，加一滴生理盐水，在高倍显微镜下寻找线索细胞。细菌性阴道病时线索细胞大于20%。

3. 阴道分泌物 pH>4.5。

（五）治疗要点

选用抗厌氧菌药物，如甲硝唑、替硝唑、克林霉素等，可以口服或局部给药。甲硝唑抑制厌氧菌生长，不影响乳杆菌生长，是较理想的治疗药物，但对支原体效果差。

【常见护理诊断／问题】

1. 舒适度减弱　与分泌物增多、外阴瘙痒有关。

2. 焦虑　与分泌物有鱼腥臭味有关。

【护理措施】

1. 用药护理　向病人及家属讲解甲硝唑用药的目的、方法和注意事项（详见滴虫阴道炎），指导病人积极配合治疗。

2. 心理护理　耐心解释疾病的原因，消除病人焦虑心理，并嘱家属多给予关爱，帮助病人树立治疗的信心。

3. 健康指导　指导病人按医嘱完成疗程治疗，避免过度冲洗阴道，维持阴道酸性环境。治疗后无症状者不需常规随访,对症状持续或症状重复出现者应及时复诊和接受治疗。

第四节　子宫颈炎症

工作情景与任务

导入情景:

刘女士,28岁,G_2P_1,近几个月发现白带增多,色黄,性生活后有血性分泌物,感觉非常害怕,遂到医院就诊。

工作任务:

1. 协助妇科检查及子宫颈细胞学检查。

2. 安慰病人,提供心理支持。

3. 解释物理治疗的注意事项,指导病人配合诊治。

子宫颈炎(cervicitis)是生育期妇女常见生殖道炎症,包括宫颈阴道部和子宫颈管黏膜炎症,以后者较为常见。若急性子宫颈炎未得到及时治疗或病原体持续存在,可导致慢性子宫颈炎症。

【病理】

慢性子宫颈炎的病理类型:①慢性子宫颈管黏膜炎,即因子宫颈管黏膜皱襞较多,感染后易形成持续性子宫颈管黏膜炎。②子宫颈息肉,即炎症刺激使宫颈管局部黏膜增生,向宫颈外口突出形成带蒂的赘生物。息肉色红、质脆、易出血。③子宫颈肥大,即慢性炎症长期刺激使宫颈组织充血、水肿、腺体及间质增生所致。宫颈表面光滑,硬度增加。

知识拓展

宫颈糜烂样改变

"宫颈糜烂"曾被认为是慢性宫颈炎最常见的病理类型。随着阴道镜的发展和对子宫颈病理生理认识的提高,"宫颈糜烂"这一术语已被废弃,改称之为宫颈柱状上皮异位(columnar ectopy),并认为"宫颈糜烂"并不是上皮脱落溃疡的真性糜烂,而是宫颈糜烂样改变。宫颈糜烂样改变可能是宫颈原始鳞柱上皮交接部的外移,也可能是炎症时宫颈柱状上皮充血、水肿或者宫颈癌的早期表现。

【护理评估】

（一）健康史

询问婚育史，有无阴道分娩、妇科手术等造成的宫颈损伤。有无白带增多，了解性伴侣有无性传播疾病史。有无卫生习惯不良等诱因存在。

（二）身体状况

1. 急性子宫颈炎　阴道分泌物增多为主要症状，呈黏液脓性；阴道分泌物刺激可引起外阴瘙痒；有时可出现性交后出血、经间期出血等症状。妇科检查可见子宫颈充血、水肿、黏膜外翻，宫颈管黏膜质脆，易诱发出血。

2. 慢性子宫颈炎　多无症状，少数病人可有阴道分泌物增多，呈淡黄色或脓性，出现性交后出血或经间期出血等症状。妇科检查可见宫颈外口的宫颈阴道部呈细颗粒状的红色区，称为宫颈糜烂样改变，或有黄色分泌物覆盖子宫颈口；也可表现为子宫颈息肉或子宫颈肥大。

（三）心理－社会状况

白带多且有异味的病人，思想压力大；性交出血使病人害怕、焦虑，拒绝性生活，担心癌变引起病人恐惧不安。

（四）辅助检查

1. 阴道分泌物悬滴法检查　白细胞 >10/ 高倍视野。

2. 宫颈管脓性分泌物检查　取子宫颈管内分泌物涂片作革兰氏染色，中性粒细胞 >30/ 高倍视野。

3. 宫颈分泌物培养　宫颈分泌物培养并行药敏试验。

4. 子宫颈细胞学检查　对于宫颈糜烂样改变者需进行子宫颈细胞学检查和 / 或 HPV 检测，必要时行阴道镜及活体组织检查以除外子宫颈鳞状上皮内病变（既往称宫颈上皮内瘤变）或子宫颈癌。

（五）治疗要点

1. 急性子宫颈炎　针对病原体选择抗生素进行及时、足量、规范、彻底的治疗，沙眼衣原体或淋病奈瑟菌感染者性伴侣应同时治疗。

2. 慢性子宫颈炎　以局部治疗为主。①糜烂样改变若为无症状的生理性柱状上皮异位，无需治疗；伴分泌物增多、乳头状增生或接触性出血者，常给予物理治疗（包括激光、冷冻、微波等）。②慢性子宫颈管黏膜炎针对病因治疗，病原体不清者，尚无有效治疗方法。③子宫颈息肉行息肉摘除术，常规送病理检查。④子宫颈肥大一般无需治疗。

【常见护理诊断 / 问题】

1. 舒适度减弱　与分泌物增多、外阴瘙痒有关。

2. 焦虑　与病程长或担心发展为宫颈癌有关。

【护理措施】

1. 一般护理　指导病人注意个人卫生，保持外阴清洁干燥。

2. 治疗配合

（1）急性子宫颈炎遵医嘱规范使用抗生素，注意观察药物效果和有无副作用。

（2）向病人说明物理治疗的注意事项：①治疗前应常规做宫颈刮片细胞学检查，排除子宫颈鳞状上皮内病变和宫颈癌。②有急性生殖系统炎症者禁忌。③治疗时间选择在月经干净后 3～7d。④术后阴道分泌物较多呈黄水样，术后 1～2 周脱痂时有少量血水或少许出血为正常现象，注意观察量、颜色和气味变化。若发现有异常出血或感染发生，立即报告医生处理。⑤创面未完全愈合期间（4～8 周）禁止盆浴和性生活。⑥治疗后于两次月经干净后 3～7d 进行复查。未痊愈者可选择再次治疗。

3. 心理护理　耐心向病人讲解宫颈炎的发病原因、治疗方法，解除病人的思想顾虑。关心病人，耐心听取病人的心理感受，缓解病人的焦虑情绪。

4. 健康指导　定期接受妇科检查，及时、有效治疗急性宫颈炎。提高助产技术，避免宫颈损伤。指导病人养成良好的卫生习惯，避免不洁性交及无保护性交。

第五节　盆腔炎性疾病

 工作情景与任务

导入情景：

刘女士，35 岁，G_2P_1。下腹部坠胀及腰骶部疼痛反复发作 3 年，近日因劳累症状加重而入院。3 年前，病人自然流产后曾出现下腹痛伴发热，未规范治疗，此后经常发生下腹部坠胀、疼痛及腰骶部酸痛，劳累、性交后或月经期加重。

工作任务：

1. 对刘女士进行护理评估，协助完成妇科检查及 B 超检查。

2. 进行正确的用药指导与健康指导。

盆腔炎性疾病是女性上生殖道的一组感染性疾病，包括子宫内膜炎、输卵管炎、输卵管卵巢脓肿、盆腔腹膜炎，以输卵管炎及输卵管卵巢炎最常见。盆腔炎性疾病多发生在性活跃期、有月经的妇女；初潮前、绝经后或无性生活者很少发生，偶尔可因邻近器官炎症蔓延扩散引起。若盆腔炎性疾病被延误诊断或未能得到有效治疗，可能导致上生殖道感染后遗症（不孕、输卵管妊娠、慢性腹痛、炎症反复发作等），称为盆腔炎性疾病后遗症（sequelae of PID）。

【病因病理】

1. 病原体　内源性病原体来自寄居于阴道内的菌群，多为需氧菌、厌氧菌混合感染。外源性病原体主要为性传播疾病病原体，如沙眼衣原体、淋病奈瑟菌等。

2. 高危因素　年龄(年轻妇女容易发病);不良性行为(性交过频、多个性伴侣、性生活年龄过早等);下生殖道感染;宫腔内手术操作后感染;经期卫生不良;邻近器官炎症直接蔓延;盆腔炎性疾病再次急性发作等均可为本病的高危因素。

3. 病理类型

(1) 急性子宫内膜炎和子宫肌炎:子宫内膜充血、水肿,有炎性渗出物,重者内膜坏死、脱落形成溃疡。

(2) 急性输卵管炎、输卵管积脓、输卵管卵巢脓肿:①炎症沿子宫内膜向上蔓延者,先引起输卵管黏膜炎,导致输卵管管腔及伞端闭锁,可形成输卵管积脓。②病原菌通过子宫颈的淋巴播散,通过宫旁组织,先侵及浆膜层,发生输卵管周围炎,然后累及肌层,黏膜层可不受累。卵巢很少单独发生炎症,常与发生感染的输卵管伞端粘连而发生输卵管卵巢炎。炎症可通过卵巢排卵的破孔侵入卵巢实质形成卵巢脓肿,脓肿壁与输卵管积脓粘连并穿通,形成输卵管卵巢脓肿。

(3) 急性盆腔腹膜炎:盆腔内器官发生严重感染时,可蔓延到盆腔腹膜,腹膜充血、水肿,并有少量含纤维素的渗出液,形成盆腔脏器粘连。

(4) 急性盆腔结缔组织炎:病原体由淋巴管进入盆腔结缔组织引起充血、水肿及中性粒细胞浸润,以宫旁结缔组织炎最常见。

(5) 败血症和脓毒血症:病原体毒性较强、数量较多及病人抵抗力降低时易发生。

(6) 肝周围炎:是指肝包膜炎症而无肝实质损害的肝周围炎。

(7) 盆腔炎性疾病后遗症。

 知识拓展

盆腔炎性疾病后遗症病理改变

盆腔炎性疾病后遗症是指盆腔炎性疾病未得到及时正确的治疗,可能会发生的一系列后遗症,既往称慢性盆腔炎。主要病理改变有组织破坏、广泛粘连、增生和瘢痕形成,导致输卵管增粗、输卵管阻塞、输卵管积水、输卵管卵巢肿块或输卵管卵巢囊肿;盆腔结缔组织炎的遗留改变可表现为主韧带与骶韧带的增生、变厚,若病变广泛,可使子宫固定,呈"冰冻骨盆"状态。

【护理评估】

(一)健康史

了解有无分娩、流产及宫腔内手术后感染史,有无经期性生活、经期卫生不良、性生活紊乱史及阑尾炎、腹膜炎等发病诱因。

（二）身体状况

1. 急性盆腔炎性疾病 ①常见症状有下腹疼痛伴发热及阴道分泌物增多,活动或性生活后加重。严重者可有寒战、高热、头痛、食欲下降等。腹膜炎者可出现恶心、呕吐、腹泻等。若有脓肿形成,可有腹部包块和局部压迫刺激症状。②体格检查:急性病容,体温升高,下腹部压痛、反跳痛和腹肌紧张,叩诊鼓音,肠鸣音减弱或消失。③盆腔检查:阴道大量脓性分泌物、有臭味,宫颈举痛明显,宫体活动受限、压痛,附件区或盆腔后方可触及肿块、压痛或有波动感。

2. 盆腔炎性疾病后遗症 ①病人有时出现低热、乏力等,临床多表现为异位妊娠、不孕、慢性盆腔痛或盆腔炎性疾病反复发作等症状。②盆腔检查:子宫多呈后位;宫旁组织增厚,骶韧带增粗,触痛;附件区可触及条索状物及包块。若子宫被固定或封闭于周围瘢痕化组织中,则呈"冰冻骨盆"状态。

（三）心理-社会状况

急性炎症病人因发热、疼痛而烦躁不安,因担心治疗效果不佳而焦虑。盆腔炎性疾病后遗症因病程较长、反复发作甚至引起不孕,使病人出现焦虑、情绪低落,对治疗缺乏信心。

（四）辅助检查

血常规检查白细胞升高,脓液或血液细菌培养显示致病菌。B超检查有助于盆腔炎性包块的诊断,必要时进行腹腔镜检查。

（五）治疗要点

1. 盆腔炎性疾病 及时、足量及个体化的抗生素治疗,必要时手术。

2. 盆腔炎性疾病后遗症 采用综合治疗方案控制炎症,缓解症状,增加受孕机会,包括中西药治疗、物理疗法、输卵管积水手术治疗等。

【常见护理诊断/问题】

1. 舒适度减弱 与急慢性疼痛及阴道分泌物增多有关。

2. 焦虑 与病情反复发作、治疗效果不佳及担心影响生育有关。

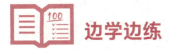 **边学边练**

实训 12 女性生殖系统炎症病人的护理（案例讨论）

【护理措施】

1. 一般护理

（1）急性期卧床休息,取半卧位,有利于脓液积聚于直肠子宫陷凹,使炎症局限。

（2）给予高热量、高蛋白、高维生素、流质或半流饮食。

（3）保持外阴清洁,每天会阴擦洗2次;减少不必要的盆腔检查,避免炎症扩散。

2. 病情观察　测生命体征，注意体温变化；观察病人精神状态，下腹痛的部位、持续时间和伴随症状，是否有阴道分泌物增多等。

3. 治疗配合

（1）指导病人了解及时、足量抗生素治疗的重要性，观察用药反应。

（2）严格掌握手术指征，遵循无菌操作规程。手术者做好术前准备和术后护理。

4. 心理护理　关心病人疾苦，耐心倾听病人的诉说，了解病人的病痛和需求并提供必要的护理，减轻病人的心理负担，缓解焦虑。

5. 健康指导

（1）加强计划生育宣教，注意孕期及产褥期卫生，减少流产、分娩引起的感染。

（2）注意性生活卫生，减少性传播疾病。及时诊治下生殖道感染和盆腔炎性疾病，防止盆腔炎性疾病后遗症的发生。

（3）对接受抗生素治疗的病人，在72h内随访，以确定疗效；对沙眼衣原体和淋病奈瑟菌感染者在治疗后4~6周复查病原体。

> **章末小结**
>
> 　　本章学习重点为女性生殖系统炎症的护理评估和护理措施，难点为盆腔炎性疾病的病理类型。掌握的核心要点：①滴虫阴道炎出现稀薄泡沫状白带，悬滴法检查找到滴虫确诊，首选甲硝唑，性伴侣同时治疗。②外阴阴道假丝酵母菌病出现白色稠厚凝乳状或豆渣样白带，悬滴法检查找到孢子或假菌丝确诊，抗真菌药物阴道给药。③细菌性阴道病出现灰白色均质伴鱼腥臭味白带，线索细胞阳性和胺臭味试验阳性。④阴道自净作用与雌激素有关，萎缩性阴道炎治疗可用雌激素。⑤慢性子宫颈炎物理治疗是最常用方法，治疗时间选择月经干净后3~7d。⑥盆腔炎性疾病病人取半卧位，有利于炎症局限。⑦学会对女性生殖系统炎症病人进行护理评估、用药指导及健康教育。

（符　莹）

 思考题

1. 王女士，45岁，已婚，患有糖尿病，不规律治疗。近半个月外阴瘙痒明显，严重时坐卧不安，白带呈稠厚的豆渣状。妇科检查发现阴道黏膜充血，表面有白色膜状物，子宫附件未见异常。

（1）结合案例首先考虑的疾病是什么？

（2）对王女士从哪些方面进行护理评估？主要护理诊断是什么？

（3）如何对该病人进行健康指导？

2. 女，30岁，主诉白带增多，淡黄色，有时性交后出血，伴腰骶部酸痛。妇科检查见宫颈外口细颗粒状红色区,占宫颈面积 2/3。宫颈细胞学检查未见上皮内病变细胞和恶性细胞。

（1）该病人首选的治疗方法是什么?

（2）治疗配合注意事项有哪些?

3. 刘女士,28 岁,G_2P_1。因人工流产术后 10d,下腹痛伴发热 2d 入院就诊。盆腔检查:阴道黏膜及宫颈充血,宫颈口可见脓性分泌物,宫颈举痛及后穹隆触痛明显,宫体稍大,宫体及宫旁组织压痛明显。考虑"盆腔炎性疾病"。病人及家属略显紧张。

（1）该病人存在的护理问题有哪些?

（2）针对护理问题应采取哪些护理措施?

第十六章 | 妇科手术病人的护理

16章 数字内容

1. 具有尊重病人,悉心护理并保护病人隐私的职业道德。
2. 掌握妇科手术病人的护理评估和护理措施。
3. 熟悉妇科手术病人的常见护理诊断/问题。
4. 了解妇科手术病人的护理目标与护理评价。
5. 学会对妇科手术病人实施术前准备和术后护理的技能。

　　妇科手术是妇科疾病常用的治疗手段,手术途径包括经腹部和经外阴阴道手术。手术既是治疗的过程,也是创伤的过程,存在一定风险。为保证手术顺利进行,减少并发症,促进病人术后如期康复,需要充分的术前准备和精心的术后护理。

第一节　妇科腹部手术病人的护理

 工作情景与任务

导入情景:

　　李女士,28岁,与丈夫逛街时突感下腹剧痛伴头晕、恶心,数分钟后晕厥。急救车将李女士急送至医院。经检查诊断宫外孕,需急诊手术。

工作任务:

1. 观察生命体征,遵医嘱建立静脉通路输液。
2. 向家属解释病情,遵医嘱做好急症手术准备。

一、术 前 护 理

【护理评估】

（一）健康史

了解病人的一般情况、月经史、婚育史、既往史、药物过敏史以及饮食、生活习惯。病人目前病情、需要解决的主要问题、手术名称和手术范围等。

（二）身体状况

1. 症状评估　了解疾病相关症状，判断疾病对病人的影响及程度，评估生活自理能力，有无月经来潮、异常阴道流血、阴道排液及腹痛等。

2. 生命体征评估　测量体温、血压、脉搏及呼吸，如体温高于37.5℃，要考虑是否有感染；脉搏、血压异常是否有心血管病变。发现异常情况应及时报告医生查明原因并处理。

3. 全身状况评估　测量身高、体重；进行全身体格检查及妇科检查评估，特别注意心肺功能；评估皮肤、黏膜颜色及手术部位皮肤是否完好。

（三）心理－社会状况

1. 病人对疾病及治疗的认知　了解病人对所患疾病、手术及预后的了解程度，特别是对手术的态度、心理准备和手术方案的认可情况。了解病人对医护人员的信任程度，病人的精神心理状况，评估病人对麻醉和手术的耐受力。

2. 家属的支持程度　了解家属如丈夫、子女对病人病情和手术治疗的态度，了解病人家庭关系和相互间信任、依赖的程度及对医疗费用的承受能力，共同做好病人的心理护理。

（四）辅助检查

血、尿及大便常规检查；血型、血小板计数、凝血功能、肝肾功能、空腹血糖或糖化血红蛋白等检查；B超检查；心电图及胸部X线摄片检查等。

【常见护理诊断/问题】

1. 焦虑　与手术可能导致的不适和危险性有关。

2. 知识缺乏：缺乏术前准备与术中配合等相关知识。

3. 舒适度减弱　与术前准备及手术改变原有生活状态有关。

【护理目标】

病人焦虑减轻；了解手术治疗的相关知识并积极配合；舒适感增强。

【护理措施】

（一）一般护理

指导病人进高蛋白、高热量、富含维生素的饮食，必要时静脉补充营养；保证休息和充足睡眠。

（二）心理护理

关心、体贴病人，了解病人的疑虑和需要，尽可能给予病人满意的解释；以病人能接受的方式方法介绍手术的必要性和手术成功的病例，纠正错误认知，了解手术目的及手术前后的注意事项。让病人在术前做好充分的思想准备，以轻松的心情配合手术，顺利度过手术全过程，消除病人的担忧和焦虑情绪。

（三）术前指导

1. 提供疾病相关知识和信息　使病人理解手术对治疗疾病的必要性和重要性；解释相关术前准备、必要的检查程序及术中术后可能出现的不适及应对措施。

2. 指导适应性功能锻炼　术前训练和教会病人胸式呼吸及有效咳嗽、咳痰的方法；指导病人在床上使用便器；教会病人在他人协助下床上翻身、肢体运动及上下床的方法。对病人及家属进行预防术后并发症的宣传指导工作。

（四）术前准备

1. 观察生命体征　术前3d，每8h测体温、脉搏、呼吸1次，每日测血压1次。若病人出现发热、血压升高等，应立即通知医生，并协助查找原因。若需推迟手术，应向病人及家属说明原因并取得理解。

2. 纠正术前合并症　积极治疗内科合并症，如贫血、营养不良、糖尿病、高血压等，调整病人的身心状况，为手术创造条件。

3. 完善术前检查　确认术前检查项目的完整性（如血尿便常规、心电图、肝肾功能、出凝血时间及交叉配血试验的报告及结果），确认无手术禁忌证。

4. 签署手术协议书　尊重病人知情同意权，使病人和家属了解术前诊断、手术目的、术中和术后可能出现的问题，避免不合意愿的手术，同时也是院方手术行为得到病人和家属认可的依据，签署后的手术协议书要妥善保管。

5. 术前3d准备　可能涉及肠道的手术（如卵巢癌减灭术），肠道准备应从术前3d开始。术前无渣半流质饮食2d，流质饮食1d。术前3d遵医嘱口服肠道抑菌药物（如庆大霉素、新霉素等）。术前1d行清洁灌肠，直至排出的灌肠液无大便残渣为止。

6. 术前1d准备

（1）饮食：晚餐进流质饮食，午夜后禁食。

（2）输血准备：由医生填写完整准确的用血预约申请单，然后采集病人血样，核准信息后装入专用备血试管，贴上与用血预约单联号一致的标签，由专人将标本、用血预约单、手术预约通知单一并送血库，并保证术中血源供应。

（3）皮肤准备：完成沐浴、更衣、剪指甲等个人卫生后，进行手术区域皮肤准备。备皮范围上自剑突下，两侧至腋中线，下达两大腿上1/3处及外阴部皮肤，注意清洁脐窝部。备皮完毕温水洗净拭干，消毒治疗巾包裹手术野。备皮越接近手术时间，感染率越低。

（4）阴道准备：有性生活史，准备行全子宫切除术的病人，术前进行阴道清洁和消毒。先用肥皂液清洁外阴，并用清水洗，然后用0.02%碘伏或1:1 000的苯扎溴铵等消毒溶液阴道冲洗,擦干后用 0.5% 碘伏消毒液消毒宫颈和穹隆部。手术日晨再次行阴道消毒。无性生活史的妇女和拟行附件手术的病人,无需做阴道准备。

(5)肠道准备:目的是使肠道空虚、暴露手术野、减轻或防止术后肠胀气;防止手术时使用麻醉药物使肛门括约肌松弛致大便失禁污染手术台。一般术前 1d 灌肠 1~2 次,或口服缓泻剂,排便 3 次以上。术前 8h 禁食,术前 4h 禁水,以减少术中因牵拉内脏引起恶心、呕吐。

(6)促进睡眠:遵医嘱术前 1d 晚给予镇静剂,保证病人有足够的休息。

7. 手术日准备 ①核查生命体征。②取下病人活动义齿、首饰及贵重物品,交家属保管。③留置导尿管,保持引流通畅,避免术中损伤膀胱。④术前 30min 给基础麻醉药,常用苯巴比妥和阿托品,缓解病人的紧张情绪及减少腺体的分泌(剖宫产术除外)。⑤与手术室护士交接病人,核对病人姓名、床号、住院号、年龄、诊断、手术名称;核对病人腕带信息。将病人的病历、携带的术中用药核对后交给手术室护士。

8. 急诊手术准备 妇产科常见的急诊手术有异位妊娠、卵巢囊肿蒂扭转及剖宫产术等。由于发病急,病人及家属精神紧张,在安慰病人及家属的同时,遵医嘱尽快完成术前准备。

【护理评价】

病人焦虑是否缓解;是否了解手术治疗的相关知识并积极配合;舒适感是否增强。

二、术后护理

术后护理应从手术完毕至病人出院。术后护理恰当与否直接关系到手术的效果、身体的康复。术后短时间内应以观察病人生命体征为护理重点,以后则应注意各系统功能恢复情况。目的是促使病人尽快康复,防止各种并发症。

【护理评估】

(一)健康史

与手术室护士和麻醉师进行床边交班,查阅手术记录单,详细了解麻醉的方式及效果,手术经过、手术方式、术中输液量、出血量、尿量及用药情况。

(二)身体状况

1. 生命体征 遵医嘱测量和观察病人血压、脉搏、呼吸和体温是否平稳,观察术后血压并与术前、术中比较;注意呼吸频率和深度,脉搏是否有力。

2. 皮肤 评估皮肤的颜色和温度,特别注意观察手术切口处敷料是否干燥,有无渗血;手术过程中受压部位皮肤及骨隆突处皮肤是否完整。

3. 疼痛 评估病人术后疼痛的部位、性质、程度;采用硬膜外置管和自控镇痛装置的病人,需观察管道是否固定通畅;采用注射或口服药物时,要了解药物剂量和使用间隔时间,观察止痛后病人疼痛的缓解程度。

4. 引流管观察　观察引流管（尿管、腹腔或盆腔引流管、胃肠减压管等）是否固定通畅，评估引流液的量、色、质，是否有异味等。

（三）心理－社会状况

病人对手术是否成功、有无并发症最为关心，对术后出现的各种不适感往往较为紧张。应重点评估病人对手术的耐受情况，尤其是对疼痛的敏感性，耐心与病人交流，观察其心理反应。

（四）辅助检查

根据病人情况遵医嘱进行相应的检查。

【常见护理诊断／问题】

1. 急性疼痛　与手术创伤有关。

2. 舒适度减弱　与手术创伤、术后输液及留置各种引流管有关。

3. 有感染的危险　与手术创伤及机体抵抗力下降有关。

【护理目标】

病人疼痛缓解；不舒适症状减轻或消失；未发生感染。

【护理措施】

（一）一般护理

1. 环境及用物的准备　为术后病人提供安静舒适、空气清新的休养环境，备好术后用物（输液架、心电监护设备、各种引流装置等），同时准备好氧气等抢救物品。

2. 交接并安置体位　与手术室护士或麻醉医师交接病人，将病人平稳搬移至病床上，固定输液管及各种引流管，检查静脉通路及各类引流管是否通畅，评估皮肤的完整性。根据手术及麻醉的方式决定病人的术后体位。全身麻醉病人清醒前应去枕平卧，头偏向一侧，保持呼吸道通畅，防止呕吐物、分泌物呛入气管引起窒息或吸入性肺炎。蛛网膜下腔麻醉者去枕平卧 12h；硬膜外麻醉者去枕平卧 6～8h；腰麻术后宜多平卧一段时间，以防颅内压降低引起头痛。病情稳定的病人次晨改为半卧位，有利于腹腔引流，同时降低腹部切口张力，减轻疼痛。

3. 麻醉的恢复　观察全麻病人意识的恢复情况，椎管腰麻病人下肢感觉的恢复情况。一般停药 6h 后麻醉作用消失。

4. 饮食护理　腹部手术当日禁食，术后 1～2d 进流质饮食，但要避免产气食物如牛奶、豆浆、糖类，引起肠胀气。涉及肠道的手术病人，肛门排气后进流质饮食，逐步过渡到半流质、普通饮食。注意增加营养，促进伤口早日愈合。

5. 活动与休息　术后在止痛的前提下，保证病人有良好休息和充足睡眠。每 2h 协助卧床病人翻身一次，生命体征平稳后鼓励尽早下床活动，有利于促进肠蠕动，防止肠胀气及肠粘连；暂不能下床者，鼓励其多翻身、多进行肢体活动，防止下肢静脉血栓形成。注意老年病人因体位变化引起的血压不稳定，防止起床或站立时跌倒。

（二）病情观察与留置管的护理

1. 监测生命体征　术后每 15～30min 监测 1 次血压、脉搏和呼吸，直至平稳后改为每 4h 一次，24h 后病情稳定者可改为每日测 4 次，直至正常后 3d。若生命体征异常或有内出血征象，应增加监测的次数并及时报告医生。术后 1～2d 体温稍有升高，但一般不超过 38℃，为手术后正常反应。如果持续高热，或体温正常后再次升高，提示可能有感染存在。

2. 切口观察　术后 24h 内注意观察切口有无渗血、渗液，切口敷料是否干燥，切口周围皮肤有无红、肿、热、痛等感染征象，如敷料污染或渗血渗液多，应报告医生及时检查并更换。对子宫全切术的病人，应观察有无阴道流血及阴道分泌物的性状，以判断阴道切口愈合情况；术后 7～8d 出现少量阴道流血，多为阴道残端肠线吸收所致。

3. 留置管的护理

（1）留置导尿管的护理：①一般手术通常于术后 24～48h 拔除尿管；广泛性子宫切除术加盆腔淋巴结清扫术病人，留置尿管 10～14d。②注意保持尿管通畅，观察并记录尿液的颜色、量及性质。③每日擦洗会阴 2 次，鼓励病人多饮水，预防泌尿系统感染。④集尿袋及接管每周更换 2 次，保持引流通畅，避免导管扭曲或受压，避免尿潴留及逆流。⑤拔管后鼓励病人多饮水，及时排尿。

（2）腹腔引流管的护理：①一般留置 2～3d。②保持引流管固定、引流通畅、引流管周围皮肤清洁干燥。③注意观察引流液的量、颜色、性质，做好记录。一般 24h 负压引流液不超过 200ml，若量多应了解是否在术中有腹腔内用药；量多且颜色鲜红，应警惕内出血。

（三）术后常见症状护理

1. 疼痛　疼痛是手术病人术后主要的护理问题，病人常常因为疼痛而拒绝翻身、检查，甚至产生焦虑、恐惧、失眠等。护士应在评估病人疼痛的基础上按医嘱及时给予止痛剂，正确指导病人使用自控镇痛装置，缓解病人的疼痛症状。保持病室安静，有利于缓解病人因疼痛而导致的焦虑情绪。

2. 腹胀　一般手术术后 12～24h 胃肠蠕动开始恢复，术后 48h 排气，标志肠蠕动恢复。超过 48h 未排气的病人应注意观察有无腹胀，查找原因并进行处理。排除肠梗阻后可采取热敷腹部、肛管排气、针灸、皮下注射新斯的明等措施刺激肠蠕动，缓解腹胀。同时鼓励病人早期下床活动，促进肠蠕动恢复。

3. 便秘　鼓励病人早期下床活动，多饮水，多吃水果、蔬菜，以促进肠蠕动，必要时可根据病人情况给予液体石蜡、番泻叶等缓泻剂，保持大便通畅，避免因用力排便造成切口疼痛、裂开或愈合不良。

4. 尿潴留　不习惯卧床排尿或留置尿管的机械性刺激，是术后病人尿潴留的主要原因。鼓励病人坐位排尿，下腹部热敷、按摩、听流水声、冲洗外阴等诱导排尿，以上处理措施无效者给予导尿，一次导尿不超过 1 000ml。拔导尿管前夹管并定时开放，以训练膀胱功能。

（四）心理护理

术后加强巡视，了解病人的身心状况，耐心倾听病人的诉说，及时回答病人的疑问，告知手术情况、术后注意事项及术后可能出现的不适，取得家属的配合。提供针对病人个性化的心理支持，消除术后不良心理反应。

（五）健康指导

针对病人情况制订个体化指导，包括病人出院后休息、活动、用药、饮食、性生活、随访时间、可能的并发症及疾病转归等。告知病人出现阴道流血或其他异常情况应及时就诊，术后2个月避免提举重物。指导家属一些护理方法，协助病人早日康复。

【护理评价】

病人疼痛是否减轻或消失；舒适感是否增强；感染是否避免。

第二节　外阴阴道手术病人的护理

 工作情景与任务

导入情景：

王女士，70岁，患子宫脱垂多年，近几日感觉行动不便，自认为病情加重，由家属陪同来院就诊。医生检查后收入院，准备手术治疗。

工作任务：

1. 对病人进行入院护理与评估。

2. 遵医嘱完善相关检查，做好术前准备。

一、术　前　护　理

【护理评估】

1. 健康史与身体状况评估　同腹部手术病人。

2. 心理-社会状况　手术涉及病人外阴及阴道等女性病人的隐私部位，病人常担心手术会损伤身体的完整性、手术的切口瘢痕可能影响将来性生活；年轻未婚女性，常表现出羞怯，不愿暴露外阴接受检查，容易出现焦虑、自尊紊乱等心理反应。还应了解家属，特别是丈夫的反应，评估病人在家庭中的角色功能是否因疾病而改变。

3. 辅助检查　同腹部手术病人。另外，已婚妇女应行阴道分泌物检查和宫颈脱落细胞学检查。

【常见护理诊断／问题】

1. 焦虑　与担心手术可能导致的不适和危险性有关。

2. 知识缺乏：缺乏疾病手术治疗的相关知识。

3. 情境性低自尊　与外阴、阴道疾病手术暴露或手术切除外阴有关。

【护理目标】

病人焦虑缓解，情绪稳定；了解手术治疗的相关知识并积极配合；能表述和讨论心理的担忧和顾虑，维护良好心情。

【护理措施】

与腹部手术基本相同，重点加强以下几个方面的护理：

1. 心理护理　关心、体贴病人，最大限度地保护病人隐私。进行各项术前检查、准备及各种操作时宜用屏风遮挡，尽量减少暴露部位。与病人和家属共同探讨疾病治疗的相关问题，做好家属特别是丈夫的工作，让其理解并配合治疗及护理。

2. 皮肤准备　术前 1d 行皮肤准备，范围上至耻骨联合上 10cm，下至外阴部、肛门周围、臀部及大腿内侧上 1/3。

3. 肠道准备　同可能涉及肠道的腹部手术术前准备。

4. 阴道准备　术前 3d 开始，用 0.02% 碘伏溶液或 1：5 000 高锰酸钾溶液行阴道冲洗或坐浴，每日 2 次。手术日晨阴道冲洗后用 0.5% 碘伏消毒液行阴道消毒，特别注意阴道穹隆部，消毒后用大棉签蘸干。

5. 膀胱准备　嘱病人排空膀胱，带导尿包于手术室备用。外阴阴道手术病人一般不应在术前放置导尿管。根据手术需要，术中、术后留置尿管。

6. 特殊用物准备　根据病人手术所采取的体位准备相应的物品，根据术后病人的具体需要准备灭菌的棉垫、绷带、阴道模型等。

【护理评价】

病人焦虑是否缓解，是否了解手术治疗的相关知识并积极配合，是否能表述和讨论心理的担忧和顾虑从而维护良好心情。

二、术 后 护 理

【护理评估】

同腹部手术病人。因手术部位接近尿道口、阴道口及肛门，身体状况评估时需注意观察切口有无早期感染征象。

【常见护理诊断／问题】

1. 急性疼痛　与外阴阴道手术创伤有关。

2. 有感染的危险　与手术伤口接近尿道口、阴道口及肛门有关。

3. 情境性低自尊　与术后局部护理时隐私部位暴露有关。

【护理目标】

病人疼痛缓解;未发生感染;低自尊心理状态得到纠正。

【护理措施】

1. 体位　根据手术术式选择体位。①处女膜闭锁及先天性无阴道病人,术后采取半卧位。②外阴癌根治术病人术后采取平卧位,双腿外展屈膝,膝下垫软枕,以减少腹股沟及外阴部的张力,利于伤口的愈合。③膀胱阴道瘘病人术后采取健侧卧位,减少尿液对修补瘘口处浸泡,以利愈合。④阴道前后壁修补或盆底修补术病人应以平卧位为宜,禁止半卧位,以降低外阴、阴道张力,促进伤口愈合。⑤子宫脱垂经阴道子宫切除术后避免半卧位,以免引起阴道和会阴部水肿。

2. 减轻疼痛　保持环境安静,保证病人休息,更换体位减轻伤口的张力,按医嘱及时给予止痛剂或使用自控镇痛泵等,同时注意观察用药后的止痛效果。

3. 切口护理　外阴阴道肌肉组织少、张力大,切口愈合相对缓慢,观察切口有无出血、渗液、红肿等征象的同时,还应观察局部皮肤的颜色、温度、有无皮肤或皮下组织坏死等。外阴加压包扎或阴道内留置纱条一般在术后 12～24h 内取出,注意观察阴道分泌物的量、性质、颜色及有无异味,取出时注意核对纱条数目。术后 3d 外阴局部理疗,可促进血液循环,有利于伤口的愈合。

4. 会阴护理　注意保持外阴清洁、干燥,勤更换内裤及垫单,每天行会阴擦洗 2 次,排便后清洁外阴以防止感染。

5. 保持大小便通畅　根据手术范围及病情留置尿管 2～10d,一般留置尿管 5～7d,按保留尿管病人的护理常规进行护理,特别注意尿管的通畅。为防止排便对切口的牵拉,一般从术后 3d 开始口服液体石蜡 30ml,每晚 1 次,软化大便,避免排便困难。

6. 避免增加腹压　腹压增大可能增加局部切口张力,影响切口愈合,应指导病人避免下蹲、用力大便等增加腹压的动作。

7. 健康指导　嘱病人出院后保持外阴部清洁;三个月内避免重体力劳动;避免用力排便、剧烈咳嗽等增加腹压的动作;定期随访,检查确定伤口完全愈合后方可恢复性生活。如有病情变化应及时就诊。

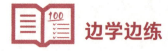 **边学边练**

实训 13　妇科手术病人的护理(案例讨论)

【护理评价】

病人疼痛是否减轻;是否发生感染;低自尊心理状态是否得到纠正。

本章重点是妇科手术病人的护理评估及护理措施,难点是护理措施。掌握的核心要点:①腹部手术需做好术前阴道、肠道准备,必要时宫颈涂甲紫。手术当日放置导尿管。全麻病人清醒前去枕平卧,头偏向一侧;硬膜外麻醉去枕平卧6～8h。术后一般手术留置尿管24～48h,广泛性子宫切除术留置10～14d;腹腔引流管留置2～3d,24h引流液不超过200ml。腹部手术备皮范围上至剑突,两侧至腋中线,下至大腿上1/3及外阴部。②外阴阴道手术备皮范围上至耻骨联合上10cm,下至外阴部、肛门周围、臀部及大腿内侧上1/3。术后留置尿管一般5～7d;阴道内留置纱条术后12～24h内取出。

(张静静)

 思考题

1. 黄女士,45岁,临床诊断子宫肌瘤,拟行经腹全子宫切除术。

(1) 应做好哪些术前准备?

(2) 如何评估黄女士术后身体状况? 应采取哪些相应护理措施?

2. 郭女士,65岁。因子宫脱垂(Ⅲ度)入院手术,实施经阴道子宫切除术。

(1) 术后应采取何种体位? 为什么?

(2) 如何为郭女士进行饮食指导及切口护理?

第十七章 | 女性生殖系统肿瘤病人的护理

17章 数字资源

学习目标

1. 具有关爱、体贴、尊重病人的基本素质,尽力为病人排忧解难,减轻病痛。
2. 掌握女性生殖系统肿瘤病人的护理评估及护理措施。
3. 熟悉女性生殖系统肿瘤病人的常见护理诊断。
4. 了解女性生殖系统肿瘤发生的相关因素及病理变化。
5. 学会对女性生殖系统肿瘤病人的评估方法,能正确实施护理措施。

第一节 子 宫 肌 瘤

 工作情景与任务

导入情景:

赵女士,44岁,自诉月经增多、经期延长1年余。此次月经来潮8d,量多,感头晕、乏力、气短,担心患恶性肿瘤而紧张不安,由丈夫陪同来院就诊。

工作任务:

1. 对赵女士进行正确的护理评估,协助完成相关检查。
2. 对赵女士进行健康指导,缓解其紧张情绪。

子宫肌瘤是女性生殖器官最常见的良性肿瘤,多见于30~50岁妇女。

【病因病理】

（一）病因

子宫肌瘤的确切病因不清,好发于生育期女性,青春期前少见,绝经后肌瘤停止生长,甚至萎缩或消失,提示肌瘤发生与女性激素有关,研究提示雌激素是肌瘤生长的主要因素,孕激素也有刺激肌瘤生长的作用。

（二）分类

子宫肌瘤由子宫平滑肌组织和纤维结缔组织组成,按肌瘤生长部位可分为宫体肌瘤(90%)和宫颈肌瘤(10%)。根据宫体肌瘤与子宫肌壁的关系,分为三种类型(图17-1)。

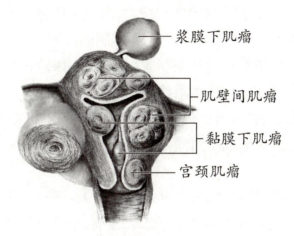

图 17-1　子宫肌瘤分类示意图

1. 肌壁间肌瘤　位于子宫肌壁间,最常见,占60%～70%。
2. 浆膜下肌瘤　突出于子宫表面,由浆膜层覆盖,占20%～30%。
3. 黏膜下肌瘤　向宫腔方向生长,突出于宫腔,表面由子宫黏膜层覆盖,占10%～15%。

子宫肌瘤常为多发性,各种类型的肌瘤可以同时发生,称为多发性子宫肌瘤。

（三）肌瘤的变性

肌瘤变性是肌瘤失去原有的典型结构。常见的变性有:玻璃样变、囊性变、红色样变、肉瘤样变及钙化。玻璃样变又称透明变性,最常见。红色样变多见于妊娠期或产褥期,为肌瘤的一种特殊类型坏死,可能与肌瘤内小血管退行性变引起血栓及溶血、血红蛋白渗入肌瘤内有关,病人可有剧烈腹痛伴恶心呕吐、发热、白细胞增高,瘤体迅速增大、压痛等临床表现,通常采用保守治疗,可缓解症状。肉瘤变即恶变,较少见,绝经后子宫肌瘤伴疼痛和出血的病人应警惕恶变。

【护理评估】

（一）健康史

注意询问病人年龄、月经史及婚育史,有无长期服用雌激素;发病情况、月经变化及治疗经过。同时注意排除妇科其他疾病所导致的子宫出血。

（二）身体状况

肌瘤小或浆膜下肌瘤病人多无明显症状，常于妇科检查或 B 超检查时发现。

1. **症状**　与肌瘤部位、大小及有无变性相关，而与肌瘤数目关系不大。

（1）经量增多及经期延长：是最常见症状。多见于黏膜下及肌壁间肌瘤，肌瘤使宫腔及内膜面积增大，影响子宫收缩或伴子宫内膜增生过长而导致月经异常。黏膜下肌瘤最易导致月经异常。长期经量增多可继发贫血。

（2）下腹部包块：肌瘤增大使子宫超过 3 个月妊娠大小时，可于下腹正中扪及质地较硬的包块，膀胱充盈时更明显。

（3）白带增多：肌壁间肌瘤使宫腔面积增大，内膜腺体分泌增多，致白带增多。黏膜下肌瘤合并坏死感染可有血性或脓血性、伴恶臭的阴道排液。

（4）压迫症状：子宫前壁肌瘤可压迫膀胱引起尿频、尿急；后壁肌瘤压迫直肠引起便秘；宫颈肌瘤压迫膀胱颈部出现排尿困难、尿潴留等。

（5）其他：下腹坠胀、腰酸背痛。肌瘤红色变性或浆膜下肌瘤发生蒂扭转时可出现急性腹痛。子宫肌瘤使宫腔变形或压迫输卵管，影响精子运行和受精卵着床，导致不孕或流产。

2. **体征**　与肌瘤大小、数目、位置及有无变性相关。较大的肌瘤可在下腹部扪及实质性不规则肿块。妇科检查：子宫增大、质硬、无压痛；浆膜下肌瘤子宫表面不规则，可触及质硬球形包块与子宫相连；黏膜下肌瘤子宫均匀增大，有时可见肌瘤突出于宫颈口或阴道内。

（三）心理–社会状况

多数病人因体检偶然发现子宫肌瘤，缺少思想准备及相关知识，表现出惊讶、怀疑，然后去多家医院重复检查；部分病人因其良性肿瘤可能会有麻痹心理，不能坚持随访观察；还有病人担心肌瘤恶变，为选择何种治疗方案而感觉无助，或因需要手术治疗而恐惧不安。

（四）辅助检查

B 超检查是临床最常用而简便的辅助检查，能区分子宫肌瘤类型及其他盆腔肿块。核磁共振可准确判断肌瘤大小、数目及部位；必要时可选择宫腔镜、腹腔镜、子宫输卵管造影等协助诊断。

（五）治疗要点

根据病人年龄、症状和生育要求，以及肌瘤的类型、大小、数目全面考虑。

1. **随访观察**　适用于肌瘤较小，无症状或近绝经期的妇女。每 3～6 个月随访一次。

2. **药物治疗**　适用于症状轻，近绝经年龄或全身情况不宜手术者。常用药物有亮丙瑞林（促性腺激素释放激素类似物）、米非司酮、雄激素及中药制剂等。

3. **手术治疗**　是目前的主要治疗方法。适应证包括：月经过多致继发贫血，药物治疗无效；严重腹痛；压迫症状明显；肌瘤造成不孕或反复流产；生长迅速疑有恶变（肉瘤变）

者。主要手术方式有肌瘤切除术、子宫切除术；手术可经腹、经阴道或经宫腔镜及腹腔镜进行。另外，不能耐受或不愿手术者可考虑选用子宫动脉栓塞术、子宫内膜切除术、高能聚焦超声等方法，有保留子宫、恢复快等优点。

【常见护理诊断／问题】

1. 应对无效　与治疗方案选择的无助感有关。

2. 焦虑　与担心肌瘤恶变或害怕手术有关。

3. 潜在并发症：贫血、感染。

【护理目标】

病人能正确看待疾病及手术等相关治疗并主动配合，情绪稳定；月经异常和贫血得到纠正，未发生感染或感染被及时控制。

【护理措施】

1. 知识宣教　建立良好护患关系，了解病人对相关知识的需求，向病人及家属讲解有关疾病知识、治疗方案及预后，增强病人信心，使其主动接受和配合检查与治疗，同时对病人所担心切除子宫后对女性性征和夫妻生活的影响给予相关医学指导。

2. 心理护理　通过介绍疾病相关知识，纠正病人的错误认识，使病人能正确认识疾病，确信子宫肌瘤属于良性肿瘤，消除其不必要的顾虑。促使病人参与治疗方案的决策及护理，增强康复信心。

3. 治疗配合

（1）纠正贫血，预防感染：注意病人月经变化，正确评估出血量；按医嘱给予止血药物；注意休息，增加营养及含铁丰富的食物，补充铁剂，必要时输血。保持外阴清洁，注意阴道分泌物情况，有异常臭味及时报告。

（2）药物治疗的护理：①促性腺激素释放激素类似物（GnRH-a），抑制垂体功能，降低雌激素水平，使肌瘤缩小。亮丙瑞林每月皮下注射1次，每次3.75mg。用药后可引起绝经综合征甚至骨质疏松，应避免长期应用。②米非司酮，每日12.5mg口服，作为术前用药或提前绝经使用，不宜长期应用。因其拮抗孕激素，子宫内膜长期受雌激素影响，增加子宫内膜病变的风险。③雄激素，对抗雌激素，每月总量不超过300mg，以免男性化。

（3）手术治疗的护理：需手术治疗者按腹部或阴道手术病人常规进行行术前准备及术后护理。

4. 健康指导

（1）做好月经知识宣教，增强自我保护意识，定期进行妇科普查。

（2）保守治疗者，若肌瘤增大或出现明显症状应手术治疗。

（3）全子宫切除术的病人术后可有少量暗红色阴道流血，术后7~8d明显，多为阴道残端肠线吸收所致；出血较多者应及时就诊。

（4）术后1个月复诊，检查伤口愈合情况。术后3个月内禁止性生活和重体力劳动。子宫肌瘤切除术的病人，术后至少避孕2年再孕。

病人是否理解并接受具体的治疗方案;情绪是否稳定,是否能正确看待疾病及手术等相关治疗;贫血是否得到纠正,感染是否发生或被控制。

第二节　子宫颈癌

 工作情景与任务

导入情景:

张女士,51 岁,G₂P₁,平素月经规律。自述半月前性生活后阴道流血,量少,没有在意。近 2d 再次出现阴道流血,量多。妇科检查见宫颈 9 点处有一菜花样肿物,直径 1cm,触之易出血。

工作任务:

1. 对张女士进行护理评估,协助完成宫颈癌的筛查。

2. 对张女士进行健康指导。

子宫颈癌(cervical cancer)是女性生殖系统最常见的恶性肿瘤。高发年龄为 50～55 岁。由于子宫颈癌筛查的普及,使子宫颈癌能够早期发现和治疗,发病率和死亡率明显下降。

【病因病理】

(一)发病相关因素

1. 人乳头瘤病毒(human papilloma virus,HPV)感染　目前已知 HPV 共有 1 600 多个型别,其中有 40 余种与生殖道感染有关,是宫颈癌的主要危险因素,接近 90% 的子宫颈鳞状上皮内病变(cervical squamous intraepithelial lesion,SIL)和 99% 以上的子宫颈癌组织发现有高危型 HPV 感染,其中约 70% 与 HPV16、18 亚型相关。

2. 性行为和分娩次数　多个性伴侣、初次性生活 <16 岁、早育、多产等。有阴茎癌、前列腺癌或其性伴侣曾患有子宫颈癌者均为高危男子,与高危男子有性接触的妇女易患宫颈癌。

3. 其他　吸烟可增加感染 HPV 效应,屏障避孕法有一定保护作用。

HPV 感染与宫颈癌

流行病学调查发现子宫颈鳞状上皮内病变和子宫颈癌的发病与高危型 HPV 持续感染密切相关。高危型 HPV 产生病毒癌蛋白,其中 E6 和 E7 分别作用于宿主细胞的抑癌基因 P53 和 Rb 使之失活或降解,继而通过一系列分子事件导致癌变。高危型 HPV 感染的检测对预防和早期发现子宫颈癌有重要意义。HPV 感染在年轻妇女非常普遍,多数为一过性感染,对年轻妇女,特别是青春期女性不推荐 HPV 检测作为初筛。根据 WHO 的推荐,30~65 岁之间的妇女均应进行 HPV 的筛查,高危人群(HPV 感染、器官移植、长期应用皮质激素)的初筛年龄应提前。HPV 疫苗可阻断 HPV 感染,降低宫颈癌的发病率。

(二)病理

子宫颈癌多发生在宫颈外口鳞－柱状上皮交接部。子宫颈癌的发生和发展是一个缓慢的过程,从子宫颈鳞状上皮内病变(SIL)发展为浸润癌需要 10~15 年。SIL 既往称为子宫颈上皮内瘤变(cervical intraepithelial neoplasia,CIN),分 3 级:CIN1 轻度异型,CIN2 中度异型,CIN3 包括重度异型和原位癌。WHO 女性生殖器官肿瘤分类(2014)建议采用与细胞分类相同的二级分类法,即低级别鳞状上皮内病变(low-grade squamous intraepithelial lesion,LSIL)(图 17-2)和高级别鳞状上皮内病变(high-grade squamous intraepithelial lesion,HSIL)(图 17-3),LSIL 相当于 CIN1,HSIL 包括 CIN3 和大部分 CIN2。大部分 LSIL 可自然消退,但 HSIL 具有恶变倾向,继续发展可突破上皮下基底膜,浸润间质,形成子宫颈浸润癌(图 17-4)。二级分类法简便实用,能更好地指导临床处理及判断预后。

子宫颈癌 75%~80% 为鳞癌,腺癌占 20%~25%。病变早期子宫颈外观正常或糜烂样改变。随病变发展表现为外生型(菜花型)、内生型(浸润型)、溃疡型和颈管型四种类型(图 17-5)。

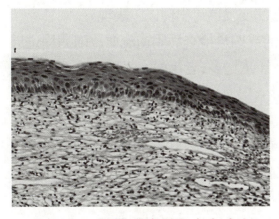

图 17-2　低级别鳞状上皮内病变

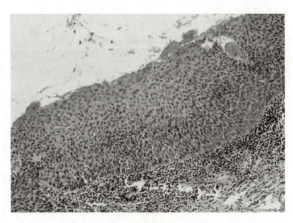

图 17-3　高级别鳞状上皮内病变

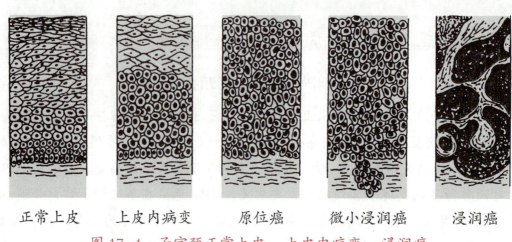

正常上皮   上皮内病变   原位癌   微小浸润癌   浸润癌

图 17-4   子宫颈正常上皮－上皮内病变－浸润癌

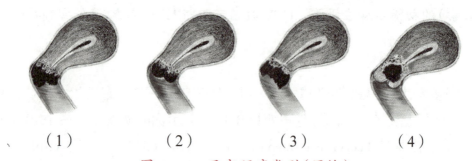

（1）   （2）   （3）   （4）

图 17-5   子宫颈癌类型（巨检）

（1）外生型;（2）内生型;（3）溃疡型;（4）颈管型。

【转移途径】

转移途径以直接蔓延和淋巴转移为主,晚期可发生血行转移。

【护理评估】

（一）健康史

注意询问与宫颈癌发病有关的高危因素,如婚育史、性生活史及与高危男子有性接触史。重视年轻女性的接触性阴道出血病史、老年病人的绝经后阴道不规则流血或异常流液情况。评估高危人群既往妇科检查、HPV 筛查及子宫颈刮片细胞学检查结果。

（二）身体状况

早期子宫颈癌病人常无明显症状和体征,随着病变发展可出现以下表现。

1. 阴道流血   早期多为接触性出血,即性生活或妇科检查后阴道流血。随病程进展可表现为不规则流血,年轻病人表现为经期延长、经量增多;老年病人表现为绝经后不规则阴道流血;晚期肿瘤侵蚀较大血管可引起致命性大出血。一般外生型癌出血较早,量多;内生型癌出血较晚。

2. 阴道排液   多为白色或血性、稀薄如水样或米泔样伴腥臭味的阴道排液。晚期癌组织坏死继发感染,可有大量脓性或米泔样恶臭白带。

3. 晚期症状   根据癌灶累及范围出现不同的继发症状,如病变累及盆壁、闭孔神经、腰骶神经,可出现腰骶部或坐骨神经痛。累及膀胱或直肠可出现尿急、尿频、便秘等。晚期病人可出现消瘦、贫血、发热、疼痛、恶病质等全身衰竭症状。

4. 妇科检查　早期子宫颈癌局部无明显病灶,宫颈光滑或糜烂样改变。随病变发展可出现外生菜花状赘生物、内生浸润型子宫颈膨大、晚期溃疡或空洞、质脆易出血等体征。宫旁组织受侵犯时,双合诊、三合诊检查可扪及子宫颈旁组织增厚、结节状、质硬或形成"冰冻骨盆"。

5. 临床分期　采用国际妇产科联盟(FIGO,2009 年)的临床分期标准(表 17-1)(图 17-6)。临床分期在治疗前进行,治疗后不再更改。

表 17-1　子宫颈癌的临床分期(FIGO,2009 年)

Ⅰ期	肿瘤局限在子宫颈(扩展至宫体将被忽略)
ⅠA	镜下浸润癌(所有肉眼可见的病灶,包括表浅浸润,均为ⅠB 期) 间质浸润深度 <5mm,宽度 ≤7mm
ⅠA1	间质浸润深度 ≤3mm,宽度 ≤7mm
ⅠA2	间质浸润深度 >3mm 且 <5mm,宽度 ≤7mm
ⅠB	肉眼可见癌灶局限于宫颈,或者镜下病灶 >ⅠA
ⅠB1	肉眼可见癌灶 ≤4cm
ⅠB2	肉眼可见癌灶 >4cm
Ⅱ期	肿瘤超越子宫,但未达骨盆壁或未达阴道下 1/3
ⅡA	肿瘤侵犯阴道上 2/3,无明显宫旁浸润
ⅡA1	肉眼可见癌灶 ≤4cm
ⅡA2	肉眼可见癌灶 >4cm
ⅡB	有明显宫旁浸润,但未达盆壁
Ⅲ期	肿瘤扩展至骨盆壁,直肠指诊肿瘤和盆壁之间无间隙。肿瘤累及阴道下 1/3,由肿瘤引起肾盂积水或肾无功能的所有病例
ⅢA	癌灶累及阴道下 1/3,但未达盆壁
ⅢB	癌灶已达盆壁,或有肾盂积水或肾无功能
Ⅳ期	肿瘤超出真骨盆或浸润膀胱和 / 或直肠黏膜
ⅣA	癌灶侵犯邻近的盆腔器官
ⅣB	远处转移

(三)心理-社会状况

早期病例多在体检时发现,确诊后病人会表现出震惊、怀疑、恐惧等复杂情绪,随着诊断治疗的深入,病人还会出现悲观厌世,因担心手术及治疗费用而产生巨大心理压力。历经否认、愤怒、妥协、忧郁、接受期等心理反应过程。

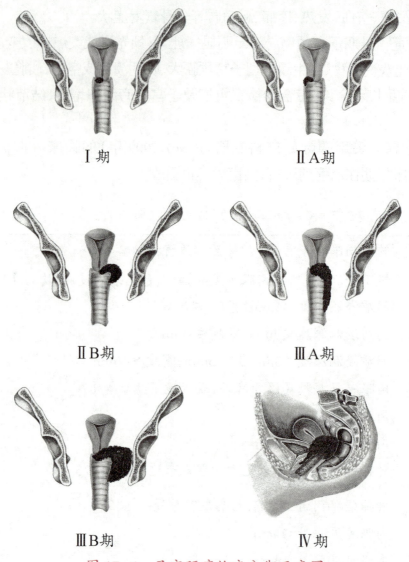

Ⅰ期　　　　　　　　　　　　ⅡA期

ⅡB期　　　　　　　　　　　　ⅢA期

ⅢB期　　　　　　　　　　　　Ⅳ期

图 17-6　子宫颈癌临床分期示意图

（四）辅助检查

1. 子宫颈细胞学检查　是鳞状上皮内病变（SIL）及早期子宫颈癌筛查的基本方法，筛查应在性生活史 3 年后开始，并定期复查。子宫颈细胞学检查的报告形式有巴氏 5 级分类法和 TBS 分类系统，目前国内主要采用 TBS 分类系统。TBS 分类中上皮细胞异常时均应重复刮片并行宫颈活组织检查。

 知识链接

TBS 分类系统

TBS 分类系统是采用液基细胞检测系统，检测宫颈细胞并进行细胞学分类诊断，对宫颈癌细胞检出率 100%，还能发现癌前病变及微生物（如滴虫、病毒）感染等，是目前最先进的筛查宫颈癌细胞学检查技术。报告方式包括标本满意度评估和对细胞形态特征的描述性诊断,后者包括未见上皮内病变细胞和恶性细胞以及上皮细胞异常两种情况,上皮细胞异常又分为不典型鳞状细胞、LSIL、HSIL 及鳞状细胞癌。它弥补了传统巴氏分类的不足,实现细胞病理学术语与组织病理学术语的基本统一,而且通过计算机辅助阅片发放图文报告,能够较好地结合细胞学、组织学与临床处理方案,提供丰富、详细的诊断信息。

2. HPV 检测　敏感性较高,特异性较低。可与细胞学检查联合用于 25 岁以上女性的子宫颈癌筛查。

3. 阴道镜检查　子宫颈细胞学筛查有异常者,阴道镜检查有助于发现病变,并在可疑病变部位进行活组织检查,以提高诊断正确率。

4. 子宫颈活组织检查　是确诊子宫颈癌的可靠方法。任何肉眼可疑病灶或阴道镜诊断为高级别病变者,均应行单点或多点活检。

(五)治疗要点

1. LSIL　约 60% 自然消退,可随访观察。若病变发展或持续存在 2 年,应根据病情采用冷冻、激光治疗或子宫颈锥切术。

2. HSIL　可发展为浸润癌,需要治疗。根据病情采用子宫颈锥切术、消融治疗或全子宫切除术。

3. 宫颈癌　采用手术和放疗为主、化疗为辅的综合治疗。手术治疗适用于 ⅠA～ⅡA 的早期子宫颈癌病人;根据临床分期不同,可选择全子宫切除术、广泛性子宫切除术及盆腔淋巴结清扫术。45 岁以下的鳞癌病人可考虑保留卵巢。放射治疗适用于各期病人,尤其是不能耐受手术或晚期病人。化疗主要用于晚期、复发转移的病人和根治性同期放化疗。靶向治疗常与化疗联合应用。免疫治疗也已在临床试用中。

【常见护理诊断 / 问题】

1. 恐惧　与患癌瘤及害怕手术、死亡等有关。

2. 排尿障碍　与宫颈癌根治术影响膀胱功能及宫颈癌晚期转移有关。

【护理目标】

病人情绪稳定,能正确认识疾病,积极配合治疗;术后正常排尿功能恢复。

【护理措施】

1. 心理护理　关心、陪伴病人,鼓励其宣泄内心感受,认真倾听病人的诉说;换位思考,尊重、理解病人,用合适的方式与病人沟通,缓解其心理压力,消除恐惧感。向病人及家属介绍有关宫颈癌的各种诊疗方法,以及病人需要配合的内容;介绍可能出现的不适和有效的应对措施,缓解病人恐惧,增强信心,积极配合检查和治疗。

2. 治疗配合

(1)手术前护理:测生命体征,注意阴道流血、阴道排液及全身情况。手术前 3d 遵医嘱行阴道冲洗并消毒宫颈及阴道(注意防止损伤宫颈脆性癌组织,以免引起大出血)。手术前日晚做清洁灌肠,其余准备同一般腹部手术。

（2）手术后护理：宫颈癌根治手术涉及范围广，病人术后反应较大。术后每 15～30min 观察并记录 1 次病人的生命体征及出入液量，平稳后改为 4h 观察并记录 1 次。要特别注意保持导尿管、盆腔引流管的通畅，认真观察尿液、引流液的量及性状。盆腔引流管通常于术后 48～72h 取出，导尿管于术后 7～14d 拔除。拔除导尿管前 3d 开始夹管，每 2h 开放 1 次，定时间断放尿以训练膀胱功能，督促病人于拔管后 1～2h 排尿一次，如不能自行排尿应及时处理。还要注意手术后病人阴道残端有无流血情况。

（3）放射治疗或化疗的护理：遵医嘱按照相应护理措施执行。

3. 症状护理　观察晚期病人疼痛的部位、程度及性质，向病人及家属解释疼痛原因，协助病人选择舒适体位；介绍缓解疼痛的方法，如深呼吸或看书、聊天、做手工等转移注意力；鼓励家属关心体贴病人；术后腹部切口疼痛重或晚期癌肿转移引起的疼痛，遵医嘱使用镇痛药。

4. 健康指导

（1）普及防癌知识：向育龄妇女宣教宫颈癌发病的高危因素，及时诊治 SIL。宣传定期防癌普查的重要性，婚后或有性生活妇女均应常规接受宫颈细胞学检查，一般妇女每 1～2 年复查一次，高危人群每半年一次，有条件时可行高危型 HPV 检测。有接触性出血者及时就诊，警惕宫颈癌的发生。HPV 疫苗接种通过阻断 HPV 感染起到一定的预防作用。子宫颈癌有较长癌前病变阶段，早发现、早诊断、早治疗是提高病人 5 年存活率的关键。

（2）术后随访：宫颈癌手术出院后 1 个月首次随访，治疗后 2 年内每 3～6 个月复查 1 次；3～5 年内每 6 个月复查 1 次。第 6 年开始，每年复查 1 次。如有不适随时就诊。

【护理评价】

病人恐惧心理是否解除，是否能主动接受和配合治疗；术后是否能够正常排尿。

第三节　子宫内膜癌

子宫内膜癌（endometrial carcinoma）是发生于子宫内膜的一组上皮性恶性肿瘤，占女性生殖系统恶性肿瘤的 20%～30%，占女性全身恶性肿瘤 7%，是女性生殖系统常见三大恶性肿瘤之一。平均发病年龄为 60 岁。近年发病率有上升趋势。

【病因病理】

1. 病因　确切病因仍不清楚。目前认为有以下两种发病类型：

（1）雌激素依赖型（Ⅰ型）：可能与雌激素长期刺激，缺乏孕激素拮抗相关。病人较年轻，常伴有肥胖、高血压、糖尿病、不孕或绝经延迟，肿瘤恶性度低，预后较好。

（2）非雌激素依赖型（Ⅱ型）：较少见，发病与雌激素无明确关系，恶性程度高，老年妇女多见，预后不良。

2. 病理　病理类型以腺癌为主。大体分为局灶型和弥散型。局灶型多局限于子宫底或子宫角，癌灶小，呈息肉状或菜花状，易浸润肌层；弥散型广泛累及内膜并突向宫腔，常伴有出血、坏死,也可侵入深肌层或宫颈,若阻塞宫颈管可引起宫腔积脓。晚期癌灶可侵犯肌壁全层并扩散至宫颈管。

【转移途径】

多数子宫内膜癌生长缓慢、转移较晚、预后尚好,转移途径同子宫颈癌。

【护理评估】

（一）健康史

询问月经史、生育史、绝经年龄及既往健康状况,了解病人有无发病的高危因素存在(如肥胖、高血压、糖尿病、不孕、不育、绝经延迟、长期服用雌激素替代治疗等病史),了解有无肿瘤家族史。

（二）身体状况

1. 症状　约90%病人出现阴道流血或排液症状。

（1）阴道流血:最常见症状,多表现为绝经后不规则阴道流血,量一般不多;尚未绝经者表现为月经增多、经期延长或月经紊乱。

（2）阴道异常排液:呈血性或浆液性,合并感染出现脓血性排液,恶臭。

（3）下腹疼痛及其他:癌肿浸润周围组织或压迫神经时,表现为腰骶部和下腹部疼痛;晚期病人有贫血、消瘦、恶病质等相应症状。

2. 体征　早期无明显异常。随病情发展,子宫增大、质地变软,绝经后子宫不萎缩。

（三）心理－社会状况

当病人出现症状需要接受各项检查时,充满恐惧和焦虑。当得知自己患癌时出现恐惧、绝望及担心影响家庭等复杂心理反应。

（四）辅助检查

1. 分段诊断性刮宫　是确诊子宫内膜癌的主要方法。

2. 细胞学检查　采用特制的宫腔吸管或宫腔刷放入宫腔,吸取分泌物做细胞学检查是筛查子宫内膜癌的方法。

3. 其他检查　宫腔镜检查可直接观察有无病灶存在并直视下取活组织检查;B超检查可了解子宫大小形状、宫腔内有无赘生物、子宫内膜的厚度、肌层有无浸润等。

（五）治疗要点

早期以手术治疗为主,晚期采用手术、放疗、药物等综合治疗。

1. 手术治疗　为首选治疗方法。根据病情选择全子宫切除及双侧附件切除术或广泛性子宫切除术和盆腔淋巴结清扫术。

2. 放疗或手术加放疗　手术前后或不能手术者,可采用放疗。

3. 化疗　是晚期或复发子宫内膜癌的综合治疗措施之一,也可用于术后有复发高危因素患者的治疗,减少盆腔外的远处转移。

4. 孕激素治疗　主要用于要求保留生育功能的早期子宫内膜癌病人,也可作为晚期或复发子宫内膜癌病人的综合治疗方法之一。

【常见护理诊断 / 问题】

1. 焦虑　与住院,需接受的诊疗方案有关。

2. 知识缺乏:缺乏术前常规、术后锻炼及活动方面的知识。

【护理措施】

1. 一般护理　指导病人合理饮食,必要时遵医嘱静脉补充营养,对症支持疗法,改善体质;加强会阴护理,防治感染,提高机体抵抗力。

2. 心理护理　根据老年病人特殊的心理特点,鼓励家属多与病人沟通交流,给予亲情支持;鼓励病人说出对疾病治疗的疑虑,并耐心解答所提出的问题。向病人及家属介绍子宫内膜癌的发病特点,使病人了解子宫内膜癌发展缓慢,如积极治疗,预后较好;消除病人恐惧、焦虑,能积极接受各项必要的检查。

3. 治疗配合　手术治疗者按照腹部手术病人的护理常规进行护理;放射治疗或化疗按相应护理措施执行;孕激素治疗以高效、大剂量、长期应用为宜,至少应用 12 周以上方可评定疗效,各种人工合成的孕激素制剂如甲羟孕酮、己酸孕酮等均可应用,应指导病人正确服药,注意评价疗效和药物副作用。

4. 健康指导

(1)普及防癌知识,重视绝经过渡期月经紊乱及绝经后不规则阴道流血,必要时诊断性刮宫以排除子宫内膜癌,并及时治疗。

(2)需激素替代治疗者,在医生指导下正确使用雌激素,加强用药期间的监测和随访。

(3)强调定期复查的重要性,75%～95% 的复发在术后 2～3 年内,故一般术后 2～3 年,每 3 个月随访 1 次;3 年后,每 6 个月复查 1 次,5 年后,每年复查 1 次。如有异常及时就诊检查。

第四节　卵巢肿瘤

卵巢肿瘤是女性生殖器官常见肿瘤,可发生在任何年龄。卵巢位于盆腔深部,不易扪及,且肿瘤早期无明显症状,恶性肿瘤发现时多属晚期,缺乏有效治疗手段,死亡率居妇科恶性肿瘤之首。幼女和老年妇女的卵巢肿瘤尤应注意恶性可能。

【病因病理】

(一)病因

病因不明,可能与遗传、高胆固醇饮食及内分泌因素有关。

(二)病理

1. 卵巢肿瘤组织学分类及特征　卵巢肿瘤组织成分复杂,是全身各脏器原发肿瘤类型最多的器官。常见卵巢肿瘤组织来源与特征如下(表 17-2):

表 17-2　卵巢肿瘤组织学分类及特征

组织学分类	发病特点	常见病理类型	性质及特征
上皮性肿瘤	最常见,占原发性卵巢肿瘤50%～70%,中老年多见	浆液性肿瘤	分良性、交界性和恶性
		黏液性肿瘤	分良性、交界性和恶性,可形成巨大囊肿
		子宫内膜样肿瘤	恶性较多见
生殖细胞肿瘤	好发于儿童及青少年	成熟畸胎瘤(又称皮样囊肿)	良性
		未成熟畸胎瘤	恶性
		无性细胞瘤	中度恶性,对放疗敏感
		卵黄囊瘤(又称内胚窦瘤)	恶性,血清 AFP 增高
卵巢性索间质肿瘤	占卵巢肿瘤的 5%～8%	卵泡膜细胞瘤	多为良性
		颗粒细胞瘤	低度恶性,常有内分泌功能,又称功能性肿瘤
转移性肿瘤	占卵巢肿瘤的 5%～10%	库肯勃瘤	常见原发部位胃和结肠

2. 常见卵巢肿瘤及特点

(1)浆液性囊腺瘤:多为单侧,球形,大小不等,表面光滑,囊壁薄,囊腔内充满淡黄色清亮液体。恶变率为 35%～50%,形成浆液性囊腺癌,为最常见的卵巢恶性肿瘤,占卵巢恶性肿瘤的 40%～50%。

(2)黏液性囊腺瘤:多为单侧,圆形或卵圆形,体积较大,表面光滑,灰白色,多房,囊腔内液体呈胶冻样,若肿瘤破裂,可形成黏液性腹膜瘤。恶变后称黏液性囊腺癌,约占卵巢恶性肿瘤的 10%。

(3)成熟畸胎瘤:又称皮样囊肿,为良性肿瘤。含有分化成熟的人体三胚层组织,如油脂、毛发,有时可见牙齿和骨骼。易发生卵巢肿瘤蒂扭转。未成熟畸胎瘤为恶性肿瘤,呈囊实性。

(4)其他类型:无性细胞瘤属恶性肿瘤,主要发生于青春期和生育期妇女,对放疗敏感。内胚窦瘤为高度恶性肿瘤,多见于儿童及青少年,瘤细胞可产生甲胎蛋白。颗粒细胞瘤属低度恶性肿瘤,卵泡膜细胞瘤为良性肿瘤,二者均能产生雌激素,故有雌激素增高表现,又称为功能性肿瘤。

【转移途径】

直接蔓延、腹腔种植、淋巴转移为卵巢恶性肿瘤的主要转移途径,血行转移较少见。其特点是盆腹腔内广泛转移灶。

卵巢瘤样病变

卵巢瘤样病变是卵巢增大的常见原因,滤泡囊肿和黄体囊肿是育龄期妇女最常见的卵巢瘤样病变,多单侧,壁薄,直径 <5cm。观察或口服避孕药 2~3 个月,可自行消失。若持续存在或增大,则卵巢肿瘤的可能性较大,应及时处理。

【护理评估】

(一)健康史

早期病人多无特殊症状,通常于妇科普查中发现盆腔肿块而就医。注意收集与发病有关的高危因素(如女性初潮年龄较早、绝经年龄较晚、不孕少育等)存在,结合病人年龄、病程及包块特点对良恶性作出初步判断。

(二)身体状况

1. 症状　早期一般无明显症状,随肿瘤增大,可出现下腹部不适、腹胀、消化不良、腹痛、不规则阴道流血等表现,甚至出现压迫症状如尿频、便秘、气急、心悸等。恶性肿瘤病人晚期出现腹水、疼痛、恶病质等征象。

2. 体征　可发现子宫旁囊性或实性包块,表面光滑或高低不平,活动或固定不动。

3. 卵巢良、恶性肿瘤鉴别　见表 17-3。

表 17-3　卵巢良性肿瘤与恶性肿瘤的鉴别

项目	良性肿瘤	恶性肿瘤
病史	病程长,逐渐增大	病程短、迅速增大
年龄	生育期多见	幼女、青春期或绝经后妇女多见
全身状况	良好,多无不适	晚期有腹胀、腹痛、腹水、消瘦、发热、呈现恶病质
体征	多为单侧,活动,囊性,表面光滑,无腹腔积液	多为双侧,固定,实性或囊实性,表面不规则,常伴腹腔积液,多为血性,可查到癌细胞
B 超	为液性暗区,可有间隔光带,边缘清晰	液性暗区内有杂乱光团、光点,或囊实性,肿块边界不清

4. 卵巢肿瘤并发症

(1)蒂扭转:最常见,也是常见的妇科急腹症。多见于瘤蒂较长,中等大小,活动度大,重心偏于一侧的肿瘤(如畸胎瘤)。瘤蒂由骨盆漏斗韧带、卵巢固有韧带和输卵管组成,体位突然改变、妊娠期或产褥期子宫大小及位置发生改变时易发生。典型症状是突然发生下腹一侧剧烈疼痛,伴恶心、呕吐甚至休克。妇科检查宫旁扪及肿块,张力较高,压痛以瘤蒂部最明显并伴有肌紧张(图 17-7)。

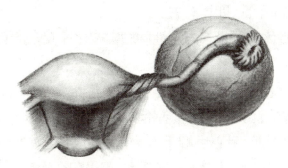

图 17-7　卵巢肿瘤蒂扭转

（2）破裂:包括自发性和外伤性破裂两种,因肿瘤浸润性生长、盆腔检查、挤压或穿刺所致,表现为程度不同的腹痛及腹膜刺激症状,有时可导致内出血、腹膜炎或休克。

（3）感染:较少见,多继发于蒂扭转或破裂后,或邻近器官感染蔓延所致。表现为发热、腹痛、肿块、腹部压痛、反跳痛、肌紧张及白细胞升高等腹膜炎征象。发生感染者应先用抗生素抗感染后手术切除肿瘤。

（4）恶变:肿瘤短时间内迅速增大尤其双侧性,或出现血性腹水,应疑恶变可能。

（三）心理 – 社会状况

肿瘤性质确定之前,病人及家属多处于焦虑、恐惧状态,渴望尽早得到确诊结果。一旦确诊恶性肿瘤,甚至面临死亡威胁,病人极度恐惧,急需医护人员的关爱和帮助。

（四）辅助检查

1. 影像学检查　B 超检查是诊断卵巢肿瘤的主要手段,有助于确定肿瘤的部位、大小、形态及性质。磁共振、CT 和（或）PET-CT 检查,有助于判断肿块性质及其与周围器官的关系和转移情况。

2. 肿瘤标志物　80% 卵巢上皮癌病人血清 CA125 升高,90% 以上病人 CA125 水平与病情缓解或恶化有关。血清 AFP 升高对卵黄囊瘤有特异性诊断价值。hCG 对原发性卵巢绒毛膜癌有特异性。

3. 腹腔镜检查　可直接观察肿块并进行活检或抽取腹腔积液进行细胞学检查。

（五）治疗要点

首选手术治疗。术中应做冰冻切片组织学检查,鉴别肿瘤性质,以确定手术范围。

1. 良性肿瘤　确诊后尽早手术,可行卵巢肿瘤剥除术或卵巢切除术。较小的卵巢良性肿瘤常采用腹腔镜手术。并发蒂扭转和破裂者,应急诊手术。

2. 交界性肿瘤　主要采用手术治疗。年轻希望保留生育功能的早期病人,可以保留正常子宫和对侧卵巢。

3. 恶性肿瘤　以手术治疗为主,辅以化疗、放疗等综合治疗方案。

【常见护理诊断/问题】

1. 焦虑/恐惧　与发现盆腔包块,担心患恶性肿瘤有关。

2. 体像紊乱　与切除子宫、卵巢有关。

3. 营养失调:低于机体需要量　与恶性肿瘤实施化疗及全身衰竭有关。

【护理措施】

1. 一般护理　提供良好的休养环境,合理补充营养,鼓励多进食高蛋白、富含维生素A的饮食,避免高胆固醇饮食。不能进食者静脉补充营养,辅以全身支持疗法。

2. 心理护理　加强沟通,耐心讲解手术治疗的必要性,使病人及家属能够积极配合检查及治疗。做好心理疏导,鼓励病人正视现实,积极配合治疗。

3. 病情观察　观察病人生命体征,有无阴道流血或感染,注意有无腹痛和腹胀,腹痛的程度、部位,有无诱因及伴随症状,发现异常,及时报告医生。

4. 治疗配合

（1）向病人及家属介绍相应检查、治疗方法和注意事项,指导病人做好各项检查准备,协助完成各项诊断性检查。

（2）手术治疗的护理:告知病人和家属术中需与病理科联系快速切片组织学检查,如确诊肿瘤恶性,需扩大手术范围。按腹部手术护理常规做好术前准备和术后护理;术后加强腹腔引流管和尿管的护理。

（3）化疗、放疗的护理:按化疗、放疗常规护理,鼓励病人协助完成治疗计划,以提高疗效,防止复发。需做腹腔穿刺或腹腔化疗者,应备好穿刺用物,协助医师操作,严密观察,一次放腹水 3 000ml 左右,放腹水的速度宜缓慢,术后用腹带包扎腹部。

5. 妊娠合并卵巢肿瘤病人的护理　妊娠合并卵巢肿瘤的病人比较常见,其危害性较非孕期大,恶性肿瘤者很少妊娠。①良性肿瘤:早孕者可等待12周后手术,以免引起流产;妊娠晚期发现肿瘤者可等待至妊娠足月行剖宫产术,同时切除卵巢肿瘤。②恶性肿瘤:诊断或考虑为恶性肿瘤者,应及早手术并终止妊娠,其处理和护理原则同非孕期。

 边学边练

实训 14　**女性生殖系统肿瘤病人的护理（案例讨论）**

6. 健康指导

（1）加强预防保健:认识卵巢癌的高危因素,提倡多摄入高蛋白、富含维生素的食物,减少高胆固醇饮食;高危妇女口服避孕药有利于预防卵巢癌的发生。对乳腺癌、胃肠道恶性肿瘤的病人,术后随访定期妇科检查,以确定有无卵巢转移癌。

（2）开展普查普治:30 岁以上妇女每年行妇科检查一次,高危人群每半年接受一次体检。

（3）卵巢实性肿瘤或囊性肿瘤直径 >5cm 者，应及时手术治疗。盆腔肿块诊断不清，宜及早行腹腔镜检查或剖腹探查。

7. 随访

（1）卵巢瘤样病变直径 <5cm 者，应定期（3～6 个月）接受复查并记录。

（2）术后随访：良性肿瘤者，术后 1 个月常规复查。卵巢癌易复发，应长期随访和监测。术后 1 年内每月 1 次；术后第 2 年每 3 个月 1 次；术后 3～5 年视病情每 4～6 个月 1 次；5 年以上者每年 1 次。随访内容包括临床症状与体征、全身及盆腔检查、B 超检查等，必要时作 CT 或 MRI 检查；根据病情需要测定血清 CA125、AFP、hCG 等肿瘤标志物。

> **章末小结**
>
> 本章重点为女性生殖器官肿瘤病人的护理评估和护理措施，难点为病因病理。核心要点：①子宫肌瘤主要症状是经量增多、经期延长，B 超检查可确诊，肌瘤切除术者 2 年后再孕。②子宫颈癌好发部位是宫颈鳞状上皮与柱状上皮交界处；早期症状是接触性出血；普查方法为宫颈细胞学检查；确诊方法宫颈活检；术后保留尿管 7～14d。③子宫内膜癌主要症状为阴道流血，绝经后多见；分段诊断性刮宫可确诊。④卵巢肿瘤种类最多，恶性肿瘤不易早期发现，死亡率高；并发症以蒂扭转最常见。⑤结合所学知识，能对女性生殖器官肿瘤病人进行护理评估，对手术和化疗病人能正确实施护理措施。

（牛会巧）

思考题

1. 刘女士，40 岁，近 2 年来月经量增多，无腹痛。妇科普查时发现子宫增大如 2 个妊娠月大小，质硬、不规则。拟诊子宫肌瘤。

（1）刘女士子宫肌瘤类型可能是哪一种？首选辅助检查是什么？

（2）如何对子宫肌瘤病人进行护理评估？

2. 孙女士，56 岁。绝经 8 年后出现阴道不规则流血。妇科检查：子宫颈光滑，阴道黏膜萎缩，子宫体稍大，初步考虑子宫内膜癌。

（1）对孙女士从哪些方面进行护理评估？

（2）确诊需要做何种检查？

3. 张女士，32 岁，已婚，月经正常。妇科检查：子宫大小正常，右侧附件触及一拳头大小、表面光滑、活动性好的囊性包块。

（1）张女士可能的疾病是什么？首选的辅助检查是什么？

（2）列表比较良、恶性卵巢肿瘤的特点。

4. 白女士,52岁,宫颈浸润性鳞状细胞癌ⅡA期。在全麻下行腹腔镜广泛全子宫切除 + 双附件切除 + 盆腔淋巴结清扫术,术中置腹腔引流管左右各一根,留置尿管。

（1）白女士术后的主要护理问题是什么?

（2）子宫颈癌术后护理要点有哪些?

第十八章 女性生殖内分泌疾病病人的护理

18章 数字资源

第一节 异常子宫出血

 工作情景与任务

导入情景:

李同学,18 岁。13 岁月经初潮,最近半年因学习压力大而出现月经不规律,周期 2~3 个月,经期 7~20d 不等,经量时多时少,无腹痛。本次月经来潮至今半月尚未干净,近 2d 阴道流血突然增多,伴头晕、乏力。病人十分紧张,前来医院就诊。

工作任务:

1. 对李同学进行护理评估,分析主要护理问题。
2. 对李同学进行健康指导,提供心理支持。

正常子宫出血即月经,周期为 21~35d,经期 2~8d,月经量 20~60ml。异常子宫出血 (abnormal uterine bleeding,AUB)是妇科常见症状和体征,指与正常月经的周期频率、规律性、经期长度、经期出血量中的任何 1 项不符、源自子宫腔的异常出血。引起 AUB 的病因很多,可由全身或生殖器官器质性病变所致,如血液系统疾病、黏膜下子宫肌瘤等,也可由生殖内分泌轴功能紊乱引起,后者既往称为功能失调性子宫出血(dysfunctional uterine bleeding,DUB),简称功血。本节主要介绍由生殖内分泌功能紊乱引起的排卵障碍性异常子宫出血,包括无排卵性和排卵性异常子宫出血。

知识拓展

异常子宫出血(AUB)的病因及分类

AUB 病因分为两大类 9 个类型,具体为:子宫内膜息肉、子宫腺肌病、子宫平滑肌瘤、子宫内膜恶变和不典型增生、全身凝血相关疾病、排卵障碍、子宫内膜局部异常、医源性及未分类的 AUB。其中前 4 个类型为一大类,该类引起的异常子宫出血存在结构性改变,可采用影像技术和 / 或病理学方法明确诊断;后 5 个类型为一大类,该类引起的异常子宫出血无子宫结构性改变。

【病因及发病机制】

1. 无排卵性异常子宫出血　多发生于青春期、绝经过渡期。①青春期:下丘脑－垂体－卵巢轴激素间的反馈调节功能尚未成熟,大脑中枢对雌激素正反馈作用存在缺陷,促卵泡激素(FSH)呈持续低水平,无排卵性黄体生成素(LH)陡直高峰形成而不能排卵。②绝经过渡期:因卵巢功能下降,卵巢内剩余卵泡对促性腺激素反应性低下,卵泡发育受阻而不能排卵。生育期有时因应激等因素干扰,也可无排卵。子宫内膜受单一雌激素持续作用而无孕激素对抗,发生不同程度的增生性变化,引起雌激素突破性出血或撤退性出血。

2. 排卵性异常子宫出血　较少见,多发生在生育期妇女。卵巢有排卵但黄体功能异常或者子宫内膜局部异常。①黄体功能不足:由于黄体过早衰退或孕激素分泌不足,导致黄体期缩短和子宫内膜分泌反应不良,表现为月经周期缩短。②子宫内膜不规则脱落:黄体发育良好,但萎缩过程延长,导致子宫内膜不能如期完整脱落,表现为月经期延长。③子宫内膜局部异常所致异常子宫出血:可能与子宫内膜局部凝血纤溶调节机制异常、子宫内膜修复异常有关,如子宫内膜炎症、感染、炎性反应及子宫内膜血管生成异常等。

【病理】

1. 无排卵性异常子宫出血　卵巢无排卵,子宫内膜受雌激素持续作用而无孕激素拮抗,出现不同程度的增生性改变。①增殖期子宫内膜:同正常月经周期中的增殖期内膜,只是在月经周期后半期,仍表现为增殖期形态。②子宫内膜增生:分为不伴有不典型的增生和不典型增生,前者发生子宫内膜癌的风险极低,而不典型增生发生子宫内膜癌的风险较高,属于癌前病变。③萎缩型子宫内膜:子宫内膜菲薄,较少见。

2. 排卵性异常子宫出血　①黄体功能不足:因孕激素分泌不足,导致子宫内膜分泌反应不良。②子宫内膜不规则脱落:因黄体萎缩过程延长,导致子宫内膜不能如期完整脱落。月经期第 5～6d 病理表现为混合型子宫内膜,即残留的分泌期内膜与新增生的内膜混合共存。

【护理评估】

(一)健康史

询问病人年龄、月经史、婚育史、有无停经史及避孕措施;了解既往有无肝病、代谢性疾病、血液病等器质性疾病;了解疾病经过和诊治经过;了解发病前有无诱因(过度劳累、精神紧张、情绪波动等)。

(二)身体状况

1. 无排卵性异常子宫出血　最常见的症状是月经周期紊乱、经期长短不一、经量多少不定,失去正常周期和出血自限性。出血期一般无腹痛或其他不适,出血量少者仅为点滴出血,出血量多者常伴贫血甚至休克,出血表现与雌激素水平、下降速度及其对子宫内膜作用时间及内膜厚度有关。

2. 排卵性异常子宫出血　①黄体功能不足:表现为月经周期缩短,月经频发(周期 <21d),可能导致不孕或妊娠早期流产。②子宫内膜不规则脱落:月经周期正常,但经期延长,长达 9～10d,且出血量多。③子宫内膜局部异常所致异常子宫出血:月经周期规则,经期正常,但出血量 >80ml。

(三)心理-社会状况

青春期病人常因学习时间紧张而不及时诊治,生育期病人担心影响生育而有心理压力,绝经过渡期病人因病程长或止血效果不佳,从而产生恐惧或焦虑感。

(四)辅助检查

1. 超声检查　了解子宫内膜厚度,排除宫腔占位性病变及其他生殖道器质性病变。

2. 诊断性刮宫　其目的是止血和明确子宫内膜病理诊断。适于年龄 >35 岁、药物治疗无效或存在子宫内膜癌高危因素的异常子宫出血病人。不规则阴道流血或大量出血时,可随时刮宫。为确定有无排卵或了解黄体功能,应于经前期或月经来潮 6h 内刮宫,无排卵性异常子宫出血子宫内膜呈增生性改变,黄体功能不足显示子宫内膜分泌不良。子宫内膜不规则脱落于月经第 5～6d 刮宫,常表现为混合型子宫内膜。

3. 宫腔镜检查　直接观察子宫内膜,可在直视下选择病变区进行活检,较盲取内膜的诊断价值高。

4. 基础体温测定(BBT)　无排卵性异常子宫出血者 BBT 呈单相型(图 18-1);黄体功能不足者 BBT 呈双相型,但高温相 <11d(图 18-2);子宫内膜不规则脱落者 BBT 呈双相型,高温相下降缓慢(图 18-3)。

5. 激素测定　经前测定血清孕酮,若为卵泡期水平为无排卵。为排除其他内分泌疾病,可测定血催乳激素水平和甲状腺功能。

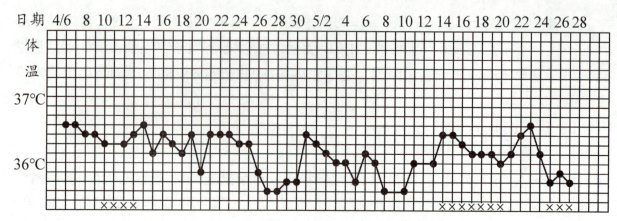

图 18-1 基础体温单相型（无排卵异常子宫出血）

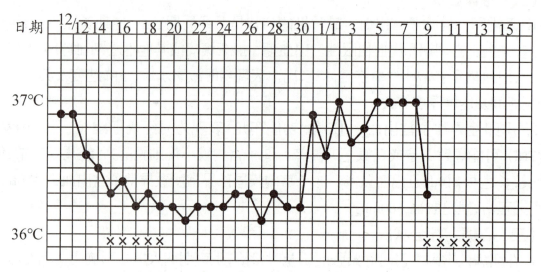

图 18-2 基础体温双相型（黄体功能不足）

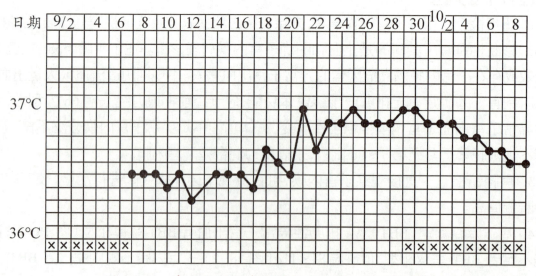

图 18-3 基础体温双相型（子宫内膜不规则脱落）

6. 尿妊娠试验或血 hCG 有性生活史者,应除外妊娠相关疾病。

7. 血常规及凝血功能检查　排除凝血和出血功能障碍性疾病。

（五）治疗要点

1. 无排卵性异常子宫出血　青春期以止血、调整月经周期为主；生育期以止血、调整月经周期和促排卵为主；绝经过渡期以止血、调整月经周期、减少经量、防止子宫内膜癌变为主。

（1）止血：大出血病人，要求在性激素治疗 8h 内见效，24～48h 内出血基本停止，若超过 96h 仍不止血，应考虑有器质性病变存在的可能。

1）性激素：止血的首选药物。①雌、孕激素联合用药：止血效果优于单一药物。大量出血时，病情稳定的病人可采用第三代短效口服避孕药，如去氧孕烯炔雌醇片，每次 1～2 片，每 6～8h1 次，血止后每 3d 逐渐减 1/3 量至每日 1 片，维持至血止后的第 21d 停药。②雌激素：大剂量雌激素促使子宫内膜迅速生长，短期内修复创面而止血，也称"子宫内膜修复法"，主要用于急性大量出血的青春期病人。常用的有戊酸雌二醇、结合雌激素等，血止后每 3d 递减 1/3 量，直至维持量。所有雌激素疗法在血红蛋白增加至 80～90g/L 以后，必须加用孕激素撤退。③孕激素：使雌激素作用下持续增生的子宫内膜转化为分泌期，停药后内膜彻底脱落，即"药物性刮宫"，适于体内有一定雌激素水平、血红蛋白 >80g/L 的病人。常用炔诺酮、甲羟孕酮及地屈孕酮等，用药原则同雌激素。

2）刮宫术：适于绝经过渡期和病程长的生育期女性。刮宫可迅速止血及了解子宫内膜病理，除外恶性病变。

3）辅助治疗：①一般止血药，如酚磺乙胺（止血敏）、维生素 K_1 等。②雄激素，如丙酸睾酮，通过对抗雌激素，减轻盆腔充血而减少子宫出血。③矫正凝血功能及贫血，出血严重者可补充凝血因子，必要时输血；对中重度贫血病人给予铁剂和叶酸治疗，必要时输血。④预防或控制感染，对出血时间长或合并感染者，及时应用抗生素。

（2）调整月经周期

1）雌、孕激素序贯法：应用性激素止血后，必须调整月经周期，即人工周期疗法。模拟自然月经周期中卵巢的内分泌变化，序贯应用雌、孕激素，使子宫内膜发生相应变化，引起周期性脱落。适用于青春期或生育期内源性雌激素水平较低者。自月经来潮第 5d 起服用结合雌激素 1.25mg 或戊酸雌二醇 2mg，每晚 1 次，连服 21d。于服药第 11d 起加用醋酸甲羟孕酮 10mg，每日 1 次，连用 10～14d，连续 3 个周期为一疗程（图 18-4）。若未建立正常月经，应重复上述的序贯疗法。

2）口服避孕药：适用于有长期避孕需求、生育期、无避孕药禁忌（血栓性疾病、心脑血管疾病及 40 岁以上吸烟的女性）的病人。自撤药出血第 5d 起，每日 1 片，连服 21 日。停药 1 周后再服用下一个周期的药，连续 3 个周期为一个疗程。病情反复者酌情延至 6 个周期。

3）孕激素法：适于青春期、绝经过渡期或病理检查为增生期内膜的病人。在撤药性出血的第 16～25d 口服孕激素，如地屈孕酮、醋酸甲羟孕酮等，或肌内注射黄体酮，酌情应用 3～6 个周期。

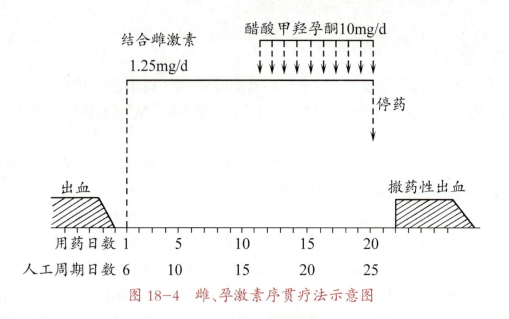

图18-4 雌、孕激素序贯疗法示意图

（3）促排卵：用于生育期、有生育需求者，尤其是不孕病人。常用氯米芬、人绒毛膜促性腺激素等，于月经第5d开始每日口服氯米芬50mg，共5d，促进卵泡发育；B超检查监测至卵泡成熟时，hCG5 000～10 000U肌内注射诱发排卵。青春期病人不应采用促排卵药物来控制月经周期。

（4）手术治疗：药物治疗无效或不宜用药且无生育要求的病人，特别是不易随访的年龄较大病人，应考虑子宫内膜切除术或子宫切除术。

2. 排卵性异常子宫出血

（1）黄体功能不足：①黄体功能补充疗法，即排卵后每日肌内注射黄体酮10mg，共10～14d。②黄体功能刺激疗法，即于基础体温上升后开始，隔日肌内注射hCG1 000～2 000U，共5次，可促进黄体形成及孕酮分泌，延长黄体期。③促进卵泡发育，即于月经第3～5d开始，每晚口服氯米芬50mg，共5d。④促进月经中期LH高峰形成，当B超监测到卵泡成熟时肌内注射hCG，每次5 000～10 000U或分两次注射。

（2）子宫内膜不规则脱落：①排卵后第1～2d或下次月经前l0～14d开始，每日口服甲羟孕酮10mg，共10d，通过对下丘脑及垂体的负反馈作用，使黄体及时萎缩，内膜按时脱落。有生育要求者肌内注射黄体酮。对于无生育要求者，可口服单相避孕药，自月经周期第5d始，每日1片，连续21d为一个周期。②hCG用法同黄体功能不足，有促进黄体功能的作用。③复方短效口服避孕药，抑制排卵，控制周期。

（3）子宫内膜局部异常所致异常子宫出血：①氨甲环酸抗纤溶治疗或非甾体抗炎药。②宫腔内放置左炔诺孕酮宫内缓释系统。③短效口服避孕药。④孕激素子宫内膜萎缩治疗。⑤药物治疗无效、无生育要求者，可考虑行子宫内膜切除术。

【常见护理诊断／问题】

1. 疲乏　与异常子宫出血导致的贫血有关。

2. 知识缺乏：缺乏性激素治疗的知识。

3. 焦虑　与月经紊乱、担心有严重疾病或治疗效果不佳有关。

【护理目标】

病人异常阴道流血停止,疲乏的感觉减弱或消失;能说出性激素的使用方法及注意事项;焦虑缓解,能积极配合治疗。

【护理措施】

1. 一般护理　加强营养,改善全身情况,注意补充铁剂、蛋白质和维生素 C 等,向病人推荐含铁量高的食物如猪肝、蛋黄、胡萝卜、葡萄干等。

2. 病情观察　观察并记录病人的生命体征,嘱病人保留出血期间使用的会阴垫及内裤,估计出血量。观察病人有无贫血及严重程度。

3. 用药护理　指导病人正确应用性激素治疗。①严格遵医嘱正确使用性激素,不得随意停服和漏服,以免使用不当引起子宫出血。②药物减量必须按规定在血止后开始,每 3d 减量 1 次,每次减量不超过原剂量的 1/3,直至维持量。③治疗期间如有不规则阴道流血,应及时就诊。

4. 心理护理　鼓励病人表达内心感受,耐心倾听病人的诉说,向病人解释病情及治疗方案,澄清疑问,缓解其焦虑。

5. 健康指导　保持外阴清洁,注意个人卫生,出血期间禁止盆浴和性生活。遵医嘱继续用药并定期随访。

【护理评价】

病人的异常流血是否停止,疲乏的感觉是否减弱或消失;能否说出使用性激素的注意事项,是否按规定正确服药。焦虑是否缓解,能否积极配合治疗。

第二节　痛　　经

 工作情景与任务

导入情景:

王同学,17 岁。14 岁月经初潮,近半年每次月经来潮都会出现下腹部疼痛,需服药才能缓解。现月经来潮第 1d,下腹部呈痉挛性疼痛伴恶心,面色苍白,服药后症状未缓解,前来医院就诊。

工作任务:

1. 对王同学进行护理评估。

2. 对王同学进行月经生理知识指导。

痛经是妇科最常见的症状之一,是指在行经前后或月经期出现下腹疼痛、坠胀,伴腰酸或其他不适,严重影响生活和工作质量者。痛经分为原发性与继发性两类,原发性痛经指生殖器官无器质性病变的痛经,占痛经 90% 以上;继发性痛经指由盆腔器质性病变引起的痛经,如子宫内膜异位症、盆腔炎等。本节仅叙述原发性痛经。

【病因】

原发性痛经与月经期子宫内膜释放前列腺素(PGF_{2a})增多有关。在月经周期中,分泌期子宫内膜前列腺素浓度较增生期子宫内膜高。前列腺素诱发子宫平滑肌过强收缩,血管痉挛,造成子宫呈缺血、缺氧状态而出现痛经。此外,原发性痛经还受精神、神经因素的影响。无排卵的增殖期子宫内膜因无孕酮刺激,所含前列腺素浓度很低,通常不发生痛经。

【护理评估】

(一)健康史

了解病人的年龄、月经史、婚育史;询问诱发疼痛的相关因素,疼痛特点及与月经的关系以及伴随症状和缓解疼痛的方法等。

(二)身体状况

原发性痛经的主要特点为:①多见于青春期,通常于月经初潮后 1～2 年发病。②表现为阵发性、痉挛性下腹疼痛,多位于下腹正中,可放射至腰骶部,一般自月经来潮后开始,最早出现在月经来潮前 12h,月经第 1d 疼痛最剧烈,持续 2～3d 后逐渐缓解。可伴恶心、呕吐、腹泻、头晕、乏力等症状,严重时面色苍白、出冷汗。③盆腔检查生殖器官无器质性病变。

(三)心理－社会状况

病人缺乏痛经的相关知识,担心痛经难以治愈,表现为精神紧张、情绪低落甚至焦虑,影响正常生活或工作。

(四)辅助检查

盆腔 B 超检查生殖器官无器质性病变。

(五)治疗要点

以解痉、镇痛等对症治疗为主,加强心理疏导。

【常见护理诊断／问题】

1. 急性疼痛　与经期子宫收缩,子宫缺血缺氧有关。
2. 焦虑　与反复痛经及缺乏相关知识有关。

【护理措施】

1. 一般护理　注意休息,适度锻炼,避免经期剧烈运动和过度劳累。热敷或按摩下腹部。加强营养,增加蛋白质、铁剂、维生素摄入,避免辛辣、酸冷等刺激性食物,增强体质。
2. 用药护理　遵医嘱用药。①前列腺素合成酶抑制剂:主要通过抑制前列腺素合成酶的活性,减少前列腺素产生,防止过强的子宫收缩与痉挛,缓解疼痛,如布洛芬、酮洛芬、甲氯芬那酸、双氯芬酸、甲芬那酸、萘普生等,治疗的有效率可以高达80%。②避孕药:有避孕要求的痛经妇女可选用口服避孕药,通过抑制排卵降低月经血前列腺素水平,缓解疼痛。③非麻醉性镇痛药:疼痛难忍时遵医嘱选择该类药治疗。

3. 心理护理　讲解痛经的相关知识及缓解疼痛的方法,消除其紧张焦虑情绪。

4. 健康指导　进行经期保健教育,注意经期每日清洗外阴,勤换卫生垫及内裤。禁止经期性生活。

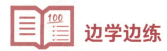 **边学边练**

实训15　女性生殖内分泌疾病病人的护理(案例讨论)

第三节　绝经综合征

 工作情景与任务

导入情景:

张女士,49岁,月经紊乱1年,伴烦躁、失眠多梦、易激动,有时出现面部潮热、心悸、出汗或眩晕。她非常担心自己的身体,前来医院就诊。

工作任务:

1. 对张女士进行护理评估,协助完成相关检查。

2. 对张女士进行绝经过渡期健康指导。

绝经综合征是指妇女在绝经前后出现性激素波动或减少所致的一系列躯体及精神心理症状。绝经分为自然绝经和人工绝经,前者是卵泡生理性耗竭所致的月经永久停止;后者是双侧卵巢经手术切除或受放射线损坏导致的绝经,更易发生绝经综合征。

【内分泌变化】

绝经过渡期妇女卵巢功能明显衰退,随后下丘脑-垂体功能退化。①雌激素:绝经过渡早期雌激素水平波动很大,卵泡完全停止生长发育后,雌激素水平才迅速下降。绝经后妇女血液循环中仍有低水平雌激素。②孕激素:绝经过渡期卵巢尚有排卵功能,但卵泡质量下降,孕酮分泌减少。绝经后无孕酮分泌。③促性腺激素:绝经过渡期FSH水平升高,LH正常,但FSH/LH<1。绝经后FSH升高较LH更显著,FSH/LH>1。④抑制素:较雌二醇下降早且明显,可能成为反映卵巢功能衰退更敏感的指标。

【护理评估】

（一）健康史

了解病人的发病年龄、性格特征；了解月经史、生育史；了解既往健康状况，有无卵巢切除或盆腔肿瘤放疗史，有无心血管疾病及其他内分泌疾病史。

（二）身体状况

1. 近期症状

（1）月经紊乱：是绝经过渡期的最早出现的症状。由于稀发排卵或无排卵，表现为月经周期不规则、经期持续时间长及经量增多或减少，少数妇女可突然绝经。

（2）血管舒缩症状：主要表现为潮热，是雌激素水平降低的特征性症状。其特点是反复出现短暂面部、颈部及胸部皮肤阵阵发红，伴有灼热，继而出汗，一般持续 1~3min，每日发作数次，夜间或应激状态易于发作。该症状可持续 1~2 年，甚至 5 年或更长，严重者直接影响工作、生活和睡眠，是绝经后期需要性激素治疗的主要原因。

（3）精神神经症状：表现为烦躁、易激动、注意力不集中、记忆力下降或情绪低落等。

（4）自主神经失调症状：常出现心悸、眩晕、耳鸣、失眠等自主神经失调症状。

2. 远期症状

（1）泌尿生殖道症状：主要表现为泌尿生殖道萎缩症状，出现阴道干涩、性交困难、反复发生的阴道炎，排尿困难、尿急、尿失禁及反复发生的尿路感染。

（2）心血管疾病：绝经后妇女冠心病、动脉硬化的发病风险较绝经前明显增加，可能与雌激素水平低下有关。

（3）骨质疏松：50 岁以上的妇女过半数会发生绝经后骨质疏松，一般发生在绝经后 5~10 年内，最常发生在椎体。

（4）阿尔茨海默病：绝经后期妇女比老年男性患病风险高，可能与绝经后内源性雌激素水平降低有关。

3. 体征　盆腔检查生殖器官呈萎缩性改变，合并感染时分泌物增加，有臭味。

（三）心理 - 社会状况

家庭和社会环境的变化可能诱发或加重绝经综合征的症状，如子女离家自立、父母年老或去世、自己健康与容貌改变等，更易引起忧虑、多疑、孤独等情绪改变。

（四）辅助检查

1. 血清 FSH 值及 E_2 值测定　绝经过渡期血清 FSH>10U/L，提示卵巢储备功能下降；闭经、FSH>40U/L 且 E_2<10~20pg/ml，提示卵巢功能衰竭。

2. 超声检查　卵巢体积缩小、子宫内膜变薄。

（五）治疗要点

以缓解近期症状，有效预防骨质疏松症、动脉硬化等老年性疾病为目标。

1. 一般治疗　加强心理疏导，选择健康的生活方式，补充钙剂，必要时选用镇静剂、谷维素等。

2. 激素补充治疗（hormone replacement therapy，HRT）　HRT 剂量和用药方案需要个体化，以最小剂量达到最佳效果。在治疗的窗口期使用，可缓解症状，提高生活质量。

（1）适应证：出现绝经相关症状，泌尿生殖道萎缩及骨质疏松症等相关问题。

（2）禁忌证：已知或可疑患有性激素依赖性恶性肿瘤、乳腺癌及原因不明的阴道流血，最近 6 个月内患有活动性血栓栓塞性疾病等。

（3）慎用情况：目前尚无充足的循证医学证据证实可用或禁用。包括子宫肌瘤、子宫内膜异位症、子宫内膜增生史、尚未控制的糖尿病及严重高血压、有血栓形成倾向、哮喘、系统性红斑狼疮、乳腺良性疾病、乳腺癌家族史等。

（4）常用药物：主要药物为雌激素，可辅以孕激素。①雌激素制剂原则上应选择天然制剂。常用雌激素有戊酸雌二醇、结合雌激素、17β- 雌二醇、尼尔雌醇等。②组织选择性雌激素活性调节剂如替勃龙等。③孕激素制剂常用醋酸甲羟孕酮。近年来倾向于选用天然孕激素制剂，如微粒化黄体酮胶丸和黄体酮胶丸，或接近天然的孕激素，如地屈孕酮。

 知识拓展

HRT 的窗口期

"窗口期"是指适合进行 HRT 的时间段，一般为绝经 10 年以内或 60 岁以前。在此阶段开始各种雌孕激素治疗（HRT）相关风险极低。"窗口期"的概念起源是因 HRT 对心血管的作用而提出的。从骨健康角度考虑，越早开始治疗，骨丢失程度越低。从预防阿尔茨海默病的角度观察，目前有限的证据表明，从绝经过渡期开始并长期应用 HRT 达 10 年以上，可有效降低其发生率。年龄 <60 岁的病人，有适应证、无禁忌证，按照症状侧重、基本检查结果和病人意愿选择不同的 HRT 方案；既往未用 HRT 且年龄≥60 岁者，不推荐 HRT。

3. 非激素类药物　①选择性 5- 羟色胺再摄取抑制剂，如盐酸帕罗西汀，可有效改善血管舒缩症状及精神神经症状。②氨基酸螯合钙胶囊，可减缓骨质丢失。缺少户外活动的绝经过渡期妇女，补充维生素 D，与钙剂合用有利于钙的吸收完全。③谷维素，可调节自主神经功能。

【常见护理诊断／问题】

1. 知识缺乏：缺乏绝经综合征的相关知识及应对技巧。

2. 焦虑　与月经紊乱、血管舒缩症状及精神神经症状有关。

【护理措施】

1. 一般护理　合理饮食，多吃奶制品及豆制品，增加蛋白质和钙的摄入。指导促进睡眠的方法，必要时选用镇静剂。鼓励适当的户外活动和体育锻炼，帮助建立适应绝经过渡期妇女生理、心理变化的生活形态,介绍绝经前后妇女身心变化、缓解症状的方法及预防措施,使其安全度过绝经过渡期。

2. 用药护理　①用药指导:介绍 HRT 治疗的适应证与禁忌证,用药目的、方法及剂量,药物副反应和应对方法。用药时注意有无异常阴道出血、乳房胀痛、白带异常、头痛、水肿、色素沉着等表现,发现异常及时就诊。②定期随访:长期使用性激素应定期随访。用药后 1 个月、3 个月、半年、1 年复诊,了解 HRT 的疗效和副作用,并根据情况调整用药。长期 HRT 者每年复诊 1 次。

3. 心理护理　关心病人,引导其说出心理感受。帮助病人及家属了解绝经过渡期是必经的生理过程,取得家人理解、安慰和鼓励,使其正确评价自己。

4. 健康指导　坚持体育锻炼,如散步、骑自行车可促进血液循环,维持肌张力,延缓衰老。适当补充钙和维生素 D,预防骨质疏松。定期健康体检,积极防治绝经过渡期妇女常见病和多发病,如糖尿病、冠心病、萎缩性阴道炎、尿失禁、肿瘤等。

本章小结

　　本章学习重点为异常子宫出血、痛经、绝经综合征的护理评估和护理措施,难点为病因病理。掌握的核心要点:①无排卵性异常子宫出血表现为月经紊乱,失去正常周期和出血自限性;黄体功能不足表现为月经周期缩短,月经频发;子宫内膜不规则脱落表现为月经周期正常,经期延长。②原发性痛经生殖器官无器质性病变,主要表现为痉挛性下腹疼痛,主要护理诊断为急性疼痛。③潮热是雌激素降低的特征性症状。④结合所学知识,学会通过观察基础体温曲线,判断异常子宫出血的类型;能协助异常子宫出血诊断性刮宫术及结果判断;能对性激素替代治疗进行用药指导。

（王莉莉）

思考题

1. 王同学,16 岁。自 14 岁初潮后月经一直不规律,周期 20~50d,经期 7~15d,经量时多时少,未进行任何治疗。此次月经来潮 10 余日未止,经量多,伴头晕、乏力。医嘱给予雌激素止血及人工周期疗法。

（1）如何对该同学进行用药指导?

（2）护士应如何进行月经生理知识宣教?

2. 张女士,48 岁,月经 14 $\frac{3\sim5}{25\sim28}$,量中,无痛经。自诉最近半年月经周期紊乱,经期 2~3d,量少。有时出现面部潮热,心悸,出汗,时有眩晕。妇科检查未见明显异常。考虑绝经综合征。医嘱给予性激素替代治疗。

（1）张女士出现上述情况的可能原因是什么？

（2）如何对张女士性激素替代治疗进行用药指导？

3. 李同学，17岁。14岁月经初潮，周期规律。因月经来潮第一天，阵发性、痉挛性下腹疼痛伴恶心、呕吐入院。近半年月经来潮时均出现上述症状。

（1）该案例首优的护理诊断是什么？

（2）如何对李同学进行健康指导？

第十九章 | 妊娠滋养细胞疾病病人的护理

19章 数字资源

学习目标

1. 具有关爱病人，与病人进行良好沟通的能力。
2. 掌握妊娠滋养细胞疾病病人的护理评估和护理措施。
3. 熟悉滋养细胞疾病的定义、常见护理诊断/问题。
4. 了解滋养细胞疾病分类、病因病理及区别。
5. 学会葡萄胎清宫术的护理配合与随访指导；化疗病人的病情观察与护理。

妊娠滋养细胞疾病（gestational trophoblastic disease，GTD）是一组来源于胎盘绒毛滋养细胞的疾病。根据组织学特征分为：①妊娠滋养细胞肿瘤（gestational trophoblastic neoplasia，GTN），包括绒毛膜癌（简称绒癌）、胎盘部位滋养细胞肿瘤及上皮样滋养细胞肿瘤；②葡萄胎妊娠，包括完全性葡萄胎、部分性葡萄胎和侵蚀性葡萄胎；③非肿瘤病变；④异常（非葡萄胎）绒毛膜病变。本章主要讨论临床较为常见的葡萄胎、侵蚀性葡萄胎和绒毛膜癌。其中侵蚀性葡萄胎和绒毛膜癌在临床表现、诊断及治疗方面有相似性，临床上仍将其合称为妊娠滋养细胞肿瘤。

第一节 葡 萄 胎

 工作情景与任务

导入情景：

刘女士，33 岁。因停经 10 周，不规则阴道流血 1 周入院。病人 1 周前出现不规则阴道流血，量时多时少，有时见水泡状物排出，早孕反应明显。医嘱：观察生命体征；超声检查。

工作任务：

1. 接诊病人，测量生命体征，协助超声检查。

2. 对刘女士进行护理评估。

葡萄胎（hydatidiform mole）是妊娠后胎盘绒毛滋养细胞增生，间质水肿，形成大小不等的水泡，水泡间借蒂相连成串，形似葡萄而得名，又称水泡状胎块。葡萄胎属于良性滋养细胞疾病，易发生恶变，恶变率为10%～25%。

【病因病理】

1. 病因　目前葡萄胎的病因尚不清楚。既往葡萄胎史、年龄、营养、社会经济因素、遗传、流产和不孕史等均可能与发病有关。

2. 病理　葡萄胎分为完全性和部分性葡萄胎两类，前者多见。完全性葡萄胎病变局限于宫腔内，宫腔内充满水泡，无胎儿及其附属物痕迹；镜下为弥漫性滋养细胞增生，绒毛水肿，种植部位滋养细胞呈弥漫和显著异型性。部分性葡萄胎少见，仅部分绒毛变为水泡，常合并胚胎或已死亡的胎儿组织。

【护理评估】

（一）健康史

了解病人的年龄、月经史和生育史，有无滋养细胞疾病史及家族史。询问本次停经后早孕反应发生的时间和程度，有无阴道流血及水泡状组织排出。

（二）身体状况

1. 停经后阴道流血　最常见症状，多于停经8～12周左右，出现不规则阴道流血，反复发生，量多少不定，有时可见水泡状物；反复出血可能继发贫血和感染。

2. 子宫异常增大　约半数以上病人的子宫大于停经月份，质地极软，与葡萄胎迅速增长及宫腔内积血有关；约1/3病人子宫大小与停经月份相符；极少数子宫小于停经月份，其原因可能与水泡退行性变有关。无胎体和胎心音。

3. 卵巢黄素化囊肿　因滋养细胞过度增生产生大量的hCG，刺激卵巢卵泡内膜细胞发生黄素化所致。常为双侧，囊性，大小不等，表面光滑，活动度好，一般无症状。葡萄胎清除后2～4个月可自行消退。

4. 腹痛　多为阵发性下腹隐痛，常发生于阴道流血之前，与子宫异常增大有关。黄素化囊肿扭转或破裂则出现急性腹痛。

5. 妊娠呕吐及子痫前期征象　妊娠呕吐出现时间早，症状重且持续时间长。部分病人妊娠24周前甚至妊娠早期，出现高血压、蛋白尿和水肿，易发展为子痫前期，多发生于子宫异常增大者。

6. 甲状腺功能亢进征象　约7%病人出现轻度甲状腺功能亢进征象，表现为心动过速、皮肤潮热和震颤，血清游离T_3、T_4水平升高。

（三）辅助检查

1. B超检查　是诊断葡萄胎可靠和敏感的辅助检查。采用阴道彩色多普勒超声，增大的子宫腔内呈"落雪状"或"蜂窝状"影像，一侧或双侧卵巢黄素化囊肿。完全性葡萄胎无妊娠囊或胎心搏动。

2. hCG测定　病人血、尿hCG明显高于正常妊娠且持续不降，45%的病人血清hCG水平在100 000U/L以上。

（四）心理－社会状况

病人及家属由于对葡萄胎疾病知识的缺乏和预后的不确定性，易产生焦虑和恐惧情绪，担心清宫手术是否安全，对今后生育有无影响，是否会发生恶变等。

（五）治疗要点

1. 清除宫腔内容物　是主要治疗方法，确诊后及时行吸刮术。

2. 预防性化疗与全子宫切除术　有恶变高危因素，随访困难或无生育要求者，可考虑选择。

 知识拓展

葡萄胎的自然转归

正常情况下，葡萄胎排空后血清hCG稳定下降，首次降至阴性的平均时间为9周，最长不超过14周。如果葡萄胎排空后hCG持续异常，应考虑滋养细胞肿瘤。出现下列高危因素之一，应视为高危葡萄胎：① hCG>100 000U/L；②子宫明显大于妊娠孕周；③卵巢黄素化囊肿 >6cm；④年龄 >40岁或重复葡萄胎。

【常见护理诊断／问题】

1. 焦虑　与担心清宫手术及可能影响再孕有关。

2. 有感染的危险　与长时间阴道流血、贫血造成机体抵抗力下降有关。

3. 知识缺乏：缺乏葡萄胎术后随访的相关知识。

【护理措施】

1. 一般护理　指导病人进食高蛋白、易消化及含铁丰富的饮食，注意休息，保持外阴清洁。

2. 病情观察　观察阴道流血及腹痛，测体温、血压、脉搏及呼吸，注意有无咳嗽、咯血等征象。

3. 清宫术的护理配合

（1）术前准备：告知病人吸宫术的必要性和注意事项，取得理解和配合。备血，准备缩宫素及其他抢救用品，遵医嘱建立静脉通道。

（2）术中配合：①严格无菌操作，指导病人配合手术。吸宫前需充分扩张宫颈管，选用大号吸管吸引；待葡萄胎组织大部分吸出、子宫明显缩小后，改用刮匙轻柔刮宫。为减少出血和预防子宫穿孔，可在充分扩张宫颈管和开始吸宫后静脉滴注缩宫素。若子宫大于妊娠 12 周，一次吸刮干净有困难时，可于 1 周后再次刮宫。②监测生命体征，注意腹痛和出血情况。

（3）术后护理：①选取靠近宫壁的组织送病理检查。②若术后持续子宫出血或超声提示有妊娠物残留，需要第 2 次刮宫。③保持外阴清洁，注意体温、腹痛及阴道出血情况。遵医嘱用抗生素，预防感染。

4. 心理护理　评估病人对疾病的心理承受能力，鼓励病人表达对疾病和妊娠结局的感受。指导病人和家属认识疾病的性质、治疗及预后等知识，术后坚持随访，使病人以坦然的心态接受疾病治疗及随访。

5. 随访指导　葡萄胎清宫术后定期随访，及早发现恶变并治疗。

（1）随访内容：①定期 hCG 测定为随访最重要项目，每次随访均需监测。②询问月经是否规则，有无阴道流血、咳嗽、咯血及其他转移灶症状。③妇科检查了解子宫复旧、黄素囊肿消退情况。必要时选择 B 型超声、X 线或 CT 检查。

（2）随访时间：葡萄胎清宫术后每周 1 次，直至 hCG 连续 3 次阴性；以后每个月 1 次，共 6 个月；然后再 2 个月 1 次共 6 个月，自第 1 次阴性后共计 1 年。

（3）注意事项：随访期间可靠避孕 1 年，首选避孕套或口服避孕药，不宜选宫内节育器，以免混淆子宫出血的原因或造成子宫穿孔。因葡萄胎后滋养细胞肿瘤极少发生在 hCG 自然降至正常以后，故临床最新观点认为，调整避孕时间为 6 个月。

6. 健康指导　指导病人进食高蛋白、高维生素、易消化食物。适当活动，保证充足睡眠。保持外阴清洁，清宫术后禁止性生活和盆浴 1 个月，预防感染。

第二节　妊娠滋养细胞肿瘤

 工作情景与任务

导入情景：

张女士，40 岁。葡萄胎清宫术后 3 个月，咳嗽、痰中带血 1 个月。近 10d 出现两次咯血，伴胸痛、头晕、呕吐，最近 2d 出现视物模糊。病人入院时面色苍白，需要家属搀扶才能行走。医嘱：查血常规和 hCG；盆腔 B 超检查；胸部、头部 CT 检查。

工作任务：

1. 协助病人完成各项检查。

2. 对张女士进行护理评估，制定护理措施。

妊娠滋养细胞肿瘤,包括侵蚀性葡萄胎和绒毛膜癌,60%继发于葡萄胎,30%继发于流产,10%继发于足月妊娠或异位妊娠。侵蚀性葡萄胎仅继发于葡萄胎之后,具有恶性肿瘤行为,但恶性程度较低,多数仅造成局部侵犯,仅4%病人发生远处转移,预后较好。绒毛膜癌可继发于葡萄胎、流产、足月妊娠或异位妊娠之后,恶性程度高,早期可发生血行转移。病变局限于子宫者称为无转移滋养细胞肿瘤;病变出现在子宫以外的部位,称为转移性滋养细胞肿瘤。

【病理】

1. 侵蚀性葡萄胎(invasive hydatidiform mole,IHM) 指葡萄胎组织侵入子宫肌层或转移至子宫以外。大体观可见子宫肌层内有大小不等的水泡状组织,宫腔内原发病灶可有可无,子宫表面可有单发或多发紫蓝色结节。镜下检查可见绒毛结构,滋养细胞增生及异型。

2. 绒毛膜癌(choriocarcinoma,CC) 大体观见肿瘤侵入子宫肌层,可突向宫腔或穿破浆膜,质地软而脆,易出血。镜下表现为滋养细胞极度不规则增生,明显异型,绒毛结构消失。

【护理评估】

(一)健康史

了解病人月经史、生育史和既往史。有葡萄胎病史者,了解清宫术的时间、吸出组织的量和水泡大小,术后阴道流血和子宫复旧情况,评估随访资料如hCG变化及肺部X线检查结果。询问有无肺、脑及生殖道等转移的症状。

(二)身体状况

1. 无转移滋养细胞肿瘤 多数继发于葡萄胎妊娠。

(1)阴道流血:为最常见症状,表现为葡萄胎排空后、流产或足月产后出现不规则阴道流血,或月经恢复数月后又出现阴道不规则流血,量多少不定。重者可继发贫血。

(2)妇科检查:子宫复旧不良或子宫不规则增大,质软;卵巢黄素化囊肿持续存在。葡萄胎排空后4~6周子宫尚未恢复正常大小。

(3)腹痛:一般无腹痛。肿瘤组织侵蚀穿破子宫或卵巢黄素化囊肿扭转时可引起急性腹痛。

(4)假孕症状:与hCG及雌、孕激素有关,表现为乳房增大,乳头、乳晕着色,阴道、宫颈着色,子宫增大、质地变软等。

2. 转移性滋养细胞肿瘤 多继发于非葡萄胎妊娠,易发生早期血行转移,以肺转移最常见。原发灶与继发灶症状可同时出现,也可只有继发灶症状。

(1)肺转移:常见症状为咳嗽、咯血、胸痛及呼吸困难,常急性发作。

(2)阴道、宫颈转移:局部表现为紫蓝色结节,破溃后可发生大出血。

(3)脑转移:预后凶险,为主要死亡原因。按病情进展分3期,瘤栓期表现为一过性脑缺血症状,如短暂失语、失明、突然跌倒等;脑瘤期出现头痛、喷射性呕吐、偏瘫、抽搐和昏迷;脑疝期表现为颅内压明显升高,脑疝形成,压迫呼吸中枢而死亡。

（4）其他转移:肝、肾、消化道、骨转移,其症状视转移部位而异。

3. 侵蚀性葡萄胎与绒毛膜癌的鉴别　见表 19-1。

表 19-1　侵蚀性葡萄胎与绒毛膜癌的鉴别

项目	侵蚀性葡萄胎	绒毛膜癌
病史	仅发生于葡萄胎之后	可继发于葡萄胎、流产、足月妊娠或异位妊娠之后
病理检查	有绒毛结构	无绒毛结构
恶性程度	低	高

（三）心理－社会状况

病人和家属可能因担心疾病的预后、化疗的副作用以及多次化疗的经济负担,而表现为焦虑和抑郁。需手术治疗者,担心手术影响生活质量或因不能生育而无助和悲哀,迫切希望得到家人的关心和理解。

（四）辅助检查

1. 血清 hCG 测定　hCG 水平异常是滋养细胞肿瘤的主要诊断依据。

（1）葡萄胎后滋养细胞肿瘤:葡萄胎清宫术后 hCG 定期随访过程中,凡符合下列标准之一,已除外妊娠物残留或再次妊娠,可诊断为妊娠滋养细胞肿瘤:① hCG 测定连续 4 次高水平呈平台状态（±10%）,持续 3 周或以上（即第 1、7、14、21d）;② hCG 测定 3 次上升（>10%）并至少持续 2 周或以上（即第 1、7、14d）;③ hCG 水平持续异常达 6 个月或更长。

（2）非葡萄胎后滋养细胞肿瘤诊断标准:流产、足月产、异位妊娠后,出现异常阴道流血或转移灶症状,应及时 hCG 检测。临床上流产、足月产、异位妊娠后 hCG 多在 4 周左右转为阴性,若超过 4 周血 hCG 仍持续高水平,或一度下降后又上升,除外妊娠物残留或再次妊娠,可诊断为滋养细胞肿瘤。

2. B 超检查　是诊断子宫原发病灶最常用的方法。有助于判断子宫大小、肌层有无浸润和卵巢黄素化囊肿。

3. 影像学检查　胸部 X 线摄片、CT 和 MRI 检查,用于肺、脑、肝转移和盆腔病灶的诊断。如肺转移的典型表现为棉球状或团块状阴影,以右侧肺及中下部较多见。

4. 组织病理学检查　子宫肌层或转移灶中见到绒毛结构为侵蚀性葡萄胎,仅见成片滋养细胞浸润而无绒毛结构者为绒癌。组织学检查是侵蚀性葡萄胎和绒癌鉴别的主要依据。

（五）治疗要点

以化疗为主,手术和放疗为辅的综合治疗。滋养细胞肿瘤对化疗敏感,常用一线化疗药物有氨甲蝶呤、放线菌素 D、氟尿嘧啶、环磷酰胺等。需手术者一般主张先化疗。手术对控制大出血等并发症、切除耐药病灶、减少肿瘤负荷和缩短化疗疗程等方面有作用,只在一些特定情况下进行,方法有子宫切除术、肺叶切除术。放射治疗主要用于肝、脑转移和肺部耐药病灶的治疗。

【常见护理诊断/问题】

1. 恐惧　与担心疾病预后不良及化疗副作用有关。

2. 活动无耐力　与化疗导致的副反应有关。

3. 有感染的危险　与反复阴道流血、化疗导致机体抵抗力下降有关。

【护理措施】

1. 病情观察　注意观察病人阴道流血、腹痛及转移灶症状,对于出血多者应密切观察血压、脉搏、呼吸等生命体征,并做好相应抢救准备工作;发现大出血或转移灶症状,立即通知医生并积极配合处理。动态测定记录血清 hCG 的变化。

2. 化疗的护理

(1)完善各项化疗前检查:如血常规、肝肾功能、心电图、B 超检查等。

(2)准确测体重:以确定用药剂量或调整剂量。每个疗程用药前及用药中各测 1 次体重,通常在早上空腹、排空大小便后进行,酌情减去衣服重量。化疗药物的剂量根据体重计算和调整。用药剂量过大可发生中毒反应,过小则影响疗效。

(3)正确配制使用药物:严格执行查对制度,正确溶解和稀释药物,现配现用,常温下一般不超过 1h,放线菌素 D、顺铂等应避免日光照射。按医嘱保证药物剂量全部输入,正确调节给药速度。

(4)合理使用并保护静脉血管:①从远端开始有计划地穿刺,用药前先注入少量生理盐水,确认针头在静脉中再注入化疗药物。②药物外渗时,立即停止输注,局部用生理盐水或普鲁卡因封闭,并用冰袋冷敷。③化疗结束前用生理盐水冲管,降低穿刺部位拔针后的残留药物浓度,减少对血管的刺激。

(5)化疗药物毒副反应及护理

1)消化道症状:最常见症状为食欲不振、恶心呕吐。合理安排用药时间,少食多餐,化疗前后给予镇静、止吐药物,严重者静脉补液。口腔炎病人应进食温凉流食或软食,避免刺激性食物,饭后、睡前用软毛刷刷牙或用温盐水漱口。口腔溃疡可局部涂甲紫或冰硼散,疼痛难以进食者,进食前 15min 给予丁卡因涂溃疡面。

2)骨髓抑制:是化疗的主要毒副反应。定期查血常规,如白细胞低于 $3.0×10^9/L$,报告医生并遵医嘱停药;白细胞低于 $1.0×10^9/L$ 时,净化空气,谢绝探视,禁止带菌者入室,进行保护性隔离。按医嘱用抗生素,输新鲜血等。血小板 $<50×10^9/L$ 可引起皮肤黏膜出血,应减少活动,卧床休息;血小板 $<20×10^9/L$,有自发出血可能,必须绝对卧床,遵医嘱输入血小板浓缩液。

3)其他:①感染,出现体温升高;②活动性出血倾向,出现牙龈出血、鼻出血、皮下淤血、阴道流血等;③肝脏损害,出现上腹痛、恶心、腹泻等;④膀胱炎,出现尿频、尿急、血尿;⑤神经系统损害,出现肢体麻木、肌肉软弱、偏瘫等。一旦出现上述表现,应报告医生并加强护理。

3. 转移灶的护理

（1）肺转移：①卧床休息，呼吸困难者取半卧位并吸氧。②遵医嘱用化疗药物。③大咯血者，将其头偏向一侧，保持呼吸道通畅；轻击背部，及时清除积血；配合医生进行止血抗休克治疗。

（2）阴道转移：①卧床休息，保持外阴清洁。禁止性生活和不必要的阴道冲洗及检查，以免引起结节破溃大出血。②结节破溃出血，遵医嘱输液、输血，配合医生用消毒纱布条填塞压迫止血，严密监测生命体征变化。填塞纱布条于24~48h内取出。③保持外阴清洁，遵医嘱抗生素预防感染。

（3）脑转移：①密切观察脑转移的前驱症状，如头痛、呕吐、视力障碍、神志不清等。②尽量卧床休息，起床时应有人陪伴，防一过性脑缺血突然跌倒。抽搐及昏迷病人，专人护理，预防发生坠地摔伤、口舌咬伤、吸入性肺炎及压疮等。③预防颅内压增高，记录24h出入量，严格控制补液总量和速度。④遵医嘱给予止血剂、脱水剂等。⑤配合腰穿及脑脊液 hCG 测定等项目的检查。

4. 预防感染　鼓励病人进食高营养、高蛋白和高维生素饮食，纠正贫血，增强机体抵抗力。注意观察阴道流血和体温变化，遵医嘱使用抗生素。对化疗导致白细胞减少的病人，遵医嘱少量多次输新鲜血并进行保护性隔离，限制探视和陪护人员，避免去公共场所。

5. 心理护理　评估病人及家属对疾病的心理反应，鼓励病人表达不适。告知滋养细胞肿瘤对化疗敏感，减轻病人的恐惧感和无助感。介绍化疗方案、毒副作用及护理，取得病人及家属的理解和配合。

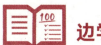 **边学边练**

实训 16　妊娠滋养细胞疾病病人的护理（案例讨论）

6. 健康指导

（1）指导病人少食多餐，根据口味提供高蛋白、高维生素、易消化的食物，告知病人化疗出现消化道反应仍需坚持进食的重要性。尽量避免去公共场所，必要时戴口罩并加强保暖，预防呼吸道感染。

（2）治疗结束后严密随访。第一次在出院后 3 个月，然后每 6 个月 1 次至 3 年，此后每年 1 次直至 5 年，以后可每 2 年 1 次。随访内容同葡萄胎。随访期间严格避孕。一般化疗停止≥12 个月后方可考虑妊娠。

章末小结

本章学习重点为葡萄胎、侵蚀性葡萄胎与绒毛膜癌的护理评估和护理措施,难点为病理。应掌握的核心要点:①葡萄胎最常见症状为停经8～12周后不规则阴道流血;B超检查宫腔内呈"雪花状"或"蜂窝状"有助于确诊;清宫术是主要治疗方法;恶变率10%～25%;hCG测定为随访最重要项目,随访期间可靠避孕1年,首选避孕套,不宜选用宫内节育器。②妊娠滋养细胞肿瘤主要症状为葡萄胎排空后或流产、足月产后不规则阴道流血;易早期血行转移,肺转移最常见;病理检查有绒毛结构为侵蚀性葡萄胎,无绒毛结构为绒癌;对化疗敏感。③通过学习学会对葡萄胎病人的随访指导及化疗病人的护理。

(林　珊)

 思考题

1. 李女士,29岁,已婚,平时月经规律。因停经56d、少量阴道出血1d就诊。早孕反应明显。妇科检查:子宫质软,如孕3个月大小。

(1)为明确诊断,首选的辅助检查是什么?

(2)若确诊葡萄胎,首选的治疗方法是什么? 护士应如何进行随访指导?

2. 女,42岁,葡萄胎清宫术后5个月,近期出现阴道不规则出血,有时咳嗽、胸痛、痰中有血丝。拟诊"滋养细胞肿瘤"。

(1)护士应协助病人进行的辅助检查有哪些?

(2)若医嘱给予化学药物治疗,应如何对其进行护理?

第二十章 | 妇科其他疾病病人的护理

20章 数字内容

第一节 子宫内膜异位症

 工作情景与任务

导入情景:

王女士,30 岁,既往月经规律,无痛经,3 年前曾做过一次人工流产手术。最近 1 年每次月经来潮时都出现腹痛,且逐渐加剧,严重影响自己的日常生活和工作。为寻求治疗,来院就诊咨询。

工作任务:

1. 接诊病人,协助接受相关检查。
2. 指导王女士严格遵医嘱用药,定期随访。

子宫内膜组织(腺体和间质)出现在子宫体以外的部位,称为子宫内膜异位症(endometriosis,EMT),简称内异症。异位子宫内膜可侵犯全身任何部位,如脐部、肺、胸膜、乳腺等处,但绝大多数位于盆腔脏器和壁腹膜,以卵巢、宫骶韧带最常见(图20-1)。子宫内膜腺体及间质侵入子宫肌层,称为子宫腺肌病。子宫腺肌病多发生于30~50岁经产妇,约15%的病人合并子宫内膜异位症,二者统称为子宫内膜异位性疾病。

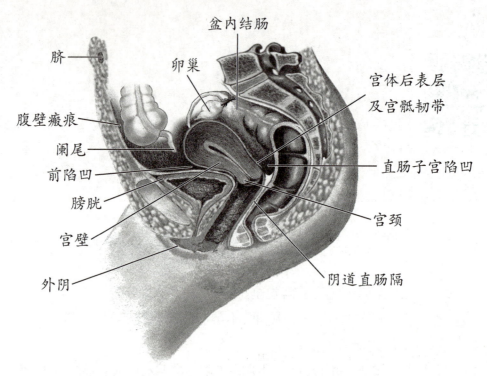

图 20-1　子宫内膜异位症的发生部位

【病因病理】

病因不明。子宫内膜异位症是激素依赖性疾病,月经初潮前一般不会发病,切除卵巢或绝经后异位内膜组织可逐渐萎缩吸收,妊娠或使用性激素抑制卵巢功能可暂时抑制病情发展。对发病原因的解释目前有子宫内膜种植学说、淋巴和静脉播散学说、体腔上皮化生学说,还可能与遗传因素、炎症及免疫因素有关。经血潴留、宫腔手术操作或剖宫产术等可能诱发子宫内膜异位症的发生。

子宫内膜异位症在形态学上呈良性表现,但具有种植、侵袭、远处转移等恶性肿瘤的临床行为。基本病理变化为异位子宫内膜受卵巢激素影响而发生周期性出血,导致周围纤维组织增生、粘连,在病变区形成紫褐色斑点或小泡,最终发展为大小不等的紫褐色结节或包块。发生在卵巢者,形成卵巢子宫内膜异位囊肿,囊肿内含暗褐色、似巧克力糊状陈旧性血液,故称为卵巢巧克力囊肿。

【护理评估】

(一)健康史

询问病人年龄、月经史、孕产史,了解痛经开始时间、程度和持续时间,了解有无剖宫产、流产、多次妊娠分娩史,评估是否有阴道闭锁、宫颈狭窄等引起经血潴留的因素。

（二）身体状况

1. 症状

（1）下腹痛和痛经：疼痛是子宫内膜异位症的主要症状。典型症状为继发性痛经、进行性加重。疼痛部位多在下腹部和腰骶部，可放射至会阴、肛门及大腿，常于月经来潮开始疼痛，持续至月经结束。少数病人无痛经，或者表现为慢性盆腔痛，经期加重。

（2）不孕：约40%子宫内膜异位症病人合并有不孕。

（3）月经异常：表现为经量增多、经期延长，月经淋漓不尽等。

（4）性交不适：多见于直肠子宫陷凹有异位病灶或因局部粘连导致子宫后倾固定的病人，一般表现为深部性交痛，月经来潮前性交痛最明显。

2. 体征　子宫多后倾固定，直肠子宫陷凹或宫骶韧带等部位可扪及触痛性结节，附件处可触及与子宫相连的不活动囊性偏实包块，有轻压痛。

（三）心理-社会状况

了解病人月经前期和月经期的心理状况，判断病人对疼痛的恐惧程度。有不孕、流产病史者观察和询问相关的心理反应。子宫内膜异位症药物治疗疗程长、费用高及副作用均给病人造成很大精神压力，手术影响生理功能，疾病导致不孕使病人焦虑、情绪低落。

（四）辅助检查

1. 腹腔镜检查　是目前诊断子宫内膜异位症的最佳方法。在腹腔镜下可直视病灶并对可疑病变进行活检予以确诊。

2. B超检查　是诊断卵巢异位囊肿和膀胱、直肠子宫内膜异位症的重要方法，可确定异位囊肿位置、大小和形状。

（五）治疗要点

治疗目的是缩减和去除病灶，减轻和控制疼痛，治疗和促进生育，预防和减少复发。

1. 药物治疗　缓解症状，延缓复发，适于慢性盆腔痛、痛经明显、有生育要求者。

（1）对症治疗：非甾体类抗炎药缓解疼痛。

（2）激素疗法：通过抑制卵巢功能，使子宫内膜萎缩，减少粘连形成，一般需连续用药6个月。常用药物有孕三烯酮和达那唑，也可选用口服避孕药、孕激素和米非司酮等。

2. 手术治疗　适于药物治疗后症状不缓解、局部病变加剧或生育功能未恢复及较大的卵巢内膜异位囊肿者。腹腔镜是首选的手术方法。有生育要求者只行病灶切除保留生育功能，无生育要求的年轻病人采用保留卵巢功能的手术，年长病人考虑根治性手术。

知识拓展

子宫腺肌病

子宫内膜腺体和间质侵入子宫肌层，称子宫腺肌病。多次妊娠、分娩、人工流产等造成的内膜基底层损伤,与发病密切相关。经产妇多见,可合并子宫内膜异位症或子宫肌瘤。子宫肌层的异位内膜呈弥漫性或局限性生长(形成子宫腺肌瘤)。主要症状是月经改变和逐渐加重的痛经。妇科检查:子宫均匀增大或有局限性结节隆起,质硬,压痛,经期明显。手术是主要治疗方法,可试用达那唑、孕三烯酮治疗。

【常见护理诊断/问题】

1. 慢性疼痛　与异位内膜出血刺激有关。
2. 恐惧　与周期性、进行性疼痛有关。
3. 无望感　与疾病久治不愈有关。

【护理措施】

1. 一般护理　规律生活,心情舒畅,充足睡眠,合理饮食,避免生、冷、辛辣等刺激性食物。月经期注意休息,避免剧烈运动和过度劳累。保持会阴部清洁、干燥。

2. 治疗配合　向病人介绍疾病的特点、治疗方法及注意事项,取得病人对治疗方案的理解和配合。药物治疗时应遵医嘱按疗程用药,不可随意停药,注意观察药物效果和副作用,定期随访。对手术治疗者,做好术前和术后护理。

3. 心理护理　耐心倾听病人对疾病的认识和理解,引导病人表达真实感受,对病人进行心理疏导,缓解病人焦虑和恐惧。

4. 健康指导

(1) 防止经血逆流:月经期避免剧烈运动、性生活及盆腔检查,避免重力挤压子宫。尽早治疗可能引起经血潴留或引流不畅的疾病,如阴道闭锁、宫颈粘连等,以免潴留的经血逆流入腹腔。

(2) 生育指导:妊娠可延缓子宫内膜异位症的发生发展,有痛经症状的妇女适龄结婚和生育,已有子女者可服用避孕药抑制排卵,促使子宫内膜萎缩,减少疾病的发生。

(3) 防止医源性异位内膜种植:宫内节育器的放置和取出、输卵管通液、慢性宫颈炎的物理治疗或其他宫颈及阴道手术应在月经干净后 3~7d 进行。

第二节　子　宫　脱　垂

 工作情景与任务

导入情景:

王女士,60岁,生育史 4-0-1-4,绝经 10 年。以腰骶部坠痛,排便时有肿块自阴道口脱出 2 年入院。近 2 年出现腰骶部坠痛,排便时有肿块自阴道口脱出,且脱出肿块逐渐增大。妇科检查:外阴萎缩,宫颈肥大,用力屏气后见宫颈和小部分宫体脱出阴道口外。入院诊断：子宫脱垂。拟手术治疗。

工作任务：

1. 接诊病人，协助进行相关检查。

2. 对王女士进行护理评估，做好经阴道手术的准备。

　　正常情况下，因子宫韧带的牵拉和骨盆底的支托，子宫位于骨盆腔中央，子宫颈外口在坐骨棘水平之上。子宫脱垂指子宫从正常位置沿阴道下降，子宫颈外口达坐骨棘水平以下，甚至子宫全部脱出于阴道口外（图20-2）。常伴有阴道前后壁膨出。

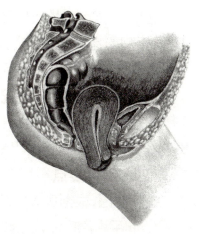

图20-2　子宫脱垂示意图

【病因】

　　1. 分娩损伤　是子宫脱垂最主要的原因。分娩时，子宫韧带及盆底肌肉过度牵拉，甚至出现撕裂，产后局部张力降低则导致本病。多次分娩，影响盆底组织张力恢复，均可诱发子宫脱垂。

　　2. 产褥期过早重体力劳动及负重　产褥期过早从事重体力劳动或蹲式劳动等可使腹压增高，将子宫推向阴道而发生脱垂。

　　3. 长期腹压增加　慢性咳嗽、习惯性便秘、腹型肥胖及腹腔肿瘤、腹水等导致腹腔内压力增加，子宫下移而发生脱垂。

　　4. 盆底组织松弛　绝经后盆底支持结构萎缩，盆底松弛或先天性盆底组织发育不良，也可诱发或加重子宫脱垂。

【护理评估】

（一）健康史

　　询问病人生育史、分娩方式及经过，了解有无产程延长、阴道手术助产及盆底组织裂伤等异常分娩史。评估病人全身健康状况，有无营养不良、慢性咳嗽、习惯性便秘及盆腹腔肿瘤病史。了解病人是否需长期蹲位工作，是否有重体力劳动史。

（二）身体状况

　　1. 症状

　　（1）腹部下坠感及腰背酸痛：是子宫脱垂的主要症状，由于下垂子宫对韧带的牵拉及盆腔充血所致。常在站立过久、蹲位、重体力劳动后加重，卧床休息则症状减轻。

　　（2）阴道口有肿物脱出：轻者腹压增加时阴道口有肿物脱出，平卧时可回缩至阴道内；严重者休息后肿物不能自行回缩。子宫脱垂后因长期暴露摩擦可发生溃疡，出现血性或脓性分泌物。

　　（3）压迫症状：合并阴道前壁膨出者，常出现排尿困难、尿潴留或尿失禁，在大笑、咳嗽时出现溢尿（称压力性尿失禁）；合并阴道后壁膨出者，可有便秘、排便困难等症状。

2. 体征　以病人平卧用力向下屏气时,子宫下降的最低点为标准,将子宫脱垂分为3度(图20-3):

Ⅰ度:轻型为宫颈外口距离处女膜缘<4cm,但未达处女膜缘;重型为宫颈外口已达处女膜缘,阴道口可见子宫颈。

Ⅱ度:轻型为宫颈已脱出阴道口外,宫体仍在阴道内;重型为宫颈及部分宫体脱出阴道口外。

Ⅲ度:宫颈和宫体全部脱出至阴道口外。

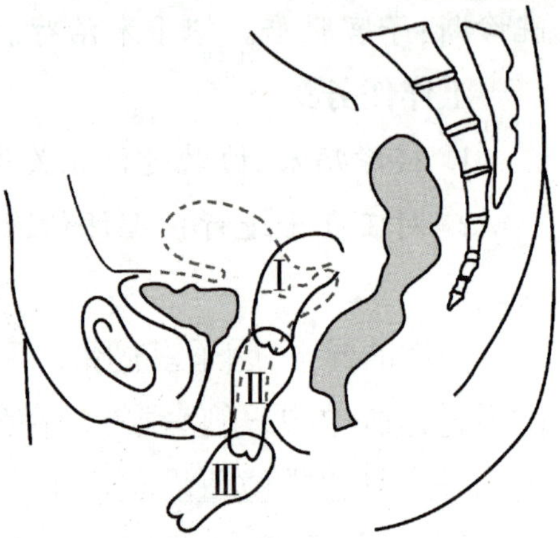

图 20-3　子宫脱垂分度示意图

(三) 心理-社会状况

子宫脱垂病人因行动不便和长期腰骶部酸痛等,影响其工作和生活,症状严重者会影响性生活,病人常出现焦虑和情绪低落。

(四) 治疗要点

去除诱因,根据病人年龄、盆底肌张力及子宫脱垂分度等综合考虑。

1. 非手术治疗　为一线治疗方法。①盆底康复治疗和行为指导:通过盆底肌肉锻炼和物理疗法可增加盆底肌肉张力。②子宫托:适用于各度子宫脱垂和阴道前后壁膨出者,尤其适于全身状况不适宜手术、妊娠期或产后,手术前放置可促进膨出面溃疡的愈合。

2. 手术治疗　对非手术治疗无效或Ⅱ度、Ⅲ度子宫脱垂病人选择手术治疗,如阴道前后壁修补术、阴道前后壁修补术加主韧带缩短及部分宫颈切除术、子宫悬吊术或经阴道子宫全切术等。

【常见护理诊断/问题】

1. 焦虑　与子宫脱垂影响正常生活有关。

2. 慢性疼痛　与子宫位置改变牵拉韧带和盆腔充血有关。

【护理措施】

1. 一般护理

(1) 指导病人加强营养,进食高蛋白和高维生素食物,以增强体质。保持大便通畅,积极治疗引起腹压增加的疾病。保持外阴清洁,保护脱出阴道口的组织。

(2) 盆底肌肉锻炼指导:嘱病人行收缩肛门运动,用力使盆底肌肉收缩3s以上后放松,教会病人盆底肌和肛提肌收缩训练的方法,每次10~15min,每日2~3次。

2. 使用子宫托的护理　协助选择合适的子宫托(图20-4),指导病人正确使用。支撑型子宫托适用于Ⅰ度脱垂者,填充型子宫托适用于Ⅱ度以上脱垂者。

(1) 放置子宫托:放置前嘱病人排空大小便,洗净双手,取半卧位或蹲位,两腿分开,一手握托柄,使托盘呈倾斜位推入阴道,向阴道顶端旋转推进,直至托盘达子宫颈;放妥后,转动托柄使其弯度朝前,正对耻骨弓。

(2) 取出子宫托:洗净双手,用手指捏住子宫托柄,上、下、左、右轻轻摇动,待负压消失、子宫托松动后,向后外方牵拉,子宫托即可自阴道滑出。用温水洗净子宫托,拭干后包好备用。

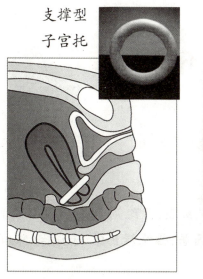
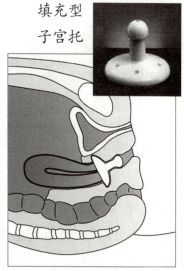

支撑型
子宫托

填充型
子宫托

图 20-4　各种子宫托示意图

（3）注意事项：子宫托的选择，以放置后不脱出又无不适感为宜。每日晨起后放置子宫托，每晚睡前取出，并洗净包好备用。久置不取可压迫生殖道导致糜烂、溃疡，甚至引起生殖道瘘。宫颈或阴道炎症、重度子宫脱垂伴盆底肌肉萎缩者不宜使用，经期停用。上托后，分别于第 1、3、6 个月时到医院检查，以后每 3～6 个月复查 1 次。

3. 手术病人的护理

（1）手术前准备：术前 3d，1∶5 000 高锰酸钾液坐浴、0.5% 碘伏阴道擦洗，每日 2 次。局部涂抹 40% 紫草油或抗生素软膏，戴无菌手套还纳脱垂的子宫。

（2）术后护理：同一般外阴和阴道手术病人的术后护理。术后卧床休息 7～10d，早期以平卧位为宜，禁止半卧位，以降低外阴、阴道张力，避免水肿，促进伤口愈合。留置尿管 5～7d。术后 3d 开始口服液体石蜡 30ml，每晚 1 次，软化大便，避免排便困难。每日会阴擦洗 2 次，大小便后清洁会阴。避免蹲位或用力增加腹压的动作。

4. 心理护理　因病程较长，病人常出现焦虑、情绪低落。护士应理解病人，告知病人及家属子宫脱垂的治疗方法和预后，关心和体贴病人，缓解病人的焦虑。

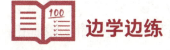 边学边练

实训 17　子宫脱垂病人的护理（案例讨论）

5. 健康指导

（1）倡导科学接生，提高助产技术，避免产伤；避免产后过早体力劳动及蹲位；积极治疗慢性咳嗽、便秘。指导病人盆底肌肉收缩训练。

（2）术后休息 3 个月,出院 1 个月复查伤口愈合情况。术后 3 个月内禁止性生活、避免重体力劳动。

第三节　不　孕　症

 工作情景与任务

导入情景:

刘女士,女,25 岁,平素月经规律,13 岁初潮,月经周期 24～26d,经期 5～6d,经量适中,无痛经史。自述 1 年前结婚,婚后夫妻同居,性生活正常,未避孕,未怀孕。

工作任务:

1. 协助病人与其配偶接受相关检查。

2. 保护病人隐私,提供心理安慰。

女性无避孕性生活至少 12 个月而未孕,称为不孕症(infertility),在男性称为不育症。有正常性生活、未避孕、同居而从未妊娠者称为原发性不孕;曾有过妊娠,而后未避孕连续 1 年未孕者,称为继发性不孕。我国不孕症发病率 7%～10%。

【病因】

1. 女性不孕因素

（1）盆腔因素:是继发性不孕最主要原因,约占全部不孕因素的 35%。①输卵管因素最常见,包括慢性输卵管炎、盆腔炎性疾病后遗症,盆腔手术后或子宫内膜异位症引起输卵管堵塞、粘连等。②子宫体因素,如子宫肌瘤、子宫腺肌病、子宫内膜病变(如炎症、结核或息肉)、宫腔粘连、子宫过度后屈等。③子宫颈因素,如子宫颈内口松弛、宫颈病变(狭窄、炎症)等。④生殖器官发育异常,如子宫发育不良、纵隔子宫、双角子宫、先天性卵巢发育不良等。⑤其他如阴道炎症等。

（2）排卵障碍:约占女性不孕的 25%～35%,无排卵是最严重的一种导致不孕的原因。引起卵巢功能紊乱导致持续不排卵的因素包括:①卵巢病变,如多囊卵巢综合征、卵巢功能早衰、先天性卵巢发育不全等。②下丘脑－垂体－卵巢轴功能紊乱,如下丘脑性无排卵、垂体功能障碍、希恩综合征等。③其他,如精神紧张、过度肥胖、消瘦、甲状腺功能亢进、药物等影响卵巢功能导致不排卵。

2. 男性不育因素　导致男性不育的因素主要有生精障碍和输精障碍,如精液异常、输精管阻塞,或者性功能异常及免疫因素。

3. 男女双方因素　①缺乏性生活的基本知识。②精神因素:夫妇双方过分盼望妊娠而精神紧张、工作压力、抑郁、疲乏等都可能导致不孕。③不明原因不孕:依靠目前的检查手段尚未发现明确病因的不孕症。

【护理评估】

（一）健康史

从家庭、社会、生殖等方面全面评估男女双方的健康史。双方的健康资料包括年龄、生长发育史、生育史、结婚年龄、婚育史、同居时间、性生活情况等。近期辅助检查结果和治疗情况。了解个人嗜好，生活习惯以及工作生活环境。此外，男方还需要询问既往有无影响生育的疾病史，包括睾丸炎、腮腺炎、前列腺炎、结核病等。女方重点询问年龄、月经史、是否有生殖器官炎症及慢性疾病。继发不孕者，应了解其以往流产或分娩情况，有无感染史。

（二）身体状况

1. 症状　不孕是病人就诊的主要原因。不同病因导致的不孕，可伴有相应疾病的症状。

2. 体征　夫妇双方均应进行全身检查，男方重点检查外生殖器有无畸形或病变。女方检查内外生殖器官和第二性征的发育情况，身高、体重、生长发育，注意有无多毛、溢乳等。

（三）心理–社会状况

漫长而繁杂的诊疗过程，使不孕症病人在生理、心理、社会和经济方面都可能遭受压力，出现焦虑、抑郁、丧失自尊自信、对生活失去希望。曼宁（Menning）曾将不孕妇女的心理反应描述为震惊、否认、愤怒、内疚、孤独、悲伤和解脱的过程。女性较男性更容易出现心理问题，需要酌情评估其心理反应。

（四）辅助检查

1. 男方精液常规　是不孕症夫妇首选的检查项目。初诊时，男方要进行 2~3 次精液检查，以获取基线数据。正常情况下精液量≥1.5ml，精子总数≥39×10^6/ 次射精，精子存活率≥58%。

2. 女方检查

（1）卵巢功能检查：包括基础体温测定、宫颈黏液结晶检查、阴道脱落细胞涂片检查、B 型超声监测卵泡发育、月经来潮前诊断性刮宫（子宫内膜活组织检查）、女性激素测定等，了解卵巢有无排卵及黄体功能状态。

（2）输卵管通畅检查：常用的方法有输卵管通液术和子宫输卵管碘油造影。子宫输卵管碘油造影是评价输卵管通畅度的首选方法，可了解输卵管是否通畅，明确阻塞部位。

（3）宫腔镜检查：了解子宫内膜及宫腔病变。

（4）腹腔镜检查：直接观察子宫、输卵管、卵巢有无病变或粘连，结合输卵管通液术，直视下确定输卵管是否通畅。

（5）性交后精子穿透力试验：上述检查未见异常时，在预测的排卵日进行性交后精子穿透力试验。试验前 3d 禁止性交，避免阴道用药或冲洗。性交后 2~8h 内，取阴道后穹隆液检查有无活动精子,验证性交是否成功;再取宫颈黏液观察,每高倍视野有 20 个活动精子为正常。

（五）治疗要点

针对不孕症的病因进行治疗,如药物促排卵、改善黄体功能,输卵管内注药或手术促进输卵管功能恢复,治疗生殖器官炎症、肿瘤等器质性病变,必要时使用辅助生殖技术。

【常见护理诊断 / 问题】

1. 知识缺乏:缺乏生殖和不孕的相关知识。

2. 自尊紊乱　与复杂的检查及治疗效果不佳有关。

3. 焦虑　与多年不孕有关。

【护理措施】

1. 一般护理　保持心情轻松愉快,避免过度紧张和劳累,注意休息。均衡饮食,超重者控制体重,体质瘦弱者纠正营养不良,控制体质指数在 18～23 之间。戒除烟酒等不良嗜好。

2. 检查配合　不孕症的诊疗程序复杂,检查项目多、持续时间长,指导病人遵医嘱有序检查。检查前向夫妇双方说明检查时间、目的、可能引起的不适和注意事项。如基础体温测定需要保证睡眠 6～8h,每日清晨测量;输卵管通畅检查于月经干净后 3～7d 进行,术后 1～2h 可能有腹部不适感;腹腔镜检查术后 1～2h 可能有一侧或双侧肩部疼痛;B 型超声监测卵泡发育需在月经中期连续监测;子宫内膜活检判断排卵在月经来潮前或月经来潮 6h 内刮宫,手术可能引起下腹部不适或少量阴道流血等。

3. 治疗配合

（1）指导正确用药:指导病人遵医嘱正确按时服药,说明药物作用及副作用,如促排卵药物氯米芬常见不良反应有经间期一侧下腹疼痛、潮热、乏力、恶心、体重增加等。

（2）协助选择人工辅助生殖技术:解释辅助生殖技术（assisted reproductive techniques, ART）的优缺点及其适应证,以帮助不孕夫妇进行知情选择。目前常用的辅助生殖技术有人工授精（artificial insemination, AI）和体外受精－胚胎移植（in vitro fertilization and embryo transfer, IVF-ET）及其衍生技术,都具有较高的妊娠率,但可能发生卵巢过度刺激综合征、多胎妊娠、异位妊娠、早产等并发症。

 知识拓展

辅助生殖技术

辅助生殖技术也称医学助孕,是指在体外对配子和胚胎采用显微操作技术,帮助不孕夫妇受孕的一组方法。①人工授精:将精子以非性交方式于排卵期注入女性生殖道内（后穹隆、宫颈管或宫腔内）,使其受孕的方法。②体外受精－胚胎移植:从卵巢取卵,在体外与精子受精并培养3~5d,再将胚胎移植到宫腔内,使其着床发育成胎儿的全过程,俗称"试管婴儿"。适于输卵管性不孕症等其他常规治疗无法妊娠者,常见并发症为诱导排卵引起的卵巢过度刺激综合征和多个胚胎移植导致的多胎妊娠。③体外受精衍生技术:主要用于特殊种类的不孕(育)症或为解决有严重遗传性疾病夫妇的生育问题。

4. 心理护理

(1)促进沟通:倾听不孕妇女表达自己的心理感受,促进夫妇间的交流,鼓励参加社会活动,降低孤独感;讲解生殖的相关知识,纠正病人的错误认知。

(2)减轻心理压力:关心、理解、尊重病人,保护其隐私;做好家属的解释指导工作,减轻病人的心理压力。

(3)提高自我控制感:教会病人进行放松,如练习瑜伽、调整认知、改进表达情绪的方式方法,缓解不孕引起的焦虑、抑郁等不良心理反应。

5. 健康指导　教会病人提高妊娠率的技巧。①保持健康的生活方式,规律生活,劳逸结合,保持良好心态,合理营养,适当体育锻炼,戒除烟、酒等不良嗜好。②与伴侣交流自己的感受和希望,保持愉悦心情。③选择最佳受孕时机,在排卵前后增加性交的次数,隔日一次为宜,性交后抬高臀部20~30min,利于精子进入宫颈管。性交前后避免阴道灌洗、用药和使用润滑剂。

章末小结

　　本章学习重点为子宫内膜异位症、子宫脱垂的护理评估及护理措施;学习难点为不孕症的定义及病因。掌握的核心要点:①子宫内膜异位症最常见发生部位是卵巢和宫骶韧带,主要症状是继发性、进行性加重的痛经,腹腔镜检查是目前诊断子宫内膜异位症的最佳方法。②子宫脱垂主要原因是分娩损伤,以病人平卧用力向下屏气时子宫下降的最低点为标准,将子宫脱垂分为3度,诱因包括产后过早体力劳动、蹲位、慢性咳嗽、便秘等。③女性不孕最常见的原因是输卵管因素,测排卵最简单方法是基础体温测定。④结合本章内容,学会经阴道手术病人的护理。

(徐国华)

思考题

1. 张女士,30岁,已婚,G_2P_1,2年前曾行人工流产手术。因继发性痛经,进行性加重1年余入院就诊。医生考虑子宫内膜异位症。

(1)子宫内膜异位症的护理评估要点有哪些?

(2)子宫内膜异位症最佳的辅助检查是什么?

2. 刘女士,49 岁,G_3P_1,主诉腰骶部酸痛,伴下坠感 1 年。妇科检查:病人平卧向下屏气用力时,宫颈外口达处女膜缘。医生诊断子宫脱垂。

（1）如何判断刘女士子宫脱垂程度?

（2）子宫脱垂的主要原因是什么?

（3）如何指导刘女士进行盆底肌肉锻炼?

3. 高女士,27 岁,14 岁初潮,月经周期 32～35d,经期 3～5d,经量适中,无痛经史。婚后同居 2 年未孕,性生活正常。妇科检查:阴道通畅,子宫大小正常,活动好,双附件区未扪及明显异常。测基础体温呈单相型。男方精液常规检查正常。

（1）分析高女士不孕的原因是什么?

（2）为确定病因,应进一步做哪些检查?

第二十一章 │ 计划生育妇女的护理

21章 数字内容

1. 具有尊重关爱妇女,并提供优质计划生育服务的能力。
2. 掌握计划生育措施的选择;宫内节育器的避孕原理、适应证、禁忌证、放置与取出术的注意事项。
3. 熟悉药物避孕的护理评估和护理措施;药物流产的用法及注意事项;手术流产的适应证、禁忌证、并发症及护理要点。
4. 了解其他避孕方法及输卵管绝育术。
5. 学会计划生育手术的护理配合技能。

计划生育是通过采用科学的方法进行生育调节,控制人口数量,提高人口素质。计划生育是我国的一项基本国策,加强优生优育,完善人口生育相关法律法规政策,出台积极生育支持措施,促进生育政策的落实,最大限度地发挥人口对经济社会发展的能动作用。保障妇女享有避孕节育知情自主选择权,减少非意愿妊娠,促进生殖健康。本章主要介绍女性避孕、绝育的方法以及避孕失败后的补救措施。

第一节 避 孕

工作情景与任务

导入情景:

王女士,30岁,G_1P_1。因自然分娩后42d,产后健康检查随访入院。目前母乳喂养,月经未复潮,子宫复旧正常。王女士入院随访的同时,咨询避孕的方法。

工作任务：

1. 帮助王女士选择适宜的避孕方法。

2. 介绍避孕方法及副作用，指导应对措施。

避孕是用科学的方法，采用药物、器具以及利用妇女的生殖生理自然规律等科学手段，在不妨碍正常性生活和身心健康的情况下，使妇女暂时不受孕。我国常用的避孕方法有激素避孕、工具避孕以及紧急避孕等其他避孕方法。

一、激素避孕

激素避孕（hormonal contraception）是指女性应用甾体激素达到避孕目的，又称药物避孕。我国常用的多为人工合成的甾体激素避孕药，由雌、孕激素配伍组成。激素避孕的优点为安全、有效、经济、方便。如能规律服药，避孕成功率可达99%，是一种易被接受的高效避孕方法。

 知识拓展

避孕药物的作用机制

避孕药物由雌、孕激素配伍组成，作用机制包括抑制排卵、改变宫颈黏液性状、改变子宫内膜的形态与功能、改变输卵管的功能。①抑制排卵：避孕药物为外源性甾体激素，通过干扰下丘脑－垂体－卵巢轴的正常功能，而抑制排卵。②改变宫颈黏液性状：避孕药中的孕激素使宫颈黏液减少，高度黏稠，拉丝度减少，不利于精子穿透。③改变子宫内膜的形态与功能：避孕药抑制子宫内膜增殖变化，使子宫内膜与胚胎发育不同步，不适合受精卵着床。④改变输卵管的功能：在持续雌、孕激素作用下，输卵管上皮的分泌和纤毛蠕动异常，使受精卵在输卵管内的正常运行速度发生改变，从而干扰受精卵着床。

【护理评估】

有避孕要求的健康育龄妇女均可服用避孕药。评估时了解拟用药者的年龄、月经史、婚育史及既往病史，进行全身体格检查、盆腔检查及肝肾功能检查，排除禁忌证。

避孕药物的禁忌证包括：①严重的心血管疾病、血栓性疾病。②急、慢性肝炎或肾炎。③内分泌疾病。④癌前病变、恶性肿瘤、子宫病变或乳房肿块等。⑤年龄大于35岁的吸烟妇女不宜长期服用。⑥哺乳期。⑦严重精神病生活不能自理者。⑧严重偏头痛反复发作者。

【常见护理诊断/问题】

1. 知识缺乏：缺乏药物避孕使用方法的相关知识。

2. 焦虑　与服药后不适、担心药物副作用有关。

【护理目标】

拟用药者能正确叙述药物的使用方法及注意事项；能明确药物的副作用及应对措施，焦虑缓解。

【护理措施】

1. 用药指导　告知避孕药物的避孕效果、用法、副反应及对策，让有避孕要求的妇女自主选择适宜的避孕药并掌握用药方法。

（1）短效口服避孕药：应用最广。①单相片为常用制剂，1个周期雌、孕激素剂量固定，包括复方炔诺酮片（避孕片1号）、复方甲地孕酮片（避孕片2号）、复方去氧孕烯片（妈富隆）。服药方法为月经周期第5d开始，每晚1片，连服22d。②三相片，将1个周期用药日数按雌、孕激素剂量不同分为第一相（第1～6片）、第二相（第7～11片）、第三相（第12～21片），自月经周期第1d开始，按顺序服用，每晚1片，连服21d；第2周期及以后改为月经周期第3d开始服药。用药时若漏服须于次晨（12h内）补服，以免发生突破性出血或避孕失败。停药后7d内发生撤药性出血即月经，如停药7d尚无出血，于次日晚开始服用第2周期药物。

（2）长效口服避孕药：首次于月经周期第5d服第1片，第10d服第2片；以后按第1次服药时间每月服1片。因副作用较多，已较少使用。

（3）长效避孕针：①雌、孕激素复合制剂首次于月经周期第5d和第12d各肌内注射1支，以后每次于月经周期第10～12d肌内注射1支。用药前3个月可能发生月经不规则，可用止血药或短效口服避孕药调整。因副作用大，已较少使用。②单孕激素制剂对乳汁的质和量影响较小，较适于哺乳期妇女。

（4）速效避孕药（探亲避孕药）：服药不受月经周期时间限制，适用于短期探亲夫妇。因剂量大，已较少使用。

（5）缓释系统避孕药：将避孕药（主要是孕激素）与具备缓释性能的高分子化合物制成各种剂型，在体内持续恒定进行微量释放，起长效避孕作用。类型有皮下埋置剂、避孕贴片、缓释阴道避孕环及含药的宫内节育器。

2. 药物副作用及护理

（1）类早孕反应：避孕药刺激胃黏膜引起恶心、食欲不振、困倦、头晕等。轻者坚持服药数日后症状减轻或消失；重者可遵医嘱口服维生素 B_6、山莨菪碱等。

（2）月经改变：①不规则阴道流血，多因漏服、迟服引起的突破性出血。点滴出血者不需处理；若出血量多，每日加用雌激素与避孕药同时服用至22d停药；若出血量多如月经量或已近月经期，可停药按月经来潮处理，于出血第5d再开始下一周期用药或更换避孕药。②闭经，若停药后无月经来潮，需除外妊娠，停药7d后可继续服药。若连续停经3

个月,应停用避孕药并到医院就诊。

（3）其他：个别妇女用药后食欲亢进、体重增加,但不致引起肥胖而影响健康。颜面部皮肤色素沉着,停药后可自行消退或减轻。偶可出现头痛、乳房胀痛、皮疹、皮肤瘙痒等,必要时停药。近年避孕药不断改进,副作用明显降低。

3. 健康指导

（1）妥善保管药物,防止儿童误服;应存放于阴凉干燥处,药物受潮后糖衣脱落可影响避孕效果。

（2）按时服药,漏服后 12h 内及时补服;注射避孕针剂时,应注意将药液抽吸干净,行深部肌内注射;停用长效避孕药者,停药后改用短效口服避孕药 3 个月,防止月经紊乱。

（3）要求生育者在停用避孕药 6 个月后再计划怀孕。

【护理评价】

拟用药者能否正确应用避孕药物。能否了解药物副作用及采取应对措施,焦虑是否缓解。

二、工 具 避 孕

工具避孕是利用器具阻止精子和卵子结合或改变宫腔内环境而达到避孕目的。

【常用器具】

1. 阴茎套（避孕套） 男用避孕工具,阴茎套是筒状优质薄乳胶制品,其顶端的小囊为储精囊,排精时精液潴留于小囊内,使精子不能进入宫腔而达到避孕目的。使用前选择合适阴茎套型号,用吹气法检查有无漏孔,每次性交时应更换新的阴茎套。正确使用阴茎套避孕有效率 93%～95%,既可达到避孕目的,又能防止性病的传播,应用较为广泛。

2. 宫内节育器（intrauterine device,IUD） 是一种安全、有效、简便、经济、可逆的避孕方法,是目前我国育龄妇女的主要避孕措施。

（1）种类：国内外已有数十种不同种类的宫内节育器,大致可分为两大类（图 21-1）。

1）惰性宫内节育器：为第一代宫内节育器,由惰性材料制成,我国既往常用的不锈钢圆环及其改良品,因带器妊娠率和脱落率高,目前已停止生产。

2）活性宫内节育器：为第二代宫内节育器,内含活性物质如铜离子、激素等,通过每日微量释放活性物质,既可提高避孕效果,又减少了副反应。常用的有：①带铜 IUD 是我国目前应用最广泛的 IUD,有 T 形、V 形等,放置时间可达 10～15 年,伞形（母体乐）可放置 5～8 年。②药物缓释 IUD,如含孕激素 T 形 IUD（曼月乐）,吲哚美辛 IUD,有效期为 5 年左右。

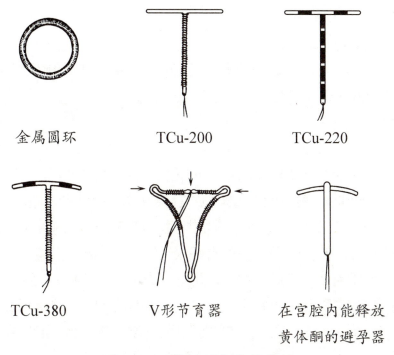

金属圆环	TCu-200	TCu-220
TCu-380	V形节育器	在宫腔内能释放黄体酮的避孕器

图 21-1　常用的宫内节育器

（2）避孕原理：宫内节育器的避孕机制复杂，至今尚未完全明了。大量研究表明，宫内节育器可改变宫腔环境，有干扰孕卵着床、毒害胚胎、杀伤精子等作用。

【护理评估】

（一）健康史

了解受术者的月经史、生育史及既往健康状况，取器者的 IUD 类型、放置时间及取器原因，了解术前 3d 有无性生活史。

（二）身体状况

询问有无自觉不适；术前体温 <37.5℃；妇科检查生殖器官有无炎症、肿瘤等异常。

（三）心理－社会状况

因害怕疼痛，担心手术影响健康、性生活及再生育而表现出紧张、焦虑。

（四）辅助检查

B 超或 X 线检查确定 IUD 位置及类型；必要时选择心电图、肝肾功能检查等。

【常见护理诊断/问题】

1. 焦虑　与担心手术疼痛有关。

2. 知识缺乏：缺乏 IUD 放置与取出的禁忌证与副作用等相关知识。

3. 潜在并发症：子宫穿孔、感染及 IUD 异位。

【护理目标】

受术者对手术疼痛有正确的认识，焦虑缓解。了解 IUD 放置与取出的相关知识，积极配合手术。无并发症发生。

【护理措施】

（一）心理护理

做好耐心细致的解释工作,鼓励受术者表达内心感受,告知术中仅出现腰酸及轻微腹痛,消除顾虑,鼓励积极配合手术。

（二）手术配合及护理

1. IUD 放置术

（1）适应证:凡育龄妇女要求放置 IUD 而无禁忌证者均可放置。

（2）禁忌证:①严重全身性疾病。②妊娠或可疑妊娠。③生殖器官炎症、肿瘤或畸形。④宫颈内口松弛、重度陈旧性宫颈裂伤、子宫脱垂。⑤近 3 个月内月经过多、过频或不规则阴道流血。⑥人工流产出血过多,怀疑有妊娠组织残留或感染可能。⑦有铜过敏史。

（3）放置时间:①月经干净后 3~7d 无性交。②人工流产术后宫腔深度 <10cm、产后 42d 子宫复旧正常且恶露已净、剖宫产术后半年。③哺乳期闭经排除妊娠。④性交后 5d 内放置为紧急避孕方法之一。⑤自然流产转经后,药物流产于 2 次正常月经后放置。

（4）操作步骤:详见"实训 18 计划生育手术的护理配合"。

2. IUD 取出术

（1）适应证:因副反应治疗无效或出现并发症;改用其他避孕方法;带器妊娠;计划再生育;放置期限已满需更换;绝经过渡期停经 1 年内。

（2）取出时间:以月经干净后 3~7d 为宜;出血多者随时可取;带器妊娠行人工流产同时取器。

（3）操作步骤:详见实训 18 计划生育手术的护理配合。

3. 副作用

（1）出血:表现为经量增多或不规则阴道流血,多发生于放置术后半年内。轻者一般不需处理,重者遵医嘱用止血药对症处理。

（2）腰腹坠胀痛:一般在数月后好转,轻者不需处理,重者给予解痉药。

以上情况治疗效果不佳者,均可考虑更换 IUD 型号或改用其他避孕方法。

（三）并发症防治及护理

1. 感染 无菌操作不严格、T 型节育器尾丝过长或生殖器官本身存在感染,可能导致上行感染。一旦发生感染,应给予抗生素并取出节育器。

2. 节育器异位 常因节育器过大过硬、子宫壁薄而软或粗暴的操作等损伤宫壁所致,确诊后及时在腹腔镜下或经腹将节育器取出。

3. 节育器下移或脱落 影响因素包括节育器与宫腔大小、形态不符合,操作时未将节育器送至宫底部,宫颈内口松弛或月经量过多等。宜选取与宫腔大小、形态相符的节育器,并放置于子宫底部,节育器放置后要定期复查。

4. 带器妊娠 多因节育器异位、下移引起。确诊后,行人工流产术同时取出节育器。

5. 节育器嵌顿或断裂 放置时间过长或放置时损伤子宫壁,使节育器有一部分嵌入子宫肌壁间或断裂。一经发现,及时取出,必要时可以在 B 型超声、X 线或宫腔镜下取出。

（四）健康指导

1. 术后可能有少量阴道出血及腹部轻微不适,无需处理,严重者及时就诊。

2. IUD 放置术后休息 3d,取出术后休息 1d,2 周内禁性生活和盆浴,3 个月内月经期和排便时注意有无节育器脱出。

3. 放置术后 1、3、6 个月及 1 年各随访 1 次,以后每年 1 次,随访于月经干净后进行。

4. 不同种类的宫内节育器有效期不同,按照放置的宫内节育器类型,指导取出时间。到期者应取出更换,以免影响避孕效果。

【护理评价】

受术者是否了解手术过程及可能发生的不适,焦虑是否缓解;是否了解 IUD 放置与取出的相关知识;是否有并发症发生。

三、其他避孕方法

（一）紧急避孕

紧急避孕又称房事后避孕,是指在无保护性生活后或避孕失败后的几小时或几日内,妇女为防止非意愿妊娠的发生而采取的补救避孕方法。①放置IUD:性生活后 5d 内放置,有效率可达 95% 以上,尤其适合希望长期避孕且符合放置 IUD 者。②紧急避孕药:主要有雌孕激素复方制剂、单孕激素制剂和抗孕激素制剂 3 种类型。单孕激素制剂常用的是左炔诺孕酮片,无保护性生活 72h 内服 1 片,12h 再服 1 片;抗孕激素制剂常用的是米非司酮,在无保护性生活 120h 之内服用。该方法只能起一次性保护作用,其避孕有效率明显低于常规避孕方法,且激素剂量大、副作用大,可能导致不规则流血及月经紊乱等,不能替代常规避孕。

（二）安全期避孕

安全期避孕又称自然避孕。月经规律的女性,排卵多发生在下次月经前 14d 左右,排卵期前后 4～5d 内为易受孕期,其余时间视为安全期。采用安全期进行性生活(不用药具)而达到避孕目的,称安全期避孕。但排卵受情绪、健康、外界环境等因素的影响,此法不十分可靠,不宜推广。

（三）外用避孕药

如避孕贴剂或经阴道给药的外用杀精剂。正确使用外用杀精剂,有效率达 95% 以上。

四、避孕方法的选择

避孕方法知情选择是目前我国计划生育优质服务的重要内容。通过广泛深入宣传、教育、培训与咨询,使广大育龄妇女充分了解国家人口状况和政策及避孕节育知识后,根据自身情况选择合适的安全有效的避孕方法。

（一）新婚期

1. 原则　应选择使用方便、不影响生育的避孕方法。

2. 选用方法　复方短效口服避孕药使用方便，避孕效果好，不影响性生活，列为首选；男用阴茎套也是较理想的避孕方法，还可选用外用避孕栓、避孕薄膜等。尚未生育或未曾有人工流产手术者，宫内节育器不作为首选。不适宜用安全期、体外排精及长效避孕药。

（二）哺乳期

1. 原则　选用不影响乳汁质量及婴儿健康的避孕方法。

2. 选用方法　阴茎套是哺乳期选用的最佳避孕措施。也可选用单孕激素制剂长效避孕针或皮下埋植剂。选择放置宫内节育器时，操作应轻柔，防止子宫损伤。哺乳期不宜使用避孕药膜、激素避孕及安全期避孕。

（三）生育后期

1. 原则　应选择长效、安全、可靠的避孕方法，预防意外受孕。

2. 根据个人身体状况选择合适的避孕方法，注意各种避孕方法的禁忌证。

（四）绝经过渡期

1. 原则　因仍有排卵可能，应坚持避孕。

2. 选用方法　推荐使用阴茎套避孕。已使用宫内节育器避孕者可继续使用，至绝经后半年内取出。此期不宜选择避孕药膜、激素避孕和安全期避孕，可考虑选用避孕栓、凝胶剂等外用避孕药具。

第二节　绝　　育

女性绝育是通过切断、结扎、电凝输卵管或用药物粘堵输卵管管腔，使精子和卵子不能相遇而使妇女达到永久不孕的目的。目前常用方法有经腹输卵管结扎术或经腹腔镜输卵管绝育术。经腹输卵管结扎术是国内应用最广的绝育方法，有抽心包埋法、输卵管折叠结扎法等，其中抽心包埋法具有血管损伤少、并发症少、成功率高等优点，应用较为广泛。随着腹腔镜技术的推广应用，经腹腔镜输卵管绝育术具有切口小、组织损伤少、手术时间短、术后恢复快、无需拆线等优点，已成为绝育术者的首优选择。

【护理评估】

1. 了解受术者的年龄、月经史、婚育史及既往病史，进行全身体格检查、盆腔检查、血尿常规及肝肾功能检查等。

2. 适应证　①育龄女性自愿接受绝育手术而无禁忌证者。②患有严重的全身性疾病不宜生育者。

3. 禁忌证　①各种疾病的急性期，盆腔感染或腹部皮肤有感染灶。②术前24h内两次体温≥37.5℃。③全身情况不佳不能胜任手术者。④患严重神经官能症者。

【常见护理诊断/问题】

1. 恐惧　与缺乏手术相关知识及疼痛有关。

2. 知识缺乏：缺乏输卵管结扎术有关麻醉及手术方法的相关知识。

3. 潜在并发症：感染、脏器损伤。

【护理措施】

（一）心理护理

耐心细致地向受术者介绍手术过程及注意事项,消除其恐惧心理,使其主动配合手术。

（二）手术配合及护理

1. 手术时间　一般选择月经干净后 3～7d 内,人工流产术后或分娩后 48h 内,哺乳期或闭经者排除早孕后。

2. 麻醉方法　一般采用局部浸润麻醉、硬膜外麻醉或全身麻醉。

3. 手术步骤

（1）经腹输卵管结扎术：①受术者排空膀胱,取仰卧臀高位,消毒铺巾。②麻醉后取下腹正中耻骨联合上方 3～4cm 处,做约 2cm 长纵切口,逐层进入腹腔。③寻找提取输卵管峡部,采取抽心近端包埋法结扎输卵管。④清点器械敷料,关闭腹腔。

（2）经腹腔镜输卵管绝育术：受术者排空膀胱,取仰卧臀高位,消毒铺巾。麻醉后脐孔下缘做 1cm 的横弧形小切口,插入气腹针,充入二氧化碳气体约 2～3L,然后插入套管针,放置腹腔镜。在腹腔镜直视下将弹簧夹钳夹或将硅胶环套于输卵管峡部,以阻断输卵管通道。

（三）并发症防治及护理

1. 经腹输卵管结扎术　一般较少发生术后并发症。手术可能导致出血、感染、脏器损伤或绝育失败,应严格遵守手术适应证及无菌操作,做好术中配合。实施局部浸润麻醉,术后不需禁食,鼓励及早下床活动。注意观察生命体征,有无腹痛及腹壁切口感染征象。

2. 经腹腔镜输卵管绝育术　术后静卧 4～6h 后可下床活动,严密观察生命体征、腹痛、出血或脏器损伤征象。

（四）健康指导

嘱受术者出院后加强营养,鼓励及早下床活动,以免肠管粘连。术后休息 3～4 周,至少 2 周内禁止性生活。术后 1 个月、3 个月各随访一次,了解月经情况,检查腹部伤口及盆腔情况。

第三节　终　止　妊　娠

 工作情景与任务

导入情景：

李女士,35 岁,G_1P_1,月经规律。因停经 50d,自觉乏力、食欲不振入院,经检查确诊早孕。6 年前,女儿 1 岁时,放置宫内节育器避孕,未随访复查。经协商,李女士夫妇决定手术终止妊娠并取出宫内节育器。

工作任务：

1. 帮助李女士分析避孕失败的原因,消除疑虑及紧张心理。

2. 做好术前准备,并配合人工流产负压吸宫手术。

3. 对李女士进行术后健康指导。

人工终止妊娠是避孕失败的补救措施,方法有药物流产、手术流产、乳酸依沙吖啶引产术及水囊引产等。

【终止妊娠的方法】

（一）药物流产

药物流产,是一种非手术终止早期妊娠的方法。具有方法简单、不需宫内操作、痛苦小、副反应轻等优点,流产成功率达 90%。常用药物米非司酮和米索前列醇。米非司酮是一种类固醇类抗孕激素制剂,具有抗孕酮、抗皮质激素和轻度抗雄激素的作用。米索前列醇是前列腺素类似物,具有子宫兴奋和宫颈软化作用。

1. 适应证　①适用于妊娠≤49d,年龄 <40 岁,确诊为宫内妊娠者。②手术流产的高危对象,如瘢痕子宫、多次手术流产等。③对手术流产有恐惧和顾虑心理者。

2. 禁忌证　①米非司酮禁忌证:肾上腺及其他内分泌疾病、妊娠期皮肤瘙痒史、血液病、血管栓塞等病史。②前列腺素禁忌证:心血管疾病、癫痫、青光眼、高血压、哮喘、结肠炎。③带器妊娠、异位妊娠。④其他:过敏体质、妊娠剧吐以及长期服用抗结核、抗癫痫、抗抑郁、抗前列腺素药等。

3. 药物及用法:米非司酮 25mg,口服,每日 2 次,连续 3d;于第 4d 上午口服米索前列醇 600μg。空腹或进食 2h 后温水服药。

4. 注意事项

（1）在正规有抢救条件的医疗机构进行,用药前 B 超检查确诊宫内妊娠。

（2）服用米索前列醇需留院观察 6h。通常服药后 1h 内出现宫缩及少量阴道流血,胚胎多于服药后 6h 内排出。注意观察生命体征、腹痛及阴道流血情况,检查阴道排出物有无绒毛组织,必要时送病理检查。

（3）副反应:用药后可能出现恶心、呕吐、头晕、乏力、腹泻,多自行好转,不需特殊处理;出血时间过长和流血量多为主要副反应。少数孕妇可能因不全流产出现大量阴道流血,需做好输血、刮宫准备。

（二）手术流产

手术流产是采用手术终止妊娠的方法,包括负压吸引术和钳刮术。妊娠 10 周内采用负压吸引术,妊娠 10～14 周采用钳刮术。

1. 适应证　①因避孕失败要求终止妊娠者。②因各种疾病不宜继续妊娠者。

2. 禁忌证　①各种疾病的急性期或严重的全身性疾病。②生殖器官急性炎症。③术前当日两次体温在 37.5℃以上。

3. 手术步骤　详见实训 18 计划生育手术的护理配合。

（1）术前准备:排空膀胱,取膀胱截石位,消毒外阴、阴道,铺巾,双合诊复查子宫位置、大小及附件情况。

（2）负压吸引术:①暴露宫颈,消毒宫颈及阴道。②探宫腔、扩宫颈。③吸刮宫腔。④再次探测宫腔。⑤取下宫颈钳,用棉球拭净宫颈及阴道内血迹。

（3）钳刮术:①暴露宫颈,消毒宫颈及阴道。②探宫腔、用器械或药物扩张宫颈。③卵圆钳入宫腔夹破胎膜,羊水流尽后再夹取胎儿胎盘组织(以免羊水栓塞),最后用刮匙清理宫腔。

 知识拓展

手术流产镇痛与麻醉

人工流产操作时间短,仅数分钟,一般不需要麻醉。为减轻受术者疼痛,可在麻醉下手术。常用方法:①依托咪酯静脉注射法,即术前禁饮食,依托咪酯 10ml（20mg）于 15～60s 内静脉注射完毕,药物起效后开始手术。可避免术中扩张宫颈和吸宫时受术者的疼痛及人工流产综合反应。受术者术中无记忆,术后意识恢复快。需麻醉师负责麻醉管理。②宫旁神经阻滞麻醉,即 1% 利多卡因于宫颈 4、8 点处各注射 2.5ml,5min 后开始手术。

 边学边练

实训 18　计划生育手术的护理配合

（三）中期妊娠引产

用人工方法终止中期妊娠,称为中期妊娠引产。中期妊娠引产的过程与足月分娩近似。常用方法有依沙吖啶（利凡诺）引产术和水囊引产术。

1. 依沙吖啶（利凡诺）引产术　依沙吖啶又名利凡诺，可经腹穿刺注入羊膜腔内，也可进行宫腔内羊膜腔外注入法（图 21-2），能刺激子宫收缩，并使胎儿中毒死亡，是目前常用的引产方法，有效率达 90%~100%。

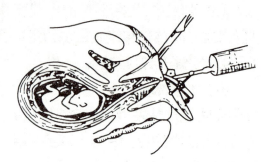

图 21-2　宫腔内羊膜腔外注入法

（1）适应证：妊娠 13~28 周，因疾病或胎儿异常不宜继续妊娠者。

（2）禁忌证：①急、慢性肝肾疾病。②各种疾病的急性期。③生殖器官急性炎症。④剖宫产术或子宫肌瘤剔除术后 2 年内，陈旧性宫颈裂伤等。⑤术前 24h 内 2 次体温≥37.5℃。

（3）手术步骤：①核对床号、姓名、手术名称，评估受术者全身及专科检查情况并做好解释。②排空膀胱，取仰卧位。③在宫底与耻骨联合中点，腹中线偏外侧 1cm 处或在胎儿肢体侧、囊性感最明显处作为穿刺点。必要时可在 B 超引导下定位。④以穿刺点为中心，常规消毒腹部皮肤，铺无菌孔巾。⑤乳酸依沙吖啶 50~100mg 用注射用水或羊水溶解（忌用生理盐水，以免发生药物沉淀），羊膜腔内注射后 12~24h 开始宫缩，约在用药后 48h 胎儿胎盘娩出，过程与正常分娩相似。

2. 水囊引产　利用水囊机械性刺激引起宫缩，促使胎儿及附属物排出，无药物反应，尤适于肝、肾疾病稳定期的病人。应注意无菌操作，预防感染。

【护理评估】

了解孕妇的年龄、月经史、生育史、既往史和本次妊娠过程，产科检查和 B 超检查了解子宫大小及胎儿情况，术前测体温、全身体格检查，根据孕妇的情况选择血、尿常规，肝肾功能及出凝血时间检查，评估有无禁忌证。孕妇可能因害怕疼痛，担心手术并发症及术后继发不孕而焦虑、恐惧。评估后选择适宜的方法终止妊娠。

【常见护理诊断／问题】

1. 知识缺乏：缺乏人工终止妊娠的方法及并发症的相关知识。

2. 恐惧　与手术可能引起的疼痛及并发症有关。

3. 潜在并发症：感染、子宫穿孔、吸宫不全、人工流产综合征、产道裂伤等。

【护理措施】

1. 知识宣教　介绍手术终止妊娠的方法、过程、适应证、禁忌证及注意事项，使受术者了解相关知识，积极配合手术。指导受术者术前 3d 禁止性生活，术后注意阴道流血及腹痛情况。

2. 心理护理　关心、尊重及陪护孕妇，解除紧张恐惧心理，增加其安全感。

3. 用药护理

（1）用药前：核对孕妇的病史，协助完成各项检查，向孕妇详细介绍用药方法、不良反应或失败的可能性,使孕妇做好心理准备。

（2）用药后:核对孕妇姓名,询问末次服米非司酮的时间,按时给服米索前列醇,并留院观察 6h。仔细检查阴道流血情况、阴道排出物等。

4. 手术配合及护理

（1）术前准备:向孕妇讲解手术的目的及注意事项。协助完成各项检查,清洁腹部及外阴皮肤,指导孕妇排空膀胱,送至手术室。

（2）术中护理:术中操作细致,严格无菌观念,注意观察生命体征及流血、腹痛情况,钳刮术与中期妊娠引产术中注意识别有无呼吸困难、发绀等羊水栓塞症状;术后检查妊娠产物排出是否完整,注意宫缩及阴道流血,尽可能避免并发症发生。

（3）术后护理:护送受术者到观察室休息 1~2h,注意阴道流血及腹痛情况,无异常方可回家休息。乳酸依沙吖啶羊膜腔注射 24~48h 内,体温可升高至 38℃左右,短时间内自行恢复正常。

5. 并发症防治及护理

（1）人工流产综合反应:因精神紧张、机械性刺激引起迷走神经兴奋,术中或术后出现心动过缓、血压下降、面色苍白、出冷汗、头晕、胸闷甚至昏厥等症状。发现上述症状应立即停止手术,给予吸氧,静脉注射阿托品 0.5~1mg,多可缓解。术前重视安慰受术者,术中动作轻柔,吸宫时避免负压过高,均能降低人工流产综合反应的发生率。

（2）子宫穿孔:是手术流产的严重并发症。手术者操作不熟练、哺乳期子宫、瘢痕子宫、子宫过度倾屈或畸形时易发生。如术中发现子宫穿孔应立即停止手术,注射子宫收缩剂,严密观察生命体征、腹痛及有无内出血情况,必要时手术。

（3）吸宫不全:手术后宫腔内有部分妊娠物残留,术后流血常超过 10d,有活动性出血。B 超检查有助于诊断。按不全流产处理。

（4）感染:多因器械及敷料消毒或者无菌操作不严格、不全流产、流产后过早性生活引起。主要表现为急性子宫内膜炎、盆腔结缔组织炎。受术者应卧床休息,给予支持治疗,及时抗感染处理。

（5）其他:漏吸、术中出血、羊水栓塞以及远期并发症宫颈及宫腔粘连、盆腔炎症疾病后遗症、月经失调、继发不孕等。

6. 健康指导　术后注意休息,加强营养。中期妊娠引产的产妇及时采取回奶措施。保持外阴清洁,术后 4 周内(中期引产术后 6 周)禁止性生活和盆浴,预防感染。吸宫术后休息 3 周,钳刮术后休息 4 周。术后如有发热、腹痛、阴道流血量多或持续流血超过 10d 以上时,应及时到医院就诊。术后 1 个月随访并提供避孕指导。

　　本章学习重点为避孕方法的选择及护理措施,难点为人工终止妊娠的方法。掌握的核心要点:①激素避孕主要避孕原理为抑制排卵;短效口服避孕药应用最广,应按时服药,漏服后12h内补服。②宫内节育器是我国育龄妇女的主要避孕措施;放置与取出时间为月经干净后3～7d;产后42d、剖宫产术后半年或哺乳期闭经排除妊娠亦可放置。③终止妊娠方法的选择,药物流产适于妊娠≤49d,负压吸引术适于妊娠10周内,钳刮术适于妊娠10～14周,依沙吖啶引产适于妊娠13～28周。④结合所学知识,学会对计划生育手术的护理配合,能够正确评估人工流产并发症并实施护理。

（吴　迪）

思考题

　　1. 王女士,26岁,已婚,医生建议其选用避孕片2号进行避孕,遂咨询相关事宜。请护士给予解答:

　　（1）该药物避孕的原理是什么? 适应证有哪些?

　　（2）该药物的服用方法和注意事项是什么?

　　2. 女,36岁,G_2P_1。妊娠8周,因意外怀孕准备流产,同时因担心手术流产疼痛而高度紧张。既往体健,平素月经规律,身体各项检查正常。未放置宫内节育器。

　　（1）适合该孕妇终止妊娠的方法是什么?

　　（2）主要的护理问题有哪些?

　　（3）应采取哪些护理措施?

第二十二章 | 妇女保健

22章 数字内容

第一节 概　述

 工作情景与任务

导入情景:

王同学,17岁,高三学生。因月经周期不规律半年,此次停经2个月入院。B超检查子宫及双侧附件未见明显异常。王同学很紧张。

工作任务:

1. 宣教青春期保健知识。
2. 对王同学进行青春期保健指导。

妇女保健(women's health care)是向妇女提供以保障生殖健康为重点的医疗和公共卫生服务的事业,是通过先进的医学科学技术、有效的防治措施及科学的管理方法,建立完善妇女全生命周期健康管理模式,针对妇女不同时期的健康需求,提供全方位健康管理服务。

一、妇女保健工作的意义

妇女保健是以妇女为对象,维护和促进妇女身心健康为目的,应用预防医学和临床医学的方法,按照生物－心理－社会医学模式,从个体和群体两个层面,提出保健对策及实施措施。开展以生殖健康为核心,贯穿生命整个过程的保健工作,提高我国人口综合素质,最终实现"人人享有健康"的目标。

二、妇女保健工作的目的

通过积极的预防、普查、监护和保健措施,以降低妇女因生育或生殖功能紊乱而引起的发病率、伤残率和死亡率,消灭和控制遗传病和传染病的发生,降低孕产妇和围生儿死亡,在尊重妇女权利,针对妇女需求的前提下,提供优质服务,扩大妇女保健的工作范围,积极主动对妇女各阶段开展相应的保健工作,促进妇女身心健康。加强医防协同,保健与临床相结合,从以"治病为中心"向"以健康为中心"转变。

三、妇女保健工作的方法

坚持党的领导,完善妇幼健康法律与政策体系,加强妇幼健康服务体系建设,提升基层妇幼健康服务能力,发挥各级妇幼保健专业机构的作用。

妇女保健工作是社会系统工作,由各级行政和专业机构负责实施。各级妇幼保健机构均在同级卫生行政部门领导下,认真贯彻落实各项妇幼保健工作。省、市、县级依托现有医疗机构,全面加强危重孕产妇救治中心建设,强化危重孕产妇救治保障。强化县、乡、村三级妇幼卫生服务网络建设,有计划地组织培训和继续教育,不断提高专业队伍的业务水平和技能。定期进行流行病学的调查研究,分析妇女健康问题及其相关因素,制订切实可行的工作计划和防治措施。普及卫生宣教,提高妇女的自我保健意识。

第二节　妇女保健工作内容

妇女保健工作内容包括妇女各期保健、计划生育指导、常见妇女病及恶性肿瘤的普查普治以及妇女劳动保护。

一、妇女各期保健

建立完善妇女全生命周期健康管理模式。坚持保健与临床结合,预防为主,针对妇女不同时期的健康需求，为妇女提供宣传教育、咨询指导、筛查评估、综合干预和应急救治等全方位健康管理服务。

（一）女童期保健

女童期保健是指在青春期前，即 10 岁以内，对女性提供的特殊保健服务，是妇女一生生殖健康的基础。女童保健的目的是保护女性生殖系统的健康发育，慎重对待女童生殖器官的发育畸形或缺陷，为未来性功能和生育能力、生殖健康做好基础。

（二）青春期保健

青春期保健应针对女性青少年的生理、心理及社会特点，以及健康行为方面的问题给予指导，以多种形式开展科学、实用的健康教育，促进学生掌握生殖健康知识，提高自我保护能力，以一级预防为重点。青春期保健分为三级预防，一级预防指重点开展心理卫生和性知识方面的健康教育；二级预防指早期发现各种疾病和行为异常，减少或避免诱发因素；三级预防指青春期女性疾病的治疗和康复。

（三）婚前保健

婚前保健是为即将婚配的男女双方在结婚登记前所提供的保健服务，包括婚前卫生指导、婚前医学检查和婚前卫生咨询。①婚前卫生指导：是对有关结婚、生育、预防出生缺陷、减少疾病遗传和传播等医学知识的健康教育和指导。②婚前医学检查：是对男女双方可能患有的影响结婚和生育的疾病，进行必要的医学检查，包括严重传染性疾病、指定传染病、有关精神病以及影响结婚和生育的其他相关疾病。③婚前卫生咨询：能帮助服务对象改变不利于健康的行为，对促进健康、保障健康生育起到积极的保护作用。咨询步骤分六部分，即 GATHER 方法（G：欢迎、迎接、问候对象；A：询问；T：讲述；H：帮助；E：解释；R：随访、转诊、强化）。做好围婚期保健，减少遗传病的延续，提高生活质量和人口素质，达到优生优育的目的。

 知识拓展

婚前医学检查的医学意见

①不宜结婚：双方为直系亲属、三代以内旁系血亲关系；重度、极重度智力低下，不具有婚姻意识能力；重型精神病，丧失婚姻行为能力，或在病情稳定后重新评估，最后给出医学意见。②暂缓结婚：患有指定传染病在传染期内、有关精神病在发病期内或患有医学上认为应暂缓结婚的疾病。③不宜生育：患有严重遗传性疾病，或女性对象有重要脏器严重疾病而不能承受妊娠者。对于不宜结婚者，必须真诚地表示同情并作耐心解释，使其充分知情，能够接受指导并付诸实施。对于暂缓结婚的对象，首先全面分析利弊，使其明确利害关系，并指导及时治疗与随访，调整婚育计划。

（四）围生期保健

提倡科学备孕和适龄怀孕，保持适宜生育间隔，积极倡导自然分娩。提供生育全程基本医疗保健服务，落实孕产妇健康管理。保障母婴安全，降低围生儿及孕产妇死亡率。

1. 孕前期保健　推进孕前优生健康检查、增补叶酸等孕前保健服务，预防和控制出生缺陷。指导选择最佳受孕时期，女性 <18 岁或 >35 岁是高危妊娠的危险因素，易发生难产、产科并发症及胎儿染色体病，应选择适宜年龄与适宜时间受孕。妊娠前 3 个月补充叶酸或含叶酸的复合维生素可明显降低胎儿神经管畸形。戒烟酒，避免接触有毒物质和放射线；使用长效避孕药物避孕者需改为工具避孕半年后再受孕。有不良孕产史者，再次妊娠后应做好咨询，减少高危妊娠发生。

2. 妊娠期保健　指导孕妇定期产前检查，加强母儿监护，开展产前筛查和诊断，确保母儿安全。①妊娠早期：胎儿分化的发育时期，及时摒弃不健康的生活方式，如吸烟、饮酒等。避免接触放射线及有害物质，如家中装修的甲醛等。适时产前筛查及产前诊断，妊娠早期超声检查测量胎儿颈项透明层厚度（NT 检查），为染色体疾病筛查的指标。发现高危孕妇，进行专案管理。②妊娠中期：胎儿生长发育较快的时期，应加强营养、预防贫血，进行胎儿生长监测和评估，进行严重出生缺陷的筛查和诊断，开展妊娠中期唐氏综合征的遗传筛查、妊娠期糖尿病筛查和胎儿畸形排查。③妊娠晚期：胎儿生长发育最快，孕妇的生理负担达到高峰，心理负担也加重。指导孕妇自我监测胎动计数，定期产前检查，做好分娩前准备。详见第四章"正常妊娠期妇女的护理"。

3. 分娩期保健　提倡住院自然分娩。高危孕妇应提前入院待产。对分娩期妇女做到"五防、一加强"，即防滞产、防感染、防产伤、防产后出血、防新生儿窒息，加强产时监护和产程处理，确保母儿安全。详见第五章"正常分娩妇女的护理"。

4. 产褥期保健　产褥期是产妇角色适应与心理调适的重要时期。主要保健内容包括：开展产妇营养、卫生、活动与休息、母乳喂养等健康教育。产后 42d 带产妇及婴儿到医院进行健康检查，并做好计划生育指导。详见第六章"正常产褥期妇女的护理"。

5. 哺乳期保健　哺乳期指母乳喂养婴儿的时期，一般为 12 个月。WHO 提倡母乳喂养至 2 周岁。实施母乳喂养促进行动，对促进母婴保健十分有利。

（1）母乳喂养指导：正常分娩的健康产妇于产后 1h 内开奶，哺乳前用温水清洁乳头和乳晕，按摩乳房以刺激排乳反射。详见实训 4 母乳喂养指导。

（2）母乳喂养的优点：母乳是婴儿最理想的天然食品，提倡母乳喂养促进母婴健康。详见第六章"正常产褥期妇女的护理"。

（3）促进母乳喂养成功的十项措施：①有书面的母乳喂养政策，并常规传达到所有的保健人员。②对所有的保健人员进行必要的技术培训。③将母乳喂养的益处及方法告诉产妇。④帮助产妇在产后 30min 内母婴接触首次母乳喂养。⑤指导产妇如何喂养以及在与婴儿分开的情况下如何保持泌乳。⑥除母乳外，禁止给新生儿喂任何食物或饮料，除非有医学指征。⑦实行母婴同室，使母亲与婴儿每天 24h 在一起。⑧鼓励按需哺乳。⑨不给母乳喂养的婴儿吸吮橡皮乳头或使用奶头做安慰物。⑩促进母乳喂养支持组织的建立，我国目前三级医疗保健网健全，通常将出院的产妇转给街道妇幼保健组织。

（五）绝经过渡期保健

绝经过渡期保健目的是提高妇女自我保健意识和生活质量。绝经过渡期妇女体内雌激素水平的下降可引发躯体和精神心理症状，建立良好的生活方式，平衡膳食，积极运动，动员家庭成员和社区促进绝经过渡期妇女的保健，保持心情愉悦。若月经紊乱或停经超过半年以上，应取出宫内节育器，同时指导避孕至月经停止 1 年以后。每 1~2 年定期进行 1 次妇科常见病及肿瘤的筛查。预防子宫脱垂，指导缩肛运动，每日 3 次，每次 15min。必要时遵医嘱应用激素替代疗法或补充钙剂等措施防治绝经综合征及骨质疏松等，提高生活质量。

（六）老年期保健

一般 60 岁以后妇女机体逐渐老化进入老年期。由于老年期生理、心理和生活方面发生改变，易患各种身心疾病。应指导老年人定期体检，适度参加社会活动和从事力所能及的工作，保持作息规律，加强体育锻炼，注意劳逸结合，防治老年期常见病和多发病，促进老年人身心健康，提高妇女生命质量。

二、计划生育技术指导

积极开展计划生育知识的健康教育及技术咨询，使育龄妇女了解各种节育方法的安全性和有效性，指导夫妇双方选择适宜的节育方法，降低人工流产率，预防性传播疾病。严格掌握节育手术的适应证和禁忌证，减少和防止手术并发症的发生，提高节育手术质量，确保受术者的安全与健康（详见第二十一章"计划生育妇女的护理"）。

三、妇女病及恶性肿瘤的普查普治

中华人民共和国国家卫生健康委员会关于《贯彻 2021—2030 年中国妇女儿童发展纲要的实施方案》中提出，对妇女开展疾病防治行动，加强乳腺癌、宫颈癌、贫血等重大疾病防治；继续实施并逐步扩大农村妇女乳腺癌、宫颈癌筛查，预防艾滋病、梅毒和乙型病毒性肝炎母婴传播等重大公共卫生服务项目。

健全妇女保健网络，定期进行常见病及良恶性肿瘤的普查普治工作。35 岁以上妇女每 1~2 年普查 1 次，普查内容包括妇科检查、阴道分泌物检查、宫颈脱落细胞学检查及 B超检查。中老年妇女以防癌为重点，做到早发现、早诊断及早治疗，提高妇女生命质量。倡导接种 HPV 疫苗，预防宫颈癌。普查发现异常时，应进一步检查确诊，降低发病率，提高治愈率，维护妇女身心健康。

四、妇女劳动保护

我国目前已建立较为完善的妇女劳动保护和保健法规,采用法律手段,保护职业女性在劳动和工作中的安全和健康。督促用人单位加强对女职工经期、孕期、哺乳期的特殊保护,落实哺乳时间和产假制度,禁止用人单位因女职工怀孕、生育、哺乳而降低工资、恶意调岗、予以辞退、解除劳动(聘用)合同,推动落实产假期间的工资待遇,定期开展女职工生育权益保障专项督查,为女性生育后回归岗位或再就业提供培训等支持。推动用人单位根据女职工需要建立女职工哺乳室、孕妇休息室等设施。绝经过渡期女职工应该得到社会广泛的体谅和关怀,经医疗保健机构诊断为绝经综合征,经治疗效果不佳,已不适应现任工作时应暂时安排其他适宜的工作。

章末小结

本章学习重点为妇女各期保健,学习难点为妇女保健工作的方法。掌握的核心要点:①青春期保健的三级预防,以一级预防为重点。② 35 岁以上妇女每 1~2 年普查 1 次妇科常见病或肿瘤,倡导接种 HPV 疫苗。③分娩期保健做到"五防、一加强",指防滞产,防感染,防产伤,防产后出血,防新生儿窒息,加强产时监护和产程处理。④绝经过渡期妇女若月经紊乱或停经超过半年以上,应取出宫内节育器,同时指导避孕至月经停止 1 年以后。

(吕　霞)

思考题

1. 李女士,25 岁,婚后半年未孕,现计划怀孕。双方体检身体均健康。

李女士夫妇应到医疗保健机构接受哪种保健服务?

2. 王女士,35 岁,G_1P_1。现产后第 2d,自述乳房胀痛,乳汁分泌量少,对是否母乳喂养犹豫不决。

如何对王女士进行哺乳期保健指导?

附　　录

实 训 指 导

实训 1　妇 科 检 查

【实训目的】

1. 具有关爱病人、认真负责和严谨的工作态度以及保护病人隐私的职业素养。

2. 学会妇科检查的护理配合。

【实训准备】

1. 物品准备　妇科检查床、妇科检查模型、阴道窥器、液体石蜡、无菌手套、消毒容器(分别盛放消毒干棉球、消毒纱布块等)、长镊、长棉签、生理盐水、宫颈刮板、臀垫、器具浸泡桶(内盛消毒液)、污物桶、照明灯等。

2. 操作人员准备　服装整洁,穿工作衣,洗净双手,戴帽子、口罩、无菌手套。

3. 环境准备　室内光线充足、温暖、安静、隐蔽,设置屏风遮挡。

【实训学时】　1 学时

【实训方法】

课前观看妇科检查教学视频。课中实训室模拟教学,教师示教,学生分组练习、考核。课后医院临床见习。

【实训步骤】

1. 教师示教　运用模型进行示范教学。首先和病人沟通,嘱病人排空膀胱,协助其脱去一侧裤腿,取膀胱截石位平卧于检查床上,腹肌放松,两手平放于身旁。检查者站立于病人两腿之间,面向受检者。

(1) 外阴检查:①观察外阴表面,外阴发育,阴毛分布,有无畸形、炎症、赘生物,皮肤黏膜色泽,前庭大腺是否肿大等。②分开小阴唇观察阴道前庭,尿道口有无红肿及分泌物,前庭大腺腺管开口处有无红肿,处女膜状态等。③让受检者向下屏气观察,有无阴道壁膨出、子宫脱垂或尿失禁等。

(2) 阴道窥器检查:将阴道窥器两叶合拢,涂以润滑剂。检查者一手分开小阴唇,一手持窥器以45° 角斜行沿阴道后壁缓慢插入,边进入边旋转并逐渐张开两叶,充分暴露宫颈、阴道部。若行宫颈刮片及阴道分泌物检查时,同时采集标本。检查完毕合拢窥器上下两叶后旋转取出。

检查目的:①观察阴道,黏膜颜色、皱襞,有无溃疡、囊肿等,注意阴道分泌物的量、颜色、性状,有无臭味。②观察宫颈,大小、色泽、形状,有无糜烂样改变、裂伤、息肉、肿物和出血。

(3) 双合诊:检查者戴无菌手套,一手示指、中指蘸润滑剂,沿阴道后壁轻轻插入阴道内,另一手在腹部配合,检查阴道、宫颈、宫体、输卵管、卵巢、宫旁结缔组织以及骨盆腔内壁有无异常。注意子宫的位置、大小、硬度、活动度、有无压痛;附件有无包块及包块形状、大小、活动度等。

（4）三合诊:将一手的示指放入阴道,中指插入直肠,另一手置于下腹部配合检查。用于弥补双合诊的不足,估计盆腔后部癌肿浸润盆壁的范围。

（5）直肠－腹部诊:将一手示指伸入直肠,另一手在腹部配合检查。与双合诊检查目的相同,主要用于未婚或阴道闭锁者。

（6）检查后记录:按解剖顺序记录外阴、阴道、子宫颈、子宫、附件(左右两侧附件情况应分别记录)。

（7）整理用物,洗手。

2. 学生分组训练　学生分组利用模型进行训练,要求边口述边操作,体现出对受检者的关心体贴。教师巡回指导,矫正反馈。实训项目包括:①说出实训准备。②模拟实训项目包括外阴检查、阴道窥器检查、双合诊、三合诊、直肠－腹部诊。

3. 结果考核　每组随机抽取 1 人模拟操作实训项目,学生组成测评小组评价打分,教师总结点评。考核结果作为小组成绩。课后完成实训报告,总结实训体会。

【注意事项】

1. 态度和蔼,语言规范,检查时动作轻柔、规范、注意保暖、保护病人隐私。

2. 臀垫、无菌手套、检查器械应每人次更换,以防交叉感染。

3. 实训结束后,整理物品并归位,洗手,养成良好的工作习惯。

（吕　霞）

实训 2　产前检查

【实训目的】

1. 具有严谨的工作态度、团结协作精神及沟通交流能力,关爱孕妇。

2. 学会产前检查的护理配合;产科腹部检查与骨盆外测量的方法。

【实训准备】

1. 物品准备　皮尺、孕期保健卡、手表、纸、笔、耦合剂、纱布块等。

2. 器械准备　孕妇腹部模型、骨盆模型、胎儿模型、骨盆测量器、木质听筒、电子胎儿监护仪、超声多普勒胎心听诊仪。

3. 环境准备　室内光线充足、温暖、安静、隐蔽,设置屏风遮挡。

4. 操作人员准备　穿隔离衣,戴帽子,修剪指甲,洗手,戴口罩。

5. 孕妇准备　排空膀胱

【实训学时】　2 学时

【实训方法】

课前观看产前检查教学视频。课中实训室模拟教学,教师示教,学生分组练习、考核。课后医院临床见习。

【实训步骤】

1. 教师示教

（1）腹部四步触诊法:利用孕妇模型示教。

1）核对姓名，解释产前腹部检查目的。

2）协助孕妇仰卧于检查床上，头部稍抬高，双腿屈曲分开，放松并暴露腹部。检查者站立于孕妇身体右侧，面向孕妇。

3）观察孕妇腹形、大小和妊娠纹，注意有无水肿及手术瘢痕。

4）腹部触诊：①注意腹壁紧张度、羊水量及子宫敏感度。②软尺测量子宫长度和腹围。子宫长度是从子宫底至耻骨联合上缘中点的距离，腹围是平脐绕腹一周（即腹部最膨隆处）的数值，估计胎儿大小为宫高 × 腹围（cm）+200g。③四步触诊法检查子宫大小、胎产式、胎先露、胎方位及胎先露是否衔接。

前三步触诊，检查者面向孕妇头端。

第一步：检查子宫底部，判断宫底高度及宫底部的胎儿部分。双手手指并拢，用手指指腹及手掌尺侧面实施操作。检查者双手置于子宫底部，手测宫底高度，估计胎儿大小与妊娠周数是否相符。双手指腹相对交替轻推，分辨宫底部的胎儿部分。胎头圆而硬，有浮球感；胎臀宽而软，形状不规则。

第二步：检查腹部两侧，判断胎背及胎儿四肢的位置。检查者两手掌分别置于腹部左右两侧，一手固定，另一手轻轻深按，两手交替，仔细分辨胎背及胎儿四肢位置。平坦饱满部分为胎背，可变形、高低不平部分为胎儿肢体。胎背方向有助于确定胎方位及胎心音听诊部位。

第三步：检查耻骨联合上方，判断胎先露及先露部是否衔接。检查者右手拇指与其余4指分开，置于耻骨联合上方，握住胎先露部轻柔对推，辨别是胎头或胎臀。左右推动以确定是否衔接，能推动者表示尚未衔接入盆，不能推动者表示已衔接。

第四步：检查者面向孕妇足端，两手分别置于胎先露部的两侧，沿骨盆入口方向向下深按，核实胎先露的判断是否正确，并确定入盆程度。

（2）胎心音听诊：利用孕妇腹部模型、木质听筒、超声多普勒胎心听诊仪听诊胎心音。检查者站于孕妇右侧，指导孕妇双腿伸直并拢。

1）听诊部位：胎心音多在靠近孕妇腹壁的胎背侧听得最清楚。妊娠24周前，胎心音多在脐下正中或偏左、右听到。妊娠24周后，枕先露于脐下两侧、臀先露于脐上两侧、肩先露在靠近脐部下方听诊最清楚。可结合腹部触诊判断的胎背位置，确定胎心音听诊部位。

2）方法：①用木质听筒听诊胎心音，每次至少听诊1min。②超声多普勒胎心听诊仪听胎心。耦合剂涂在孕妇腹壁胎心音听诊部位，胎心听诊仪听诊胎心音并注意胎心率。③运用高级分娩模型与电子胎儿监护仪，演示电子胎儿监护方法。

（3）骨盆外测量：选择一名同学模拟孕妇，教师示教骨盆外测量的方法。

1）核对姓名，解释骨盆外测量目的。

2）协助孕妇仰卧于检查床上，头部稍抬高。铺臀垫，松解腰带和衣裤。检查者站于孕妇右侧。

3）首先在身体表面辨认骨盆骨性标志，如髂前上棘、髂嵴、耻骨联合、坐骨结节、耻骨弓，可结合骨盆模型帮助辨认。

4）利用骨盆测量器测量相关径线，方法如下：

髂棘间径：孕妇伸腿仰卧位，测量两髂前上棘外缘间的距离。正常值为23～26cm。

髂嵴间径：孕妇伸腿仰卧位，测量两髂嵴外缘间最宽的距离。正常值为25～28cm。

骶耻外径：孕妇左侧卧位，左腿屈曲，右腿伸直。测量第五腰椎棘突下至耻骨联合上缘中点的距离，正常值为18～20cm。第五腰椎棘突下相当于米氏菱形窝上角或髂嵴后连线中点下1.5cm。

坐骨结节间径：孕妇仰卧位，双腿屈曲分开，双手抱双膝，测量两侧坐骨结节内侧缘的距离。正常值为 8.5～9.5cm。

耻骨弓角度：检查者两手拇指尖斜对拢，放置在被测量者耻骨联合下缘，左右两拇指平放在耻骨降支上面，测量两拇指间的角度即为耻骨弓角度，正常值为 90°，<80° 为异常。

（4）检查结束，指导孕妇左侧卧位休息 5min，以改善胎盘血供。对孕妇进行孕期保健指导。

（5）整理、记录：清理用物，洗手，记录检查结果。

2. 学生分组训练　学生分组，利用模型或者分组模拟孕妇与护士，按照示教方法与步骤，进行产前检查实训，要求边叙述边操作，并体现对受检者的关心体贴。教师巡回指导。实训项目包括：①宫高、腹围测量。②腹部四步触诊。③胎心音听诊。④骨盆外测量。

3. 结果考核　每组随机抽取 1 人模拟操作实训项目，学生组成测评小组评价打分，教师总结点评。考核结果作为小组成绩。课后完成实训报告，讨论实训体会。

【注意事项】

1. 腹部四步触诊法注意触诊目的、部位和手法。

2. 骨盆外测量注意各径线起止点及骨性标志的准确辨认。

3. 模拟临床场景，态度亲切，动作轻柔，注意保暖和隐私保护。

4. 实训结束后，检查用物按相关规定处理。所用物品归位，养成良好习惯。

（闫瑞霞）

实训 3　接生的护理配合

【实训目的】

1. 具有严谨的工作态度、团结协作精神及沟通交流能力，关爱产妇。

2. 学会外阴消毒的方法，正确有效的接生配合与产时新生儿护理技术。

【实训准备】

1. 物品准备　①外阴消毒物品：无菌持物筒 1 个、无菌罐 2 个（分别放置 20% 肥皂水纱布及 0.5% 碘伏纱布）、冲洗壶（内置 1 000ml 温开水）、无菌盒内置无菌持物钳 6 把、一次性棉垫、便盆。②新生儿护理物品：氧气装置、负压吸引装置、胎心监护仪、心电监护仪、新生儿辐射台；婴儿车及新生儿包被、婴儿腕带、印台；无菌产包、无菌会阴侧切包；静脉输液、肌内注射用物。饱和高锰酸钾液或 2.5% 碘酊、75% 乙醇、缩宫素、维生素 K_1、生理盐水。

2. 环境准备　关闭门窗，调节室温，室内光线充足，环境安静、隐蔽，请无关人员离开，注意保护隐私，必要时设屏风或隔帘遮挡产妇。

3. 操作人员准备　着装整齐，修剪指甲，洗手，戴口罩。

4. 产妇准备　排空膀胱后，脱掉裤子，取仰卧位，双腿屈曲暴露外阴部。

【实训学时】　2 学时

【实训方法】

课前观看正常分娩教学视频。课中实训室模拟教学，教师示教，学生分组练习、考核。课后医院临床见习。

【实训步骤】

1. 教师示教

（1）产时外阴消毒：利用外阴消毒模型进行演示。

1）备齐并检查物品，携带用物至产妇床旁，核对解释，以取得配合。

2）护士站在产妇右侧，协助产妇取适宜体位，双腿屈曲分开，充分暴露外阴部，臀下铺一次性臀垫，放便盆，注意保暖。

3）用无菌持物钳夹持 0.5% 碘伏棉球或纱布擦洗外阴部，顺序为：对侧大阴唇→近侧大阴唇→对侧小阴唇→近侧小阴唇→阴阜→对侧大腿内上 1/3 →近侧大腿内上 1/3 →会阴及肛周，消毒 2～3 遍。必要时可根据病人情况增加消毒次数。

4）撤去便盆，撤去一次性臀垫，用物按消毒技术规范要求处理，垃圾分类处理。更换干净棉垫，臀下垫无菌治疗巾，打开产包准备铺巾接生。

传统消毒方法为肥皂水擦洗，温水冲净皂液，干纱布擦干，最后消毒液擦洗消毒，具体步骤如下：

1）用无菌持物钳钳夹肥皂水棉球或纱布进行第 1 遍擦洗，顺序为：阴阜→对侧大腿根部→近侧大腿根部→对侧大腿上 1/2 →近侧大腿上 1/2 →对侧臀部→近侧臀部。每个部位至少擦 3 次。

2）用无菌持物钳钳夹肥皂水棉球或纱布进行第 2 遍擦洗，顺序为：对侧大阴唇→近侧大阴唇→对侧小阴唇→近侧小阴唇→会阴体→肛周（门）。每个部位至少擦 3 次。

3）用无菌持物钳夹消毒干棉球堵住阴道口，用温开水冲净肥皂水，先中间，后两边，再中间。注意预先调试水温在 39～41℃间，操作中要询问产妇感觉。

4）用无菌持物钳取干棉球或纱布擦干，顺序为先中间，后两边，并取下阴道口的棉球。

5）更换无菌持物钳，取 0.5% 碘伏纱布擦洗，顺序为：对侧大阴唇→近侧大阴唇→对侧小阴唇→近侧小阴唇→阴阜→对侧大腿上 1/3 →近侧大腿上 1/3 →会阴体→肛周（门）。擦洗范围不超出第 3 遍肥皂水纱布擦洗范围。

6）撤去便盆，用物按消毒技术规范要求处理，垃圾分类处理。更换干净棉垫；臀下垫无菌治疗巾，打开产包准备铺巾接生。

（2）产时新生儿护理技术

1）新生儿初步复苏：将新生儿置预热的辐射台上→置肩垫呈鼻吸位（呼吸道通畅）→用洗耳球或吸痰管吸净口鼻分泌物（先吸口再吸鼻）→用毛巾擦干全身并移走湿毛巾，轻抚背部或轻弹足跟刺激其啼哭。

2）进行 Apgar 评分，评估内容包括：每分钟心率、呼吸、皮肤颜色、肌张力、喉反射。评分 4～7 分，轻度窒息，可给予清理呼吸道、人工呼吸、吸氧、用药等措施；评分 0～3 分缺氧严重，重度窒息，可行喉镜直视下气管内插管给氧处理及心肺复苏。

3）脐带处理：用套有气门芯的止血钳距脐根 1cm 处夹闭，距钳缘上 0.5cm 处断脐，将气门芯拉过脐带断面，套气门芯于止血钳下的脐带根部，然后松开止血钳。用 1 块消毒纱布挤净脐带断端处余血及黏液，随之把纱布围在脐轮周围，固定，用 0.5% 碘伏消毒脐带断端或涂擦 2.5% 碘酊后用 75% 乙醇脱碘或涂擦饱和高锰酸钾溶液，稍干后再以脐带卷包扎。进行脐带断端消毒时，切勿碰及新生儿皮肤。

4）让产妇辨认新生儿性别，与产妇核对信息后当产妇面系新生儿腕带，系好后再次核对腕带信息并置婴儿车内。

5）测量新生儿身长，体重。进行新生儿常规检查有无产瘤、头皮血肿、体表畸形等。

6）盖新生儿右足印及产妇右手大拇指印于新生儿病历上,产妇签字确认。

7）协助进行母婴皮肤早接触、早吸吮、早开奶,进行母乳喂养宣教,此期间加强安全宣教及巡视,预防新生儿窒息或坠地。

8）母婴早接触满30min,为新生儿穿好衣服,整理好包被,将新生儿置于婴儿车内,推至产妇床旁,向产妇讲解新生儿观察要点。

9）整理、记录:清理用物,洗手,记录结果。

2. 学生分组训练　学生分组,利用外阴消毒模型,按照示教方法与步骤,进行外阴消毒实训练习,要求边叙述边操作,并体现对受检者的关心体贴,注意保护产妇隐私。教师巡回指导。

3. 结果考核　每组随机进行实训项目操作,学生评价打分,教师总结点评。考核结果作为小组成绩。课后完成实训报告,讨论实训体会。

【注意事项】

1. 态度亲切,动作轻柔。注意保护产妇的隐私,注意保暖。

2. 注意无菌操作规程,擦洗部位呈叠瓦状,不留间隙,消毒范围不能超出擦洗范围。冲洗水温在39~41℃之间。

3. 注意与产妇核对新生儿信息2次以上,记录新生儿腕带信息准确无误。

4. 早接触、早吸吮时注意安全和保暖。

5. 实训结束后,废弃用物按相关规定处理,用物归位,养成良好习惯。

（杨　兰）

实训4　母乳喂养指导

【实训目的】

1. 具有细致、关心、体贴的工作态度。

2. 学会指导母乳喂养的方法。

【实训准备】

1. 物品准备　新生儿模型、乳母模型。清洁毛巾、温水、脸盆,必要时备屏风。

2. 护士准备　仪表端庄,着装规范,修剪指甲,清洁双手。

3. 母婴准备　新生儿更换清洁尿布,产妇取舒适体位。

4. 环境准备　整洁安静,光线柔和,室温22~24℃,湿度适宜,私密性好。

【实训学时】 1学时

【实训方法】

课前观看母乳喂养教学视频。课中实训室模拟教学,教师示教,学生分组练习、考核。课后医院临床见习。

【实训步骤】

1. 教师示教　运用新生儿及乳母模型进行。

（1）核对解释:核对母儿床号、姓名,讲解母乳喂养的好处。

（2）哺乳前准备:温水洗手,擦洗乳头、乳晕,用毛巾湿热敷乳房3~5min并轻轻按摩,以促进乳腺管扩张,刺激排乳。

（3）哺乳体位：以端坐位为宜；身体不便或夜间哺乳时，可取侧卧位。体位舒适、放松，有利于乳汁排出。

（4）哺乳方法指导：①新生儿头部与身体呈直线，身体面对并贴近母亲身体。②产妇将一手拇指与其余四指分开，分别放在乳房上下方，呈"C"形托起乳房。先挤出少量乳汁刺激新生儿吸吮，然后将乳头及大部分乳晕送入新生儿口中。用一只手掌呈"C"型托住乳房，避免乳房堵住新生儿鼻孔；母儿紧密相贴，新生儿脸朝向乳房，鼻头对着乳头，下颌碰到乳房。吸完一侧再吸另一侧。③哺乳结束，用示指轻压新生儿下颌拉出乳头，避免强行拉出引起局部疼痛和皮肤损伤。挤出少量乳汁涂于乳头及乳晕上，预防乳头皲裂。将新生儿直立抱起，趴在母亲肩部，轻拍背部 1～2min，排出胃内空气，以防溢乳。

（5）平坦及凹陷乳头护理：①乳头伸展练习，即将两手示指平行放在乳头两侧，慢慢由乳头向两侧外方拉开，牵拉乳晕皮肤及皮下组织，使乳头向外突出；接着将两示指分别放在乳头上侧和下侧，将乳头向上、向下纵行拉开，重复进行 15min，每日两次。②乳头牵拉练习，一只手托乳房，另一只手的拇指和中示指抓住乳头向外牵拉，重复 10～20 次，每日两次。

（6）整理、记录：清理用物，洗手，记录结果。

2. 学生分组训练　学生分组利用模型进行母乳喂养的训练，要求边叙述边操作，并体现出对乳母的关心体贴。教师巡回指导，矫正反馈。

3. 结果考核　每组随机抽取 1 人模拟操作实训项目，学生组成测评小组评价打分，教师总结点评。考核结果作为小组成绩。课后完成实训报告，讨论实训体会。

【注意事项】

1. 态度亲切，动作轻柔，注意保暖和安全。

2. 模拟临床场景，注意关心体贴产妇。

3. 实训结束后，将所有物品归位，养成良好的工作习惯。

（余　欣）

实训 5　新生儿窒息复苏技术

【实训目的】

1. 具有沉着、冷静、细致、体贴的工作态度。

2. 学会新生儿窒息复苏技术的护理配合。

【实训准备】

1. 护士准备　护士着装整洁，戴无菌口罩，洗净双手。

2. 用物准备　预热的辐射抢救台、预热的毛巾、吸氧装置、新生儿面罩、复苏气囊、脉氧饱和度检测仪、负压吸引器、吸痰管、胎粪吸引管、喉镜（0、1 号）、气管导管（2.5、3.0、3.5、4.0）、金属芯、固定气管导管胶布、听诊器、护理记录单及相关药物（生理盐水、肾上腺素等）。

3. 环境准备　光线充足，温、湿度适宜，环境整洁、安静，减少人员走动。

【实训学时】　1 学时

【实训方法】

多媒体播放实训教学视频；实训室模型演示与操作练习；医院临床见习。

【实训步骤】

1. 教师示教

(1) 复苏准备:组建复苏团队、用物准备。

(2) 评估:是否足月妊娠? 羊水情况? 有呼吸或哭声? 肌张力好吗? 如以上任何一项为"否"则进行初步复苏。

(3) 初步复苏:①保暖:立即用预热毛巾包裹新生儿放在辐射保暖台上。②体位:置新生儿头轻度仰伸位。③清理呼吸道:清除口咽鼻腔分泌物及异物。④擦干:快速彻底擦干头部、躯干和四肢,拿掉湿毛巾。⑤刺激:如仍无呼吸,用手轻拍或手指弹患儿足底或摩擦背部 2 次以诱发自主呼吸。再次评估呼吸、心率。

(4) 正压给氧:采用气囊面罩正压通气法。按压气囊的压力 20~25cmH$_2$O,频率 40~60 次/min,给氧浓度 21%~30%,流量调节至 10L/min,给氧时检查面罩和面部之间是否密闭、再次通畅气道(可调整头位为鼻吸气位,清除分泌物,使新生儿的口张开)及增加气道压力。

(5) 胸外按压:30s 有效的正压通气后,心率仍 <60 次/min,配合气管插管进行胸外按压。用拇指法或示、中指有节奏地按压新生儿两乳头连线中点的下方,即胸骨下 1/3 处,胸外心脏按压和正压通气的比例为 3:1,即按压 90 次/min,呼吸 30 次/min,每个动作约 1/2s,2s 内 3 次胸外按压加 1 次正压通气。按压者大声喊出"1—2—3—吸",助手做正压通气配合。按压深度使胸骨下陷约前后胸直径的 1/3,两次按压之间拇指或双指不得离开胸壁。

(6) 药物治疗:30s 有效的正压通气(胸廓有起伏)和 60s 胸外按压配合 100% 浓度的氧正压通气后,新生儿心率仍 <60 次/min,给予肾上腺素。给药途径首选脐静脉。给药剂量为 1:10 000 的肾上腺素 0.1~0.3ml/kg 静脉给药或 0.5~1ml/kg 气管内给药。用药后 1min 评估心率,继续正压通气和胸外按压。如果首剂肾上腺素应用后心率仍 <60 次/min,3~5min 可重复应用。

(7) 整理、记录:清理用物,洗手。记录复苏过程、效果及用药情况。

2. 学生分组训练　学生分组按示教步骤与方法练习,要求边叙述边操作,动作轻柔,体现关心体贴。教师巡回指导,矫正反馈。

3. 结果考核　每组随机抽取 1 名学生模拟操作实训项目,同学评价打分,教师总结点评。实践考核结果作为小组成绩。完成实训报告,讨论实训体会。

【注意事项】

1. 胸外心脏按压部位要准确,用力要适宜,以防发生骨折或心肺损伤;按压放松时的手指抬起,但不离开胸壁皮肤,避免反复定位而延误抢救时间。

2. 整个复苏中应贯穿评估 - 决策 - 措施的程序。通过评估确定每一步是否有效,心率是决定是否进入下一步骤的关键指标。

3. 维持患儿肛温在 36.5~37.5℃左右,减少氧耗。

4. 选择大小合适的面罩,以封住口鼻为宜,但不能盖住眼睛或下颌。

5. 羊水粪染新生儿无活力时,20s 内完成气管插管及吸引胎粪;如无条件气管插管,清理口鼻后立即正压通气。

(郭晓辉)

实训 6 异常妊娠妇女的护理

【实训目的】

1. 具有严谨的工作态度与责任心，认真细致、沉着冷静，尊重关爱孕妇。

2. 学会对异常妊娠妇女的护理评估方法，针对护理问题能正确实施护理措施；失血性休克及子痫孕妇的急救护理技能；硫酸镁的用法及注意事项。

【实训准备】

选择妊娠期出血性疾病、妊娠期高血压疾病临床典型案例一组。课前发给学生，为课堂讨论或临床见习做好准备。

【实训学时】 3 学时

【实训方法】

课前预习临床案例，课中分组案例讨论、考核，课后临床见习。

【实训步骤】

1. 案例展示

（1）案例 1：流产妇女的护理

王女士，28 岁，已婚，G_2P_0。因停经 3 个月，少量不规则阴道流血 3d 入院。平素月经规则，停经 $40^{+}d$ 时有恶心呕吐等反应，社区医院检查诊断为"早孕"。近期自觉早孕反应消失，3d 前阴道少量出血，暗红色，无腹痛。体格检查：体温 36.2℃，脉搏 76 次 /min，血压 120/80mmHg，精神好，心肺听诊无异常。妇科检查：外阴正常，阴道少量暗红色血迹，宫颈无触痛，子宫约 2 个月妊娠大，双侧附件未触及异常。B 超检查提示"增大子宫内见妊娠囊，有胎儿，未见胎心搏动"。门诊以"稽留流产"收入院。孕妇及家属焦灼不安。

请讨论：①诊断"稽留流产"的依据有哪些？ ②王女士存在的主要护理问题是什么？ ③作为护士，对该孕妇应如何护理？

（2）案例 2：异位妊娠妇女的护理

张女士，26 岁，已婚，G_3P_0。平素月经规律，有慢性盆腔炎病史 3 年。因停经 50d，阴道少量流血 2d，突发右下腹撕裂样疼痛 1h 急诊入院。2d 前，病人无诱因出现少量点滴状阴道流血，深褐色，自认为是"月经"，未诊治。1h 前，突发右下腹撕裂样疼痛，伴恶心、呕吐及肛门坠胀感，腹痛部位由右下腹逐渐波及全腹部，自觉头晕，入院途中晕厥一次。体格检查：痛苦面容，面色苍白，血压 80/50mmHg，脉搏 100 次 /min，体温 36.5℃。心肺检查未见异常。腹平，腹肌略紧张，下腹部压痛、反跳痛，右下腹为著，叩诊移动性浊音阳性。妇科检查：外阴发育正常，阴道少量血迹，后穹隆饱满并触痛，宫颈举痛明显，子宫略大、有漂浮感，子宫右侧扪及包块，边界不清，压痛明显。尿妊娠试验阳性。医生考虑"宫外孕"。病人及家属精神紧张。

请讨论：①异位妊娠的主要病因是什么？ 还应做哪些辅助检查？ ②如何观察并评估病人的出血情况？ ③该病人存在的主要护理问题是什么？ 作为护士，应如何配合抢救？

（3）案例 3：前置胎盘妇女的护理

赵女士，30 岁，G_3P_0。因孕 35^{+2} 周，突发无痛性阴道流血半小时急诊来院。孕妇平素月经规律，停经 6 周出现恶心呕吐等反应，医院检查诊断为"早孕"。孕 5 个月时感胎动，定期产前检查未见异常。半小时前无诱因阴道流血,如月经量,无腹痛。体格检查:体温36.6℃,脉搏80次/min,呼吸18次/min,血压110/70mmHg,心肺听诊无异常。腹部检查:宫高32cm,腹围100cm,腹软,无压痛,胎位ROA,胎心率136次/min,胎先露高浮。医生考虑"前置胎盘"收入院。孕妇因担心胎儿安全而紧张不安。

请讨论:①如何对赵女士进行护理评估?应首选哪项辅助检查?②该孕妇存在的主要护理问题是什么?③作为责任护士对该孕妇应如何护理?

(4)案例4:胎盘早剥妇女的护理

胡女士,35岁,G_1P_0。因孕35^{+6}周,阴道流血伴持续性下腹疼痛2h急诊入院。平素月经规则,自诉停经40d时查尿妊娠试验阳性,孕5个月时感胎动,孕7个月开始出现双下肢水肿,休息后不消退,近1个月常有头晕、头痛,未按时产前检查。2h前做家务时突然阴道流血,量同月经,并伴有持续性下腹疼痛,急诊来院。体格检查:体温36.8℃,脉搏116次/min,呼吸18次/min,血压90/60mmHg,心肺未闻及异常,水肿(+++)。腹部检查:宫高36cm,腹围98cm,子宫硬如板状,压痛明显,胎位触不清,胎心音未闻及。B超检查提示胎盘后有血肿存在,无胎心搏动。医生以"胎盘早剥"收入院。孕妇及家属紧张不安。

请讨论:①如何对胡女士进行护理评估?②存在的主要护理问题是什么?③作为责任护士对该孕妇应如何护理?

(5)案例5:妊娠期高血压疾病妇女的护理

薛女士,35岁,G_2P_0,平素月经规律。因停经34^{+3}周,头晕眼花10d入院。自述停经40d查尿妊娠试验阳性,孕4个半月自觉胎动,2个月前出现双下肢水肿,休息后不消退。未定期进行产前检查。10d前出现颜面部及眼睑水肿,有时头晕、眼花,无心慌及抽搐。体格检查:体温36.8℃,脉搏96次/min,血压160/110mmHg,心肺未发现异常,水肿(+++)。腹部检查:宫高30cm,腹围96cm,胎位LOA,胎心142次/min。骨盆外测量各径线正常。B超检查:胎儿头位,双顶径8.1cm,股骨长6.0cm,胎盘Ⅱ级,AFI8.1cm。血常规WBC$9.5×10^9$/L,Hb110g/L,PLT$275×10^9$/L;肝功能检查白蛋白25.9g/L,总蛋白52.8g/L;尿常规示尿蛋白(++)。

请讨论:①薛女士可能的疾病是什么?②应首选哪种药物治疗?应如何正确应用?③如果孕妇发生抽搐,应如何配合医生进行抢救?

2. 角色扮演,学生分组讨论

(1)结合展示案例,利用角色扮演,对孕妇进行护理评估,并讨论案例中提出的问题。

(2)比较4种妊娠期出血性疾病的护理评估特点。

(3)总结失血性休克孕妇的急救护理措施。

(4)讨论硫酸镁的毒性反应、注意事项及子痫孕妇的护理要点。

3. 结果考核 每组推荐1名学生汇报小组讨论结果,同学评价打分,教师总结点评。考核结果作为小组成绩。完成实训报告,讨论实训体会。

【注意事项】
模拟临床场景,学会与孕妇的沟通技巧,态度亲切,注意保护孕妇隐私。

(张建红)

实训 7　异常分娩妇女的护理

【实训目的】

1. 具有与产妇进行有效沟通的能力,关爱产妇。

2. 学会缩宫素的用药护理;臀位的判断与矫正方法。

【实训准备】

选择异常分娩典型案例,课前发给学生,为课堂讨论或临床见习做好准备。

【实训学时】　1 学时

【实训方法】

课前预习临床案例,课中分组案例讨论、考核,课后临床见习。

【实训步骤】

1. 案例展示

(1) 案例 1:产力异常妇女的护理

王女士,25 岁,G_2P_0。孕 40^{+4} 周,阵发性腹痛 8h 于下午 7 点入院。入院检查:宫高 34cm,腹围 100cm,胎头已衔接,胎心率 145 次 /min,宫缩 30s/5～6min,骨盆测量未见明显异常,宫口扩张 3cm,头先露 S^{-1},未破膜。产妇紧张不安,医护人员耐心地向她解释分娩过程及注意事项。入院 3h 后检查发现:宫缩 20～25s/4～5min,胎心率 140 次 /min,宫口扩张 4cm,头先露 S^{-1}。给予人工破膜加强宫缩。入院 9h 后检查发现:宫缩 15～20s/6～7min,胎心率 140 次 /min,宫缩高峰时按压宫底有凹陷,子宫隆起不明显,宫缩间隙子宫完全放松。宫口开大 6cm,头先露 S^{+1}。医嘱:静脉滴注缩宫素。

请讨论:①请对该产妇进行护理评估,产妇产程进展正常吗? ②王女士的主要护理问题是什么? ③根据该产妇的产程进展情况,讨论应实施哪些护理措施? 静脉滴注缩宫素的注意事项有哪些?

(2) 案例 2:胎位异常妇女的护理

王女士,25 岁,G_2P_0。孕 34 周定期产前检查,自诉胎动时常感肋下胀痛。产科检查:宫高 30cm,宫底部触及圆而硬的胎头、按压有浮球感,耻骨联合上方触及宽、软的胎儿部分,胎心音在脐上左侧最清楚。

请讨论:①可能的胎先露是什么? ②指导孕妇矫正异常胎位的方法并进行健康宣教。

2. 学生分组讨论、训练

(1) 对提供的案例进行护理评估。

(2) 讨论案例中提出的问题。

(3) 总结子宫收缩乏力产妇的护理措施及臀位矫正的方法。

3. 结果考核　每组推荐 1 名学生汇报小组讨论结果,同学评价打分,教师总结点评。实训考核结果作为小组成绩。完成实训报告,讨论实训体会。

【注意事项】

模拟临床场景,态度亲切,手法轻柔。

(韦秀宜)

实训8　产后出血妇女的护理

【实训目的】

1. 具有关心产妇,沉着冷静抢救产科急症产妇的能力。

2. 学会对产后出血产妇的急救护理及按摩子宫加强宫缩的方法。

【实训准备】

1. 用物准备　无菌手术衣、无菌手套、产床、孕妇模型。

2. 选择典型案例(或联系医院病房组织学习临床见习),课前发给学生,为课堂讨论或临床见习做好准备。

3. 操作者准备　修剪指甲,戴帽子和口罩,戴无菌手套,穿无菌手术衣。

【实训学时】　1学时

【实训方法】

课前预习临床案例;课中分组案例讨论,观摩、模拟按摩子宫的方法并进行考核;课后临床见习或开放实训室供学生练习巩固。

【实训步骤】

1. 案例展示　产后出血妇女的护理。

张女士,36岁,G_1P_0,因足月妊娠临产入院。入院后因精神紧张,进食少,继发子宫收缩乏力。采用人工破膜、静脉滴注缩宫素加强宫缩,胎儿经阴道自然分娩。胎盘娩出后,产妇出现间歇性阴道流血,暗红色,有血块,量较多。血压90/60mmHg,脉搏110次/min。腹部检查子宫体软,子宫轮廓不清,按压子宫底部阴道流血较多。考虑子宫收缩乏力导致产后出血。产妇和家属紧张不安。医嘱:建立静脉通路,按摩子宫,静脉滴注缩宫素。

2. 教师示教　利用孕妇模型示教按摩子宫的方法。

(1)腹壁单手按摩子宫法:术者一手置于子宫底部,拇指在子宫前壁,其余四指在子宫后壁,均匀而有节律地按摩子宫。

(2)腹壁双手按摩子宫法:一手在产妇耻骨联合上缘按压下腹中部,将子宫向上托起,另一手握住宫体,使其高出盆腔,在子宫底部进行有节律地按摩子宫,同时压迫宫底,排出宫腔积血。

(3)腹部-阴道双手按摩子宫法:一手在腹部按摩子宫体后壁,另一手戴无菌手套握拳置于阴道前穹窿顶压子宫前壁,双手相对挤压按摩子宫,刺激宫缩减少出血。

(4)整理用物,洗手。

3. 学生分组训练和讨论

(1)学生分组在模型上练习三种按摩子宫的方法,要求边叙述边操作。

(2)结合案例,讨论不同病因导致的产后出血特点;对案例中的张女士进行护理评估,提出护理问题,制定护理措施。

4. 结果考核　每组推荐1名学生汇报小组讨论结果,检查实训要领掌握情况,同学评价打分,教师总结点评。考核结果作为小组成绩。完成实训报告,讨论实训体会。

【注意事项】

1. 按摩子宫时要轻柔而有节律,腹部-阴道双手按摩子宫时,注意无菌操作。

2. 实践结束,整理用物,养成良好的工作习惯。

(王铁超)

实训 9　产褥感染妇女的护理

【实训目的】

1. 具有良好的人际沟通能力与心理素质,关注护理对象的情感需求,关心体贴产妇。

2. 学会对产褥感染产妇进行护理评估,针对护理问题正确实施护理措施。

【实训准备】

选择产褥感染疾病临床典型案例。

【实训学时】　1 学时

【实训方法】

课前预习临床案例,课中分组案例讨论、考核,课后临床见习。

【实训步骤】

1. 案例展示　产褥感染妇女的护理。

张女士,31 岁,G_1P_1。因产后第 4d,下腹疼痛伴畏寒高热 1d 来医院就诊。4d 前,产妇妊娠 38^{+4} 周、胎膜破裂 13h 后临产,因持续性枕横位行会阴侧切术分娩一女婴,胎盘自然娩出,检查胎盘、胎膜完整,产后出血约 300ml。查体:体温 39.5℃,脉搏 105 次/min,呼吸 20 次/min,血压 112/76mmHg,乳房无硬块及压痛、子宫底平脐、压痛明显、红色恶露量多、有臭味,会阴切口无红肿。血常规:RBC 4.37×10^{12}/L,Hb 117g/L,PLT 317×10^9/L,WBC 16×10^9/L,N 84.16%。

请讨论:①该产妇的医疗诊断是什么? 分析可能存在的病因有哪些? ②主要护理问题是什么? ③应采取哪些护理措施?

2. 角色扮演,学生相互评价。

(1) 结合展示案例,利用角色扮演,对产妇进行护理评估,并讨论案例中提出的问题。

(2) 每组推荐 1 名学生汇报小组讨论结果,学生组成测评小组评价打分,教师总结点评。考核结果作为小组成绩。课后完成实训报告,讨论实训体会。

【注意事项】

模拟临床情境,学会与产妇的沟通技巧,态度亲切,关心爱护产妇。

(徐国华)

实训 10　剖宫产术妇女的护理

【实训目的】

1. 具有良好的沟通能力和职业素养。

2. 学会剖宫产手术产妇的术前准备与术后护理。

【实训准备】

选择剖宫产案例,课前发给学生,为课堂讨论或临床见习做好准备。

【实训学时】　1 学时

课前预习临床案例,课中分组案例讨论、考核,课后临床见习。

【实训步骤】

1. 案例展示　剖宫产妇女的护理。

王女士,26岁,G_1P_0。因妊娠40周,臀先露,见红2h入院。腹部检查:子宫底部触及圆而硬的胎头,耻骨联合上方触及不规则、宽而软的胎臀,胎背位于母体腹部右前方,胎心音在脐上右侧听诊最清楚,胎心率140次/min,有不规则宫缩。骨盆测量骶耻外径17cm。B超检查胎头双顶径9.5cm。拟采用剖宫产。

请讨论:①最常用的剖宫产术式是什么? 应做哪些术前准备? ②王女士的剖宫产指征是什么? 术后应采取哪些护理措施?

2. 学生分组讨论　针对案例中提出的问题进行讨论。

3. 结果考核

每组学生派代表汇报小组讨论结果,学生组成测评小组评价打分,教师总结点评。考核结果作为小组成绩。课后完成实训报告,讨论实训体会。

【注意事项】

模拟临床场景,培养学生职业素养。

(余　欣)

实训 11　妇产科常用护理技术

【实训目的】

1. 培养学生认真负责的工作态度。

2. 学会妇产科常用护理技术的操作方法。

【实训准备】

1. 物品准备

(1) 妇科检查模型。

(2) 会阴擦洗物品准备:一次性医用护理垫1块,会阴护理包1个(内有一次性手套1副,无菌弯盘2个,无菌镊子或消毒止血钳2把,无菌干纱布若干等),浸有0.02%~0.05%碘伏溶液或1:5000高锰酸钾溶液的棉球若干个。

(3) 会阴湿热敷物品准备:会阴护理包1个(内有一次性手套1副,无菌弯盘2个,无菌镊子或消毒止血钳2把,无菌干纱布若干等),医用凡士林适量,棉签若干,一次性医用护理垫1块,棉垫1块,煮沸的50%硫酸镁,红外线灯、热水袋或电热宝。

(4) 阴道冲洗/擦洗物品准备:一次性医用护理垫1块,一次性手套1副,一次性妇科阴道冲洗器1个(带有控制冲洗压力和流量的调节开关),输液架1个,弯盘1个,便盆1个,阴道窥器1个,水温计1个,无菌干纱布若干。冲洗溶液常用的有0.02%碘伏溶液,1:5000高锰酸钾溶液,2%~4%碳酸氢钠溶液,1%乳酸溶液,0.5%醋酸溶液等。

(5) 阴道或宫颈上药物品准备:一次性医用护理垫1块,一次性手套1副。阴道冲洗用物1套,阴道窥器1个,卵圆钳或长镊子1把,消毒长棉签,消毒干棉球,带尾线的大棉球,无菌干纱布若干,喷雾器,药品。

（6）坐浴物品准备:坐浴盆1个,30cm 高的坐浴架1个,消毒小毛巾1块。常用坐浴液有 0.5% 醋酸溶液、1% 乳酸溶液、1:5 000 高锰酸钾溶液、2%～4% 碳酸氢钠溶液、0.02% 碘伏溶液等。41～43℃的温开水 2 000ml 左右。

2. 操作人员准备　戴帽子,口罩,穿工作衣,戴无菌手套。

【实训学时】　1学时

【实训方法】

课前观看妇产科常用护理技术教学视频。课中实训室模拟教学,教师示教,学生分组练习、考核。课后医院临床见习。

【实训步骤】

1. 教师示教　教师利用教学模型示教并讲解会阴擦洗、会阴湿热敷、阴道冲洗/擦洗、阴道或宫颈上药、坐浴的操作方法、步骤(详见第十四章)及注意事项。

2. 学生分组训练　学生分组利用模型进行会阴擦洗、会阴湿热敷、阴道冲洗/擦洗、阴道或宫颈上药、坐浴等妇产科常用护理技术的训练,要求边叙述边操作,体现出对病人的关心、体贴。教师巡回指导,矫正反馈。

（1）准备操作用物。

（2）向病人说明操作的方法和目的,以取得理解和配合。

（3）在妇科检查模型上按照正确步骤和方法进行操作练习。

3. 结果考核　每组推荐1名学生汇报小组训练结果,学生组成测评小组评价打分,教师总结点评。考核结果作为小组成绩。课后完成实训报告,讨论实训体会。

【注意事项】

1. 态度认真严肃,注意用关心体贴的语气和病人交流。

2. 操作规范,程序正确,注意爱护实验设备。

3. 实训结束后,将所有物品归位,养成良好的工作习惯。

（张静静）

实训 12　女性生殖系统炎症病人的护理

【实训目的】

1. 具有良好的沟通能力和沉着冷静处理问题的能力。

2. 学会对女性生殖系统炎症病人进行护理评估,针对护理问题正确实施护理措施。

【实训准备】

选择女性生殖系统炎症疾病的典型案例,课前发给学生,为课堂讨论或临床见习做好准备。

【实训学时】　1学时

【实训方法】

实训室案例讨论或医院临床见习。

【实训步骤】

1. 案例展示

（1）案例1：滴虫阴道炎病人的护理。

刘女士，28岁，既往月经规律。自述游泳后出现外阴瘙痒，白带增多、有臭味而来院就诊。妇科检查：阴道黏膜充血，白带呈灰黄色、稀薄、泡沫状。病人为此紧张不安。

请讨论：①刘女士主要的护理问题有哪些？②讨论对该病人应采取的护理措施。

（2）案例2：慢性宫颈炎病人的护理。

刘女士，26岁，已婚。自述半年多来阴道分泌物较多，无臭味，偶有腰骶部疼痛、性交后出血。1个月前单位体检发现子宫颈有糜烂样改变，肥大，质地较硬。余无异常。

请讨论：①该病人首选的辅助检查是什么？②对于刘女士目前情况，主要的护理问题有哪些？③为刘女士制定健康指导方案。

（3）案例3：盆腔炎性疾病病人的护理。

何女士，35岁，G_2P_1。1周前行人工流产术，近2d出现下腹部疼痛伴发热，今日出现尿频、尿急症状。查体：体温38.8℃，下腹部压痛、轻微反跳痛。妇科检查：外阴正常，阴道分泌物较多，宫颈口可见脓性分泌物流出，子宫体略大、压痛明显，双侧附件压痛。

请讨论：①该病人主要的护理问题是什么？②应该如何对该病人进行护理？

2. 学生分组讨论

（1）对提供的案例进行护理评估，比较3种女性生殖系统炎症疾病的护理评估要点。

（2）讨论案例中提出的问题。

（3）总结女性生殖系统炎症疾病病人的护理措施。

3. 结果考核　每组推荐1名学生汇报小组讨论结果，同学评价打分，教师总结点评。实训考核结果作为小组成绩。完成实训报告，讨论实训体会。

【注意事项】

模拟临床场景，培养学生职业素质；态度亲切，注意保护病人隐私。

（符　莹）

实训13　妇科手术病人的护理

【实训目的】

1. 具有悉心照顾并与病人沟通交流的能力和职业素养。

2. 学会对妇产科手术病人实施术前及术后护理。

【实训准备】

1. 选择典型案例。

2. 联系医院病房，组织学生临床见习。

【实训学时】　1学时

【实训方法】

课前预习临床案例，课中分组案例讨论、考核，课后临床见习。

1. 案例展示

（1）案例 1：子宫肌瘤全子宫切除术病人的护理。

齐女士，48 岁，G₃P₂。因体检发现子宫肌瘤 1 年，月经过多半年入院就诊。体格检查：贫血貌，神志清、精神欠佳，体温 36.6℃，脉搏 96 次 /min，血压 110/70mmHg，心肺功能未见异常。妇科检查：外阴正常，阴道通畅，黏膜无充血，宫颈光滑，子宫如孕 3 个半月大小、质硬、表面不规则、无压痛、活动可，双侧附件未触及异常。B 型超声检查提示多发性子宫肌瘤。医生建议行全子宫切除术。术前准备时，护士小白发现病人哭泣、担心、紧张。

请讨论：①齐女士目前首优的护理诊断是什么？②术前准备包括哪些内容？③针对齐女士手术后可能发生的护理问题，制定护理措施。

（2）案例 2：异位妊娠急症手术病人的护理。

王女士，26 岁，已婚。停经 50d，突发右下腹剧烈疼痛 2h，随后疼痛波及全腹部，伴头晕、恶心、呕吐，有肛门坠胀感。家属送至医院急诊。体格检查：神志清，面色苍白，体温 37.0℃，脉搏 100 次 /min，呼吸 24 次 /min，血压 80/50mmHg，心肺听诊无异常。轻度腹肌紧张，下腹压痛，以右下腹明显，移动性浊音阳性。妇科检查：外阴正常，阴道少量出血、暗红色，阴道后穹隆饱满、有触痛，宫颈举痛明显，宫体漂浮感，右侧附件区可触及包块、边界不清、压痛明显。实验室检查：血红蛋白 65g/L，白细胞 4.0×10⁹/L，中性粒细胞 70%。初步诊断"异位妊娠"，拟行急症剖腹探查术。

请讨论：①请写出手术名称、主要护理诊断及术前准备。②针对病人手术后可能发生的护理问题，制定护理措施。

（3）案例 3：先天性阴道闭锁经阴道手术病人的护理。

李女士，女，24 岁，未婚，因 18 岁时尚无月经来潮，检查发现先天性阴道闭锁。现在李女士准备结婚，按照医生建议婚前行阴道成形手术。病人目前术后 23h，神志清醒，精神可，生命体征平稳，护理查房时她向责任护士叙述伤口疼痛，希望给予处理。

请讨论：①病人术后应采取哪种体位？②针对病人术后可能发生的护理问题，制定护理措施。

（4）案例 4：子宫脱垂经阴道子宫切除术病人的护理。

张女士，73 岁。10 年前诊断子宫脱垂，近日感觉行动不便，阴道内有肿物脱出，腰骶部疼痛明显，由子女陪同来院就诊。医疗诊断：子宫脱垂。拟行经阴道子宫切除术。

请讨论：①对该病人进行护理评估，拟定手术前护理措施。②手术后病人应采取何种体位？主要护理措施有哪些？

（5）案例 5：妇科腹腔镜手术病人的护理。

张女士，27 岁，G₃P₁。因停经 48d，左下腹隐痛伴阴道不规则出血 2d 入院就诊。体格检查：神志清，精神可，血压 110/70mmHg，脉搏 84 次 /min，体温 36.6℃，心肺检查无异常。妇科检查：外阴发育正常，阴道畅、少量血迹，宫颈轻微举痛，子宫略饱满，左侧附件区轻压痛。B 超检查考虑左侧输卵管妊娠，遂收入院。医生建议张女士行腹腔镜下手术治疗。病人及家属精神紧张，反复追问手术是否会留瘢痕，是否影响生育。

请讨论：①本案例为何推荐腹腔镜手术？该手术较传统开腹手术有哪些优点？②张女士目前首优的护理诊断是什么？针对首优护理诊断，制订护理措施。

2. 角色扮演,学生分组讨论。

（1）结合展示案例,每组推选 1 名同学扮演标准化病人,其他同学承担护士角色,对病人进行护理评估,并讨论案例中提出的问题。

（2）对提供的案例进行讨论,比较 3 种术式的优缺点以及围手术期护理的异同点。

（3）总结妇科手术病人的术前准备及术后护理措施。

（4）尝试用整体护理理念完成一个病例的护理流程。

3. 结果考核　每组推荐 1 名学生汇报小组讨论结果,学生组成测评小组评价打分,教师总结点评。考核结果作为小组成绩。课后完成实训报告,讨论实训体会。

【注意事项】

模拟临床场景,学会与病人的沟通技巧,态度亲切,注意保护病人隐私。

（张静静）

实训 14　女性生殖系统肿瘤病人的护理

【实训目的】

1. 具有严谨的工作态度与责任心,认真细致、沉着冷静,尊重爱护病人。

2. 学会对生殖系统肿瘤病人进行护理评估,并能正确实施护理措施。

【实训准备】

选择常见女性生殖系统肿瘤临床典型案例,提前发放给学生预习,根据问题查找资料,熟悉女性生殖系统肿瘤的理论知识,为案例分析打好基础。

【实训学时】　2 学时

【实训方法】

课前预习临床案例,课中分组案例讨论、考核,课后临床见习。

【实训步骤】

1. 案例展示

（1）案例 1:子宫肌瘤病人的护理。

李女士,51 岁,因经期延长、经量增多 2 年入院。发病后自认为"更年期月经紊乱",未诊治。近半年经量较前增多,伴头晕、乏力。查体:一般情况可,轻度贫血貌。妇科检查:外阴、阴道正常,子宫颈光滑、肥大,子宫体增大如孕 3 个月大小,表面凹凸不平、质硬、无压痛,活动可,双附件区无明显异常。拟诊子宫肌瘤。病人精神紧张。

请讨论:①李女士主要的护理问题有哪些? ②确诊应选择的辅助检查方法是什么? ③讨论对李女士应采取哪些护理措施?

（2）案例 2:宫颈癌病人的护理。

王女士,50 岁,G_4P_2。因性交后阴道血性白带 2 个月就诊。既往有"宫颈糜烂样改变"病史,未进行正规诊治。近 2 个月性交后出现血性白带,量不多,未重视。体格检查无明显异常。妇科检查:外阴、阴道正常,子宫颈中度糜烂样改变,表面颗粒状,触之易出血,子宫体大小正常、无压痛,双附件区未触及明显异常。子宫颈细胞学检查结果为高级别鳞状上皮内病变。

请讨论:①对王女士首选的辅助检查方法是什么? ②如何对王女士及家属进行健康宣教?

（3）案例 3：子宫内膜癌病人的护理。

张女士，58 岁，G_1P_1。因绝经 5 年，阴道不规则流血 2 个月就诊。有高血压、糖尿病病史 6 年。妇科检查：外阴、阴道正常，阴道内少量血迹，子宫颈光滑，宫体正常大小、质较软、无压痛，双附件区未触及明显异常。医嘱：诊断性刮宫。

请讨论：①首先考虑何种疾病？ ②诊断性刮宫的目的是什么？③对张女士进行评估和实施护理。

（4）案例 4：卵巢肿瘤病人的护理。

丁女士，35 岁，G_1P_1。妇科普查发现盆腔包块，无不适。妇科检查：子宫正常大小，右侧附件可扪及如孕 3 个月大小的包块，表面光滑，活动好，无压痛。B 超检查示右侧卵巢囊实性肿瘤。

请讨论：①首选的治疗方法是什么？②卵巢肿瘤的并发症有哪些？该病人容易发生的并发症是什么？③卵巢良、恶性肿瘤有何区别？

2. 学生分组讨论

（1）结合展示案例，每组推选 1 名同学扮演标准化病人，其他同学承担护士角色，对病人进行护理评估，并讨论案例中提出的问题。

（2）比较发生于子宫的 3 种肿瘤的临床特点及确诊方法。

（3）讨论妇科腹部手术的术前准备和术后护理措施。

3. 结果考核　每组推荐 1 名学生汇报小组讨论结果，学生组成测评小组评价打分，教师总结点评。考核结果作为小组成绩。课后完成实训报告，讨论实训体会。

【注意事项】

模拟临床场景，学会与病人的沟通技巧，态度亲切，注意保护病人隐私。

（牛会巧）

实训 15　女性生殖内分泌疾病病人的护理

【实训目的】

1. 具有良好的沟通能力，关爱、体贴、尊重病人。

2. 学会对女性生殖内分泌疾病病人进行护理评估，针对护理问题正确实施护理措施。

【实训准备】

选择异常子宫出血、绝经综合征临床典型案例。

【实训学时】　1 学时

【实训方法】

课前预习临床案例，课中分组案例讨论、考核，课后临床见习。

【实训步骤】

1. 案例展示

（1）案例 1：青春期异常子宫出血病人的护理。

李同学，16 岁。因停经 4 个月，阴道不规则流血 20d 来医院就诊。病人本次月经来潮已有 20 余日，仍未干净，近两日经量突然增多，伴头晕、乏力，无腹痛及发热。月经史：$14\dfrac{7\sim15}{30\sim60}$，量中，无痛经。既往身体健康，否认血液病及性生活史。体格检查：体温 37℃，脉搏 88 次 /min，呼吸 20 次 /min，血压

106/68mmHg。病人精神不振,贫血貌,甲状腺无肿大,心肺正常,腹软,肝脾未触及。盆腔 B 超检查:子宫前位,体积为 5.4cm×3.9cm×3.0cm,子宫肌层回声均匀,子宫内膜厚 1.5cm。血常规 Hb 80g/L,RBC 2.46×10^{12}/L,WBC 8.65×10^9/L。初步诊断:青春期异常子宫出血。

请讨论:①该病人目前主要的护理诊断有哪些? ②针对该病人首选的止血药物是什么? ③如何对该病人进行性激素治疗的用药指导?

(2)案例 2:绝经过渡期异常子宫出血病人的护理。

张女士,47 岁,G$_2$P$_1$。因月经紊乱 2 年,阴道不规则流血 15d 就诊。病人近 2 年来月经紊乱,有时停经 2~3 个月,有时 1 个月内有 2 次月经来潮,经量时多时少,经量多时约为以往经量的 2~3 倍,经期时长时短。本次月经来潮 15d 未尽,量多伴有血块,感头晕、乏力、心悸,病人非常紧张,前来医院就诊。妇科检查未见明显异常。体格检查:体温 37℃,脉搏 90 次/min,呼吸 20 次/min,血压 106/70mmHg,贫血貌,甲状腺无肿大,心肺正常,腹软,肝脾未触及。血常规 Hb 70g/L,RBC 2.72×10^{12}/L,WBC 6.65×10^9/L。盆腔 B 超检查未见异常。医生建议行诊断性刮宫。

请讨论:①如何对该病人进行护理评估? ②诊断性刮宫的目的是什么? ③应采取哪些护理措施?

(3)案例 3:绝经综合征病人的护理。

李女士,50 岁,G$_3$P$_2$。因月经紊乱伴潮热、出汗、烦躁及失眠 1 年,加重半年来院就诊。病人近 1 年来月经周期不规律,经期持续时间长,经量时多时少,出现颜面部、颈部发热,随后出汗的症状,每日 3~5 次,未经治疗。近半年症状较前有所加重,每日可达 20 余次。月经史 13$\frac{4\sim5}{25\sim28}$,量中,无痛经。生育史 2-0-1-1,宫内节育器避孕。既往身体健康。盆腔 B 超检查示子宫、附件正常。妇科检查:外阴发育正常,阴道黏膜无充血,宫颈光滑,子宫前位,正常大小,质地软,活动度好,双侧附件未触及异常。初步诊断:绝经综合征。

请讨论:①发生该病的主要原因什么? ②治疗原则是什么? ③如何对该病人进行健康指导?

2. 角色扮演,学生分组讨论。

(1)结合展示案例,每组推选 1 名同学扮演标准化病人,其他同学承担护士角色,对病人进行护理评估,并讨论案例中提出的问题。

(2)比较生殖内分泌疾病的护理评估特点。

(3)对生殖内分泌疾病病人进行健康指导。

3. 结果考核 每组推荐 1 名学生汇报小组讨论结果,学生组成测评小组评价打分,教师总结点评。考核结果作为小组成绩。课后完成实训报告,讨论实训体会。

【注意事项】

模拟临床场景,学会与病人的沟通技巧,态度亲切,注意保护病人隐私。

(王莉莉)

实训 16　妊娠滋养细胞疾病病人的护理

【实训目的】

1. 具有关爱病人,与病人进行良好沟通的能力。

2. 学会对滋养细胞疾病病人实施护理评估、制订护理措施并进行随访指导。

【实训准备】

选择典型案例,课前发给学生,为课堂讨论或临床见习做好准备。

【实训学时】 1学时

【实训方法】

课前预习临床案例,课中分组案例讨论、考核,课后临床见习。

【实训步骤】

1. 案例展示

(1) 案例1:葡萄胎病人的护理。

李女士,已婚,28岁,G_1P_0。既往月经规律。因停经10周,阴道不规则流血2d入院,伴恶心、呕吐及腹部紧张感。妇科检查:外阴正常,阴道见暗红色血迹,宫口未开,子宫如妊娠3^+月大小、质软,双侧附件区触及包块约40d妊娠大小、囊性、活动好、无压痛。尿hCG(+)。B超检查显示子宫大于孕周,子宫腔内弥散分布的光点和小囊样无回声区,无胎儿结构及胎心搏动。临床诊断:葡萄胎。

请讨论:①葡萄胎的主要治疗方法是什么?②对李女士进行评估,讨论主要护理问题是什么? 应采取哪些护理措施?

(2) 案例2:绒癌病人的护理。

吴女士,29岁,因阴道不规则流血1个月,咳嗽、咯血1d入院。半年前足月顺产一女婴。妇科检查:阴道壁见2cm×1cm×1cm紫蓝色结节,宫颈光滑,宫体如孕50d大小、质软、活动,附件区未触及包块。胸片示多个低密度圆形阴影。血β-hCG10 000U/L。考虑"绒癌"。吴女士和家属非常担心害怕。

请讨论:①绒癌的主要治疗方法是什么?②吴女士主要的护理问题是什么? 应采取哪些护理措施?

2. 角色扮演,学生分组讨论 结合展示案例,每组推选1名同学扮演标准化病人,其他同学承担护士角色,对病人进行护理评估,并讨论案例中提出的问题。

3. 结果考核 每组学生派代表演示讨论结果,其他同学提出意见和建议,老师点评。考核结果作为小组成绩。完成实训报告,讨论实训体会。

【注意事项】

1. 小组同学分工明确,演示过程要以真实角色代入,注意保暖。

2. 充分利用多媒体,对案例抽丝剥茧,从课本知识中提取有用依据,思考临床案例的多样性和课本知识的局限性,培养独立思考的能力。

3. 同学之间互相关心,取长补短,培养团队合作精神。

4. 保持实验室安静。

(林　珊)

实训17　子宫脱垂病人的护理

【实训目的】

1. 具有严谨求实、一丝不苟的工作态度,尊重病人,保护病人的隐私。

2. 学会针对子宫脱垂病人进行护理评估,针对护理问题能正确实施护理措施。

选择子宫脱垂疾病临床典型案例。

【实训学时】 1学时

【实训方法】

课前预习临床案例,课中分组案例讨论、考核,课后临床见习。

【实训步骤】

1. 案例展示 子宫脱垂病人的护理。

郑女士,62岁,G_3P_2。因发现阴道口脱出肿物1年余来医院就诊。病人既往月经规则,12岁初潮,月经周期30d左右,经期4~5d,量中,无痛经,生育史2-0-1-2,现已绝经13年。1年前病人在长时间站立、跳舞时自觉外阴有一肿物脱出,卧床休息后好转,未予重视。最近两个月来自觉肿物变大,提重物或咳嗽时出现溢尿。妇科检查:外阴已婚已产式,用腹压后见尿道口有少量尿液溢出;阴道畅,淡黄色分泌物较多,阴道前壁膨出;宫颈光滑,宫颈外口距处女膜缘约2cm,病人用力屏气后部分子宫颈脱出阴道口;子宫前位,略小,质中,无压痛,活动可,双侧附件未触及明显异常。

请讨论:①该病人最可能的临床诊断是什么? 可能的病因有哪些? ②现存的护理问题有哪些? ③针对该病人的护理问题讨论应采取的护理措施。

2. 角色扮演,学生分组讨论 结合展示案例,每组推选1名同学扮演标准化病人,其他同学承担护士角色,对病人进行护理评估,并讨论案例中提出的问题。

3. 结果考核 每组推荐1名学生汇报小组讨论结果,学生组成测评小组评价打分,教师总结点评。考核结果作为小组成绩。课后完成实训报告,讨论实训体会。

【注意事项】

模拟临床情境,学会与病人的沟通技巧,态度亲切,注意保护病人隐私。

(徐国华)

实训18　计划生育手术的护理配合

【实训目的】

1. 具有严肃认真的工作态度,尊重受术者。

2. 学会常用计划生育手术的护理配合及健康指导。

【实训准备】

1. 物品准备

(1)无菌消毒包内阴道窥器、弯盘各1个,宫颈钳、探针、放置器、剪刀各1把,消毒钳2把,双层大包布、洞巾各1块,脚套2只,干纱布、棉球若干。无菌手套1副,节育器,消毒液及棉球等。

(2)节育器大小选择及消毒:T型IUD依其横臂宽度(mm)分为26、28、30号3种。宫腔深度≤7cm者用26号,>7cm者可用28号。目前多采用已消毒包装的IUD,使用时注意有无破损,在有效期内。

(3)宫内节育器放置模型、妇科检查模型、人工流产负压吸引器。

(4)人工流产器械包:手术器械及敷料与宫内节育器基本相同,需增加宫颈扩张器1套、6~8号吸管各1个、连接胶管1根、小头卵圆钳1把、刮匙1把,高压灭菌消毒备用。

2. 环境准备　温暖、安静,设置屏风遮挡。

3. 受术者准备　排空膀胱。

4. 操作人员准备　穿隔离衣,戴帽子,修剪指甲,洗手,戴口罩。

【实训学时】　1 学时

【实训方法】

课前观看计划生育手术教学视频。课中实训室模拟教学,教师示教,学生分组练习、考核。课后医院临床见习。

【实训步骤】

1. 教师示教　运用模型进行计划生育手术示教。

(1)宫内节育器放置术:①嘱受术者排空膀胱后取膀胱截石位,外阴部常规消毒铺巾,做双合诊;②阴道窥器暴露宫颈,2.5% 碘酊及 75% 酒精棉球常规消毒宫颈及颈管;③宫颈钳夹持宫颈前唇,用子宫探针顺子宫位置探测宫腔深度;用放置器将节育器推送入宫腔,其上缘必须抵达宫底部,带有尾丝者在距宫颈外口 2cm 处剪断;④观察无出血,取出宫颈钳及阴道窥器。观察无异常方可离开。填写手术记录。

(2)宫内节育器取出术:B 超或 X 线检查确定宫腔内节育器位置及类型。探针探测前的步骤同放置术。有尾丝者,用血管钳夹住后轻轻牵引取出。金属环以取环器钩住环下缘牵引取出,切忌粗暴用力。取器困难者可在 B 超监护下操作。填写手术记录。

(3)人工流产负压吸引术:①嘱受术者排空膀胱后取膀胱截石位,外阴部常规消毒铺巾,做双合诊;阴道窥器暴露宫颈,2.5% 碘酊及 75% 酒精棉球常规消毒宫颈及颈管;宫颈钳夹持宫颈前唇,用子宫探针顺子宫位置探测宫腔深度。②用宫颈扩张器依次逐号扩张宫颈,至比吸管大 1~1.5 号,根据孕周选择吸管大小及调节负压,所用负压不宜超过 500mmHg。③顺时针方向吸引宫腔 1~2 周;用小号刮匙轻轻刮宫腔 1 周,子宫探针复测宫腔深度,检查无活动性出血,取下宫颈钳,用棉球拭净宫颈及阴道内血迹。④手术完毕用纱布过滤全部吸出物,检查有无绒毛及胚胎组织。⑤术后留观 2h,注意腹痛及阴道流血情况。

(4)整理用物,洗手。

2. 学生分组训练　学生分组利用计划生育模型进行练习,要求边叙述边操作,并体现出对受术者的关心体贴。教师巡回指导,矫正反馈。

3. 结果考核　每组随机抽取 1 人操作,由学生评价、教师确认,并将结果作为小组成绩。完成实践报告,总结学习体会。

【注意事项】

1. 严格无菌操作;正确判断子宫大小和方向;动作轻柔,切忌粗暴用力。

2. 实训结束,整理用物,养成良好的工作习惯。

3. 模拟临床场景,态度亲切,动作轻柔,注意保暖和隐私保护。

(吴　迪)

教学大纲（参考）

一、课程性质

《妇产科护理》是中等职业教育护理专业的一门专业核心课。本课程针对中职护理专业职业面向的岗位（群）需求，以妇产科护士的典型工作任务为中心组织课程内容，体现课程思政育人理念，对接职业岗位场景，突出职业岗位能力的培养。主要内容包括妊娠期、分娩期、产褥期妇女的护理以及妇科疾病病人的护理、计划生育与妇女保健。本课程的任务是使学生树立"以人的健康为中心"的现代护理理念，在学习和实践中培养学生具有崇高的道德水准、良好的职业素质及专业知识与技能，能运用妇产科护理理论和专业能力对孕产妇及妇科疾病病人进行整体护理，能对个体、家庭、社区进行保健指导与健康教育。本课程的先修课程包括政治、英语、计算机及相关的人文社会科学等公共必修课和选修课，《解剖学基础》《生理学基础》《病理学基础》《药物学基础》等专业基础课及专业核心课《护理学基础》《健康评估》，同步课程有《内科护理》《外科护理》《儿科护理》等专业核心课；后续课程为实习实训环节，在卫生行业的二级甲等及以上综合性医院、社区卫生服务中心等单位进行岗位实习。

二、课程目标

通过本课程的学习，学生能够达到下列要求：

（一）职业素养目标

1. 具有良好的职业素质和行为习惯，崇高的道德水准和团队协作精神。
2. 具有敬佑生命、救死扶伤、甘于奉献、大爱无疆的职业精神。
3. 具有运用现代化信息技术和手段提升护理服务的能力。
4. 具有依照卫生法律法规与护理伦理依法行护的能力。
5. 具有终身学习和可持续发展的能力。

（二）主要专业能力目标

1. 掌握妇产科护理的基本理论、基本知识以及孕产妇和妇科疾病病人的护理措施。
2. 熟悉孕产妇和妇科疾病病人的护理评估、常见护理诊断／问题并制定护理计划。
3. 了解妇产科护理的概念、范畴及发展趋势。
4. 具有熟练运用妇产科常用护理技术操作的能力；按照护理规范和程序对孕产妇和妇科疾病病人实施整体护理的能力；对妇产科常见急危重症病人配合抢救的能力；对个体、家庭、社区等实施保健服务的能力。

三、学时安排

教学内容	学时		
	理论	实践	合计
一、绪论	1	0	1
二、女性生殖系统解剖与生理	3	0	3
三、妇产科护理评估	1	1	2
四、正常妊娠期妇女的护理	4	2	6

教学内容	学时		
	理论	实践	合计
五、正常分娩期妇女的护理	4	2	6
六、正常产褥期妇女的护理	1	1	2
七、高危妊娠管理	2	1	3
八、异常妊娠妇女的护理	6	3	9
九、妊娠合并症妇女的护理	2	0	2
十、异常分娩妇女的护理	3	1	4
十一、分娩期并发症妇女的护理	3	1	4
十二、产褥期并发症妇女的护理	1	1	2
十三、产科手术妇女的护理	1	1	2
十四、妇产科常用护理技术	1	1	2
十五、女性生殖系统炎症病人的护理	3	1	4
十六、妇科手术病人的护理	1	1	2
十七、女性生殖系统肿瘤病人的护理	4	2	6
十八、女性生殖内分泌疾病病人的护理	3	1	4
十九、妊娠滋养细胞疾病病人的护理	1	1	2
二十、妇科其他疾病病人的护理	1	1	2
二十一、计划生育妇女的护理	2	1	3
二十二、妇女保健	1	0	1
合计	49	23	72

四、课程内容和要求

单元	教学内容	教学要求	教学活动参考	参考学时	
				理论	实践
一、绪论	1. 妇产科护理的范畴 2. 妇产科护理的学习目的与方法 3. 妇产科护理的发展 4. 妇产科护士的素质要求	熟悉 了解 了解 了解	理论讲授 多媒体演示 案例讨论 混合式教学	1	
二、女性生殖系统解剖与生理	(一)女性生殖系统解剖 1. 外生殖器 2. 内生殖器 3. 血管、淋巴及神经 4. 邻近器官 5. 骨盆及骨盆底	 熟悉 掌握 了解 熟悉 掌握	理论讲授 案例讨论 微课视频 模型示教 多媒体演示 混合式教学	3	

单元	教学内容	教学要求	教学活动参考	参考学时 理论	参考学时 实践
二、女性生殖系统解剖与生理	（二）女性生殖系统生理 1. 妇女一生各时期的生理特点 2. 生殖器官及乳房的周期性变化 3. 月经期临床表现及健康教育 4. 月经周期的调节	熟悉 熟悉 熟悉 了解			
三、妇产科护理评估	1. 健康史采集方法及内容 2. 身体状况评估 3. 心理－社会状况评估 4. 妇产科常用特殊检查及护理配合	熟悉 掌握 熟悉 熟悉	理论讲授 案例讨论 微课视频 模型示教 多媒体演示 混合式教学	1	
	实训 1　妇科检查	学会	临床见习 技能实训 案例讨论		1
四、正常妊娠期妇女的护理	（一）妊娠生理 1. 受精与着床 2. 胎儿附属物 3. 胚胎、胎儿发育特征 （二）妊娠期妇女的身心变化 1. 生理变化 2. 心理反应及调适 （三）妊娠诊断 1. 早期妊娠诊断 2. 中、晚期妊娠诊断 3. 胎产式、胎先露、胎方位 （四）妊娠期护理管理 1. 护理评估 2. 常见护理诊断／问题 3. 护理目标 4. 护理措施 5. 护理评价	了解 掌握 熟悉 掌握 熟悉 掌握 掌握 掌握 掌握 熟悉 了解 掌握 了解	理论讲授 案例讨论 情景教学 微课视频 模型示教 多媒体演示 混合式教学	4	

单元	教学内容	教学要求	教学活动参考	参考学时	
				理论	实践
四、正常妊娠期妇女的护理	实训2 产前检查 1. 腹部四步触诊法 2. 骨盆外测量 3. 胎心音听诊	 学会 学会 学会	临床见习 技能实训 混合式教学		2
五、正常分娩期妇女的护理	（一）决定分娩的因素 1. 产力 2. 产道 3. 胎儿 4. 精神心理因素 （二）枕先露的分娩机制 （三）先兆临产、临产诊断与产程分期 1. 先兆临产 2. 临产诊断 3. 产程分期 （四）正常分娩期妇女的护理 1. 第一产程妇女的护理 2. 第二产程妇女的护理 3. 第三产程妇女的护理	 掌握 熟悉 熟悉 熟悉 熟悉 掌握 掌握 掌握 掌握 掌握 掌握	理论讲授 案例讨论 情景教学 微课视频 模型示教 多媒体演示 混合式教学	4	
	实训3 接生的护理配合 1. 外阴消毒 2. 产时新生儿护理技术	 学会 学会	临床见习 技能实训 混合式教学		2
六、正常产褥期妇女的护理	（一）产褥期妇女的身心变化 1. 生理变化 2. 心理调适 （二）产褥期妇女的护理管理 1. 护理评估 2. 常见护理诊断/问题 3. 护理目标 4. 护理措施 5. 护理评价	 掌握 熟悉 掌握 熟悉 了解 掌握 了解	理论讲授 案例讨论 情景教学 微课视频 多媒体演示 混合式教学	1	
	实训4 母乳喂养指导	学会	临床见习 技能实训 混合式教学		1

单元	教学内容	教学要求	教学活动参考	参考学时 理论	参考学时 实践
七、高危妊娠管理	（一）高危妊娠监护 1. 高危妊娠的范畴 2. 胎儿健康状况评估 3. 高危妊娠妇女的护理 4. 高危妊娠管理 （二）高危儿护理 1. 胎儿窘迫 2. 新生儿窒息	了解 熟悉 熟悉 了解 掌握 掌握	理论讲授 案例讨论 情景教学 微课视频 多媒体演示 混合式教学	2	
	实训 5　新生儿窒息复苏技术	学会	案例讨论 技能实训 临床见习		1
八、异常妊娠妇女的护理	（一）自然流产 1. 病因病理 2. 护理评估 3. 常见护理诊断／问题 4. 护理目标 5. 护理措施 6. 护理评价 （二）异位妊娠 1. 病因病理 2. 护理评估 3. 常见护理诊断／问题 4. 护理目标 5. 护理措施 6. 护理评价 （三）前置胎盘 1. 病因及分类 2. 护理评估 3. 常见护理诊断／问题 4. 护理目标 5. 护理措施 6. 护理评价	熟悉 掌握 熟悉 了解 掌握 了解 熟悉 掌握 熟悉 了解 掌握 了解 熟悉 掌握 熟悉 了解 掌握 了解	理论讲授 案例讨论 情景教学 微课视频 多媒体演示 混合式教学	6	

单元	教学内容	教学要求	教学活动参考	参考学时	
				理论	实践
八、异常妊娠妇女的护理	（四）胎盘早剥				
	1. 病因病理	熟悉			
	2. 护理评估	掌握			
	3. 常见护理诊断／问题	熟悉			
	4. 护理目标	了解			
	5. 护理措施	掌握			
	6. 护理评价	了解			
	（五）妊娠期高血压疾病				
	1. 病因及病理生理	熟悉			
	2. 护理评估	掌握			
	3. 常见护理诊断／问题	熟悉			
	4. 护理目标	了解			
	5. 护理措施	掌握			
	6. 护理评价	了解			
	（六）早产				
	1. 病因及分类	了解			
	2. 护理评估	掌握			
	3. 常见护理诊断／问题	熟悉			
	4. 护理措施	掌握			
	（七）过期妊娠				
	1. 病理及对母儿影响	了解			
	2. 护理评估	掌握			
	3. 常见护理诊断／问题	熟悉			
	4. 护理措施	掌握			
	（八）多胎妊娠				
	1. 分类	了解			
	2. 护理评估	掌握			
	3. 常见护理诊断／问题	熟悉			
	4. 护理措施	掌握			
	（九）羊水量异常				
	1. 护理评估	掌握			
	2. 常见护理诊断／问题	熟悉			
	3. 护理措施	掌握			

单元	教学内容	教学要求	教学活动参考	参考学时	
				理论	实践
八、异常妊娠妇女的护理	实训6 异常妊娠妇女的护理 1. 妊娠期出血性疾病（案例讨论） 2. 妊娠期高血压疾病（案例讨论）	学会 学会	临床见习 案例讨论		3
九、妊娠合并症妇女的护理	（一）心脏病 1. 心脏病与妊娠、分娩的相互影响 2. 护理评估 3. 常见护理诊断／问题 4. 护理措施 （二）糖尿病 1. 糖尿病与妊娠、分娩的相互影响 2. 护理评估 3. 常见护理诊断／问题 4. 护理措施 （三）贫血 1. 贫血对母儿的影响 2. 护理评估 3. 常见护理诊断／问题 4. 护理措施	熟悉 掌握 熟悉 掌握 熟悉 掌握 熟悉 掌握 熟悉 掌握 熟悉 掌握	理论讲授 案例讨论 情景教学 微课视频 多媒体演示 混合式教学	2	
十、异常分娩妇女的护理	（一）产力异常 1. 子宫收缩乏力 2. 子宫收缩过强 （二）产道异常 1. 护理评估 2. 常见护理诊断／问题 3. 护理目标 4. 护理措施 5. 护理评价 （三）胎儿异常 1. 护理评估 2. 常见护理诊断／问题 3. 护理目标 4. 护理措施 5. 护理评价	掌握 熟悉 熟悉 熟悉 了解 掌握 了解 熟悉 熟悉 了解 掌握 了解	理论讲授 案例讨论 情景教学 微课视频 多媒体演示 模型示教 混合式教学	3	

单元	教学内容	教学要求	教学活动参考	参考学时	
				理论	实践
十、异常分娩妇女的护理	实训7 异常分娩妇女的护理（案例讨论） 1. 产力异常产妇的护理 2. 胎位异常孕妇的护理	 学会 学会	案例讨论 临床见习 技能实训		1
十一、分娩期并发症妇女的护理	（一）胎膜早破 1. 病因 2. 护理评估 3. 常见护理诊断/问题 4. 护理目标 5. 护理措施 6. 护理评价 （二）子宫破裂 1. 病因 2. 护理评估 3. 常见护理诊断/问题 4. 护理措施 （三）产后出血 1. 病因 2. 护理评估 3. 常见护理诊断/问题 4. 护理目标 5. 护理措施 6. 护理评价 （四）羊水栓塞 1. 病因及病理生理 2. 护理评估 3. 常见护理诊断/问题 4. 护理措施	 掌握 熟悉 了解 掌握 了解 了解 熟悉 掌握 熟悉 掌握 熟悉 掌握 熟悉 了解 掌握 了解 了解 熟悉 熟悉 掌握	理论讲授 案例讨论 情境教学 微课视频 多媒体演示 混合式教学	3	
	实训8 产后出血妇女的护理（案例讨论）	学会	临床见习 案例讨论		1
十二、产褥期并发症妇女的护理	（一）产褥感染 1. 病因 2. 护理评估 3. 常见护理诊断/问题	 掌握 熟悉 熟悉	理论讲授 案例讨论 情景教学 微课视频	1	

单元	教学内容	教学要求	教学活动参考	参考学时	
				理论	实践
十二、产褥期并发症妇女的护理	4. 护理目标	了解	多媒体演示 混合式教学		
	5. 护理措施	掌握			
	6. 护理评价	了解			
	（二）晚期产后出血				
	1. 病因	掌握			
	2. 护理评估	掌握			
	3. 常见护理诊断／问题	掌握			
	4. 护理措施	掌握			
	实训 9 产褥感染妇女的护理（案例讨论）	学会	临床见习 案例讨论		1
十三、产科手术妇女的护理	（一）会阴切开术		理论讲授 案例讨论 情景教学 微课视频 模型示教 多媒体演示 混合式教学	1	
	1. 适应证	熟悉			
	2. 物品准备	了解			
	3. 操作步骤	了解			
	4. 护理要点	掌握			
	（二）助产术				
	1. 方法	了解			
	2. 适应证	熟悉			
	3. 禁忌证	了解			
	4. 物品准备	了解			
	5. 操作步骤	了解			
	6. 护理要点	熟悉			
	（三）剖宫产术				
	1. 适应证	熟悉			
	2. 禁忌证	了解			
	3. 操作步骤	了解			
	4. 护理要点	掌握			
	实训 10 剖宫产术妇女的护理（案例讨论）	学会	临床见习 案例讨论		1
十四、妇产科常用护理技术	（一）会阴擦洗	熟悉	理论讲授 情景教学 微课视频 多媒体演示 混合式教学	1	
	（二）会阴湿热敷	熟悉			
	（三）阴道冲洗／擦洗	熟悉			
	（四）阴道或宫颈上药	了解			
	（五）坐浴	熟悉			
	实训 11 妇产科常用护理技术	学会	技能实训		1

单元	教学内容	教学要求	教学活动参考	参考学时 理论	参考学时 实践
十五、女性生殖系统炎症病人的护理	（一）概述 1. 女性生殖系统的自然防御功能 2. 病原体及传染途径 （二）外阴部炎症 1. 护理评估 2. 常见护理诊断／问题 3. 护理措施 （三）阴道炎症 1. 滴虫阴道炎 2. 外阴阴道假丝酵母菌病 3. 萎缩性阴道炎 4. 细菌性阴道病 （四）子宫颈炎症 1. 病理 2. 护理评估 3. 常见护理诊断／问题 4. 护理措施 （五）盆腔炎性疾病 1. 病因病理 2. 护理评估 3. 常见护理诊断／问题 4. 护理措施	了解 了解 熟悉 熟悉 掌握 掌握 掌握 熟悉 熟悉 熟悉 熟悉 掌握 掌握 了解 掌握 熟悉 掌握	理论讲授 案例讨论 情景教学 微课视频 多媒体演示 混合式教学	3	
	实训 12　女性生殖系统炎症病人的护理（案例讨论）	学会	临床见习 案例讨论		1
十六、妇科手术病人的护理	（一）妇科腹部手术病人的护理 1. 术前护理 2. 术后护理 （二）外阴阴道手术病人的护理 1. 术前护理 2. 术后护理	 掌握 掌握 掌握 掌握	理论讲授 案例讨论 情景教学 微课视频 多媒体演示 混合式教学	1	
	实训 13　妇科手术病人的护理（案例讨论）	学会	临床见习 案例讨论		1

单元	教学内容	教学要求	教学活动参考	参考学时	
				理论	实践
十七、女性生殖系统肿瘤病人的护理	（一）子宫肌瘤 1. 病因病理 2. 护理评估 3. 常见护理诊断/问题 4. 护理目标 5. 护理措施 6. 护理评价 （二）子宫颈癌 1. 病因病理 2. 转移途径 3. 护理评估 4. 常见护理诊断/问题 5. 护理目标 6. 护理措施 7. 护理评价 （三）子宫内膜癌 1. 病因病理 2. 转移途径 3. 护理评估 4. 常见护理诊断/问题 5. 护理措施 （四）卵巢肿瘤 1. 病因病理 2. 转移途径 3. 护理评估 4. 常见护理诊断/问题 5. 护理措施	了解 掌握 熟悉 了解 掌握 了解 熟悉 了解 掌握 熟悉 了解 掌握 了解 了解 了解 掌握 熟悉 掌握 了解 了解 掌握 熟悉 掌握	理论讲授 多媒体演示 情景教学 案例讨论 微课视频 混合式教学	4	
	实训14 女性生殖系统肿瘤病人的护理（案例讨论）	学会	临床见习 案例讨论		2
十八、女性生殖内分泌疾病病人的护理	（一）异常子宫出血 1. 病因及发病机制 2. 病理 3. 护理评估	了解 了解 掌握	理论讲授 多媒体演示 情景教学 案例讨论	3	

单元	教学内容	教学要求	教学活动参考	参考学时 理论	参考学时 实践
十八、女性生殖内分泌疾病病人的护理	4. 常见护理诊断／问题	熟悉	微课视频 混合式教学		
	5. 护理目标	了解			
	6. 护理措施	掌握			
	7. 护理评价	了解			
	（二）痛经				
	1. 病因	了解			
	2. 护理评估	掌握			
	3. 常见护理诊断／问题	熟悉			
	4. 护理措施	掌握			
	（三）绝经综合征				
	1. 内分泌变化	了解			
	2. 护理评估	熟悉			
	3. 常见护理诊断／问题	掌握			
	4. 护理措施	掌握			
	实训 15　女性生殖内分泌疾病病人的护理（案例讨论）	学会	临床见习 案例讨论		1
十九、妊娠滋养细胞疾病病人的护理	（一）葡萄胎		理论讲授 多媒体演示 情景教学 案例讨论 微课视频 混合式教学	1	
	1. 病因病理	了解			
	2. 护理评估	掌握			
	3. 常见护理诊断／问题	熟悉			
	4. 护理措施	掌握			
	（二）妊娠滋养细胞肿瘤				
	1. 病理	了解			
	2. 护理评估	掌握			
	3. 常见护理诊断／问题	熟悉			
	4. 护理措施	掌握			
	实训 16　妊娠滋养细胞疾病病人的护理（案例讨论）	学会	临床见习 案例讨论		1
二十、妇科其他疾病病人的护理	（一）子宫内膜异位症		理论讲授 多媒体演示 情景教学 案例讨论 微课视频	1	
	1. 病因病理	熟悉			
	2. 护理评估	掌握			
	3. 常见护理诊断／问题	熟悉			
	4. 护理措施	掌握			

单元	教学内容	教学要求	教学活动参考	参考学时	
				理论	实践
二十、妇科其他疾病病人的护理	（二）子宫脱垂		混合式教学		
	1. 病因	熟悉			
	2. 护理评估	掌握			
	3. 常见护理诊断／问题	熟悉			
	4. 护理措施	掌握			
	（三）不孕症				
	1. 病因	了解			
	2. 护理评估	熟悉			
	3. 常见护理诊断／问题	熟悉			
	4. 护理措施	熟悉			
	实训17　子宫脱垂病人的护理（案例讨论）	学会	临床见习案例讨论		1
二十一、计划生育妇女的护理	（一）避孕		理论讲授多媒体演示情景教学案例讨论微课视频混合式教学	2	
	1. 激素避孕	熟悉			
	2. 工具避孕	熟悉			
	3. 其他避孕方法	了解			
	4. 避孕方法的选择	掌握			
	（二）绝育				
	1. 护理评估	熟悉			
	2. 常见护理诊断／问题	了解			
	3. 护理措施	熟悉			
	（三）终止妊娠				
	1. 终止妊娠的方法	熟悉			
	2. 护理评估	掌握			
	3. 常见护理诊断／问题	熟悉			
	4. 护理措施	掌握			
	实训18　计划生育手术的护理配合	学会	临床见习技能实训混合式教学		1
二十二、妇女保健	（一）概述	了解	理论讲授多媒体演示情景教学案例讨论微课视频	1	
	（二）妇女保健工作内容				
	1. 妇女各期保健	熟悉			
	2. 计划生育技术指导	了解			
	3. 妇女病及恶性肿瘤的普查普治	熟悉			
	4. 妇女劳动保护	了解			

五、说明

（一）教学安排

本教学大纲主要供中等卫生职业教育护理专业《妇产科护理》教学使用，第 4 学期开设，总学时为 72 学时，其中理论教学 49 学时，实践教学 23 学时。学分为 4 学分。

（二）教学要求

1. 树立课程思政理念，围绕课程内容精选课程思政案例。本课程职业素养目标教学要求用"具有"表述，在学习和实践中培养学生具有崇高的道德水准与良好的职业素质，具有敬佑生命、救死扶伤、甘于奉献、大爱无疆的职业精神。

2. 本课程对理论部分教学要求分为掌握、熟悉、了解 3 个层次。掌握指对基本理论、基本知识有较深刻的认识，并能综合、灵活地运用所学知识解决实际问题。熟悉指能够领会概念、原理的基本含义，解释护理问题。了解指对基本知识、基本理论能有一定的认识，能够记忆所学的知识要点。

3. 本课程在实习实训环节的要求用"具有""学会"表述。通过学习和实践，在教师指导下能运用护理程序，根据典型工作任务，对接职业岗位场景，对孕产妇和妇科疾病病人实施整体护理，规范解决护理问题，初步实施护理操作。

（三）教学建议

1. 本课程依据护理岗位的工作任务、职业能力要求，强化理论实践一体化，突出"做中学、做中教"的职业教育特色。根据培养目标、教学内容和学生的学习特点以及护士执业资格考核要求，提倡项目教学、案例教学、任务教学、角色扮演、情景教学等方式方法，利用校内外实训基地与线上数字资源，将学生的自主学习、合作学习、混合式教学和教师引导教学等教学组织形式有机结合。

2. 教学过程中，可通过测验、课堂讨论、观察记录、技能考核和理论考试等多种形式对学生的职业素养、专业知识和技能进行综合考评。应体现评价主体的多元化，评价过程的多元化，评价方式的多元化。评价内容不仅关注学生对知识的理解和技能的掌握，更要关注知识在护理实践中运用与解决实际问题的能力，在学习和实践中培养学生具有崇高的道德水准、良好的职业素质及专业知识与技能。

（闫瑞霞）

主要参考文献

[1] 谢幸,孔北华,段涛 . 妇产科学 [M]. 9 版 . 北京:人民卫生出版社,2018.

[2] 安立彬,陆虹 . 妇产科护理学 [M]. 5 版 . 北京:人民卫生出版社,2017.

[3] 夏海鸥 . 妇产科护理学 [M]. 4 版 . 北京:人民卫生出版社,2020.

[4] 刘文娜,闫瑞霞 . 妇产科护理 [M]. 3 版 . 北京:人民卫生出版社,2015.

[5] 王卫平,孙锟,常力文 . 儿科学 [M]. 9 版 . 北京:人民卫生出版社,2018.

[6] 谭菁 . 妇产科护理学 [M]. 北京:人民卫生出版社,2018.

45档